Die chirurgischen Krankheiten der Harnorgane.

Eine Reihe klinischer Vorlesungen, gehalten im University College Hospital

von

Sir Henry Thompson,

corr. Chirurg Sr. Maj. des Königs der Belgier, Professor der klinischen Chirurgie u. Chirurg am University College Hospital in London.

Vom Verfasser autorisirte deutsche Ausgabe

von

Dr. **Dupuis,**

pract. Arzt in Bad Kreuznach.

Nach der vierten Auflage des Originals.

Mit 59 in den Text gedruckten Holzschnitten und 2 Tafeln.

Berlin.

Druck und Verlag von G. Reimer.

1877.

Vorrede zur vierten Auflage.

Ich habe diese Vorlesungen in jedem Jahre fortgesetzt und so viel daran verändert oder hinzugefügt, als die Fortschritte unserer Wissenschaft verlangten. Die jetzige Ausgabe umfasst die im University College Hospital während des Semesters 1875/76 von mir gehaltenen Vorlesungen und enthält daher die neuesten Veränderungen, sowie einige neu hinzugekommene Vorträge, die in keiner der früheren Ausgaben stehen, so dass es jetzt 24 statt der 12 Vorlesungen der ersten Ausgabe sind. Hinzugefügt habe ich eine nicht in der Klinik, sondern zu Birmingham gehaltene, weil sie wesentlich klinischer Natur und eine Zusammenfassung der unmittelbar vorhergehenden Vorlesungen über Blasensteine ist. Ferner habe ich kurze, aber wie ich denke, vollständige, praktische Regeln zur klinischen Harnuntersuchung angehängt, die ursprünglich zum Gebrauch in meiner Klinik bestimmt und mit von mir selbst angefertigten Zeichnungen von Harnsedimenten ausgestattet sind. Es ist mein Bestreben gewesen, in möglichster Kürze einen Abriss der praktischen Wissenschaft über die Natur und Behandlung derjenigen Krankheiten, welche den Gegenstand dieses Werkes bilden, zu geben, und ich möchte glauben, dass meine Absicht in der vorliegenden Ausgabe weit besser als in irgend einer der früheren verwirklicht ist.

35 Wimpole Street, London, Februar 1876.

Uebersicht der Vorlesungen.

Uebersicht der Illustrationen.

Erste Vorlesung.

Einleitung: Diagnose der Harnkrankheiten.

Diese Vorlesungen beschäftigen sich mit den chirurgischen Krankheiten der Harnorgane und sollen eine Unterweisung geben, welche am Krankenbette möglichst nutzbringend ist. Um das vorgesetzte Thema nicht zu weit auszudehnen, werde ich über Anatomie und Physiologie nur wenig sagen; ebenso ist es andererseits unmöglich, in einem systematischen Kurse chir. Vorlesungen alle jene praktischen Kunstgriffe, jene nützlichen Kleinigkeiten und Hülfsmittel der Diagnose oder Behandlung zu geben, die man durch Erfahrung kennen lernt und welche später in der Praxis von so grossem Nutzen sind. Auch lassen sich diese Dinge nicht sämmtlich am Krankenbett hier lernen, weil kein Hospital genügendes Material für diesen Zweck liefern kann; aber viel davon kann aus den Besprechungen, welche hier Statt finden, profitirt werden. Ich werde mich bemühen, meinen Zuhörern die Resultate meiner vieljährigen Erfahrungen nutzbringend zu machen und so viel davon zu bieten, als es in den wenigen Stunden, die zu diesem Zweck während des Semesters zu Gebot stehen, möglich sein wird.

Aus zwei Gründen habe ich diese klinischen Vorlesungen über die Harnorgane gewählt; erstens, weil meine Klinik immer Gruppen dieser Krankheitsfälle bietet: es ist mehr als ausreichendes Material für die wöchentlichen Vorlesungen hier zu finden, und zweitens, weil ich keine Gattung von Krankheiten kenne, die einer erfolgreichen Behandlung so zugänglich sind, vorausgesetzt, dass man genau weiss, was man zu thun hat, aber auch keine, bei denen man gefährlichere Irrthümer begehen kann, wenn man nicht durchaus bekannt damit ist. Ich kenne ferner keine, in denen man so viel Erleichterung verschaffen oder in denen eine geschickte Hand so viel für den Kranken thun oder der Arzt endlich so viel Vertrauen für sich gewinnen kann. Es ist daher von grosser Wichtigkeit mit diesen Krankheiten bekannt und vertraut zu werden.

Dieselben lassen sich folgendermaassen eintheilen, aber nur der grössere Theil des ersten Abschnitts findet hier Besprechung.

I. Krankheiten der Harndurchgänge.

a) Wesentlich entzündliche Krankheiten

Urethritis
Prostatitis } akut und chronisch.
Cystitis

b) Wesentlich Verstopfungskrankheiten

Striktur der Harnröhre,
Hypertrophie der Prostata.

c) Steinkrankheiten

der Harnröhre,
der Prostata,
der Blase,
des Nierenbeckens.

d) Geschwülste — bösartige und nicht bösartige

der Prostata,
der Blase.

II. Krankheiten, welche die Secretionsorgane afficiren.

Alle organischen Veränderungen in den Nieren; ebenso jede veränderte Beschaffenheit des Urins, welche von constitutionellen Krankheiten herrührt, wie Bright'sche Krankheit und Zuckerruhr.

Ich möchte zuerst bitten, auf den Titel dieses Buches: „Die chirurgischen Krankheiten der Harnorgane," zu achten.

Man könnte fragen: „Was sind chirurgische Krankheiten der Harnorgane und was nicht?" Ersteres ist nach meiner Meinung sehr leicht zu beantworten, letzteres nicht so leicht. Man sehe das Verzeichniss an und bestimme, wo die Grenze zwischen beiden gezogen werden soll. Sicherlich gehören alle Krankheiten des Abschnitts I, nämlich alle Affectionen der Harndurchgänge mit Ausnahme der Nieren, welche wir zu den Secretionsorganen rechnen wollen, — in das Gebiet des Chirurgen, während der „Medicus“ den Abschnitt II nach altem Herkommen für sich beansprucht. Da jedoch ohne ein vollkommenes Verständniss des Ganzen keine einzige dieser Krankheiten zu diagnosticiren ist und der Medicus keine physikalische Untersuchung mit Katheter und Sonde etc. vornimmt, so sehe ich mich veranlasst, alle Krankheiten der Harnorgane in das Gebiet der Chirurgie zu verweisen. Diese Behauptung mag nicht überall Anklang finden, doch wird sich im Laufe dieser Betrachtungen ergeben, dass es absolut unmöglich ist, eine zuverlässige Diagnose der Harnkrankheiten zu machen, ohne mit der praktischen Handhabung von Sonde oder Katheter vertraut zu sein. Ich behaupte nicht, dass der Medicus dazu nicht fähig wäre, aber es geht ihm die nöthige Uebung ab. Ohne die genannte Fertigkeit wird man bei der Behandlung der genannten Krankheiten nicht fertig werden, so wenig wie man ohne Verständniss der Handhabung des Stethoscops und ohne praktische Vertrautheit mit den Zeichen, welche es liefert, die Brustkrankheiten behandeln kann.

Zuerst wird natürlich die Diagnose eine Besprechung finden; über die Pathologie und Behandlung dieser Krankheiten werde ich heute fast nichts sagen. Ohne Zweifel ist es ja bei allen Krankheiten das Wichtigste, genau zu wissen, was man zu behandeln hat, die Behandlung selbst bietet dann wenig Schwierigkeit mehr. Viele Bücher können die letztere lehren, keines die erste. Zu einer richtigen Diagnose gelangt man nur durch Anwendung gewisser Regeln und durch die Uebung. Sie ist von allen Dingen das erste, das man lernen und üben muss, das letzte, das man sich vollkommen aneignet. In der That wird niemand, er mag leben so lange er will, ein vollendeter Diagnostiker werden. Er mag der Vollendung nahe kommen; wenn er aber auch, wie es sein muss, ein fleissiger Arbeiter ist, wird er trotz aller Studien seine Kenntnisse in Bezug auf das Diagnosticiren vermehren so lange er lebt. Das ist auch der Grund wesshalb Alter oder Erfahrung darin Autorität verleiht. Ein in langer und verständiger Beobachtung gewiegter und an ausgedehnter Erfahrung reicher Praktiker vermag mit grösserer Sicherheit zu diagnosticiren als ein jüngerer.

Was ist Diagnose? Sie besteht vor allem in der Aufnahme von Thatsachen und in den richtigen Schlussfolgerungen aus diesen. Die Aufnahme von Thatsachen ist ausserordentlich schwierig. Nicht einmal zwei Personen stimmen in der Beschreibung eines Falles, von dem sie beide Zeugen gewesen, überein, und sollen zehn über denselben Krankheitsfall Bericht erstatten, so werden sie alle, wie ich zu behaupten wage, wesentlich von einander abweichen und man wird zehn Berichte haben, die in wichtigen Einzelheiten nicht übereinstimmend sind. Jeder wird der Wahrheit nahe kommen, keiner jedoch die absolute Wahrheit geben können. Man muss also sorgfältig beobachten lernen und das erfordert specielle Fähigkeiten und viel Uebung. Ist es nicht ein schlagender Beweis für meine Behauptung, dass, wenn zwei Zeugen über einen Fall genau dasselbe behaupten, immer der Verdacht eines heimlichen Einverständnisses rege wird und ist das nicht ganz naturgemäss? Es kam mir oft in den Sinn, dass die Aerzte dieselben Fähigkeiten nothwendig haben und sich aneignen sollten wie die Juristen, denn im Falle sie etwas Reelles leisten, hat der Gedankengang beider viel Gemeinsames. Bei beiden ist eine sorgfältige Untersuchung, ein genaues und subtiles Kreuzverhör der Zeugen, eine scharfsinnige Feststellung des nackten Thatbestands und schliesslich ein ruhiges rechtliches Abwägen der erlangten Thatsachen nothwendig. Bei beiden sind die aufgestellten Schlussfolgerungen gleich wichtig und erfordern die höchste individuelle Befähigung. — Aber man muss nicht nur eine sorgfältige und genaue, sondern auch eine rasche Diagnose zu stellen lernen. In dieser Hinsicht ist unser Verfahren von dem der Juristen verschieden. Denn während mehrere Monate auf die kritische Untersuchung einer rechtmässigen Klage verwendet werden mögen, während meistens eine lange Zeit zum Beweis oder Gegenbeweis einer Behauptung nothwendig ist, werden unsere Entscheidungen unverzüglich gefordert. Während die Aerzte überlegen erliegt der Kranke. Daher ist es nicht genügend, nur diagnosticiren zu können, nein man muss auch rasch diagnosticiren lernen. Am Krankenbett hängt das Handeln oft von den ersten drei oder vier Minuten des Besuchs ab. Es ist freilich leichter, nach Hause zu gehen, dort ruhig über den Fall nachzudenken, die Autoritäten zu befragen und schliesslich zu sagen: Ich glaube, der Kranke hat das und das. Das ist nicht immer gut, wenn auch freilich besser, als an die Behandlung heranzugehen, ohne mit der Diagnose bei sich im Reinen zu sein. Dasjenige aber, was Erfolg verleiht und woran man den einsichtsvollen Praktiker erkennt, bleibt immer ebenso wohl eine rasche als genaue Diagnose des vorliegenden Falles stellen zu können.

Zu diesem Ende, und das passt für alle Zweige unserer Kunst, empfehle ich immer planmässig vorzugehen. Eine gewisse Ordnung und Gleichförmigkeit sind zur gehörigen Erforschung nothwendig, und nach vielem Nachdenken und Versuchen habe ich folgendes System angenommen. Bei den Krankheiten, von denen hier die Rede ist, lassen sich die erforderlichen Thatsachen in dreifacher Richtung aufnehmen. 1) Durch Fragen an den Kranken, 2) durch physikalische Unterssuchung desselben und 3) durch chemische und anderweitige Untersuchung der Secrete. Erstens durch Fragen. Ich stelle immer und jedesmal in derselben Reihenfolge vier Hauptfragen, womit sich — mit Einschluss bezüglicher Nebenfragen — sechs Siebentel dieser Krankheiten feststellen lassen. Sie beziehen sich auf vier Symptom-Gruppen, die man mehr oder weniger bei Kranken, die an irgend einem Theile der Harnorgane leiden, trifft. Häufiges und schmerzhaftes Harnen, Abnormitäten in der Beschaffenheit des Urins, Beimischung von Blut zum Urin.

Erste Frage: Müssen Sie oft und wie oft uriniren? Oefter bei Tage oder bei Nacht und haben Bewegung oder besondere Umstände Einfluss darauf? Wie die Frage zu verwerthen ist, werde ich später auseinandersetzen.

Zweite Frage: Verursacht das Uriniren Schmerz, tritt er vor, während oder nach demselben auf? Bestehen auch zu anderer

Zeit Schmerzen und werden sie vielleicht durch rasche Bewegung verursacht oder vermehrt? Wo sitzt der Schmerz?

Dritte Frage: Ist der Urin in seinem Aussehen verändert oder der Harnstrahl nicht wie gewöhnlich, ist der Urin trüb oder klar? Vielleicht giebt der Patient an, er sei trüb, aber bei weiterem Ausforschen ergiebt sich, dass er beim Abgehen klar war und erst beim Erkalten oder Stehen trüb geworden ist. Daran schliesst sich die Frage: Variirt die Quantität des Urins sehr? (Natürlich ist die specifische Schwere zu bestimmen.) Menge und specifisches Gewicht des Urins, welche zwar im normalen Znstand sehr variiren, sind jedoch bei Nierenkrankheiten, wie ich nicht erst zu sagen brauche, von enormer Bedeutung. Der Harnstrahl selbst kann fein, gespalten oder gedreht sein, oder auch plötzlich stocken.

Vierte Frage: Geht Blut mit dem Urin ab? Ist die Färbung des Urins hochroth oder braun, hell oder dunkel? Ist Blut mit dem Urin vermischt, oder hauptsächlich vor oder nach dem Uriniren oder auch ganz unabhängig davon abgegangen?

Dieses sind die vier Fragen und es ist klar, dass der Werth der Antworten des Patienten sehr von der Art und Weise der Fragestellung abhängt. Der Kranke ist nicht immer im Stande zu antworten oder versteht den Sinn der gestellten Frage nicht richtig. Will man desshalb richtige Antworten erhalten, so muss man bestimmt und präcis fragen. Wenden wir nun diese Fragen auf die vorliegenden Krankheiten an.

Erste Frage: Häufiges Uriniren.

Es giebt ausser einer oder zwei, von denen gleich die Rede sein wird, keine erhebliche Affection der Harnorgane, bei der sich dieses Symptom nicht mehr oder weniger fände. So ist der folgende Fall eine Ausnahme davon: Es kann jemand eine erhebliche Striktur haben und nur in feinem Strahl harnen können, und doch braucht er jahrelang nicht über häufiges Uriniren zu klagen, obgleich dieses Symptom früher oder später auftreten wird.

Ich hebe hier hervor, dass ich zur Erleichterung der Darstellung die Krankheiten, welche uns beschäftigen, in gewisse Klassen eingetheilt habe. Was zuerst die entzündlichen Krankheiten — Entzündung der Harnröhre, Prostata und Blase — betrifft, so findet sich bei allen diesen häufiges Uriniren. Bei Urethritis ist es nicht nothwendig vorhanden, bevor sie sich nicht bis zum hinteren Theil des Canals nahe der Blase erstrcekt und dies ist also die zweite Ausnahme, auf welche ich eben hinwies. Ich habe nicht vor, das Kapitel über Urethritis hier abzuhandeln, da die poliklinischen Patienten Gelegenheit genug bieten, sie zu studiren. Ich erwähne dies Symptom des häufigen Urinirens nur desshalb, weil es mehr oder weniger in irgend einem Stadium dieser drei Krankheiten vorkommt. —

Erstens findet sich nun häufiges Uriniren bei Hypertrophie der Prostata und, was bemerkenswerth ist, mehr des Nachts als bei Tage.

Bei chronischer Prostatitis zweitens ist es nicht so häufig, während es bei Cystitis ein charakteristisches Symptom ist. Ich nenne diese beiden zusammen, weil sie so innig zusammenhängen, dass die Blase kaum afficirt sein wird, ohne dass die Prostata mehr oder weniger mitergriffen ist.

Drittens tritt es bei Steinkrankheiten sehr hervor und steht gewöhnlich im Verhältniss zu der körperlichen Bewegung.

Viertens findet es sich bei Geschwülsten, bösartigen und nicht bösartigen.

Fünftens bei Pyelitis und bei fast allen organischen Veränderungen der Nieren, bei Bright'scher Krankheit und Diabetes. Jeder Urin, dessen Beschaffenheit verändert ist, bevor er die Blase erreicht, erregt Reiz. Diese Thatsache ist werth, dass wir einen Augenblick dabei verweilen, besonders da sie nicht selten übersehen wird.

Die Ansicht, dass ein verdünnter oder wässeriger Urin nicht reizend wirke, ist irrig; im Gegentheil, er wird im Allgemeinen nicht ordentlich von der Blase zurückgehalten. Die Blase wird dann am wenigsten gereizt, wenn sie einen Urin von mittlerem oder noch höherem specifischem Gewicht enthält. Nervenschwache und besonders hysterische Kranke lassen einen ganz blassen fast wasserhellen Urin ab, durch den die Blase trotzdem mehr oder weniger gereizt wird. Bei Diabetes ist natürlich nicht nur die Beschaffenheit des Urins verändert, sondern auch die Menge sehr vermehrt, was nothwendig häufiges Uriniren zur Folge hat. Hierzu die Bemerkung, dass eine Vermehrung der Urinmenge im Allgemeinen auf eine Affection der Nieren hinweist, während eine Verminderung derselben immer für eine tiefere Nierenerkrankung spricht.

Die nächste Frage betrifft den Schmerz und die genaue Kenntniss seiner Natur und seines Sitzes wird einen Schritt weiter zur Diagnose führen.

Bei Prostatitis sitzt der Schmerz gewöhnlich an der Spitze des Penis und tritt beim Aufhören des Urinirens auf, nicht so stark, aber ähnlich dem bei Stein, weil sich die leere Blase um die empfindliche Prostata zusammenzieht.

Bei Cystitis tritt der Schmerz gewöhnlich vor dem Uriniren auf, weil die entzündete Schleimhaut der Blase keine Ausdehnung erträgt und um so empfindlicher wird, je mehr sie sich ausdehnt, wie dies ja alle entzündeten Schleimhäute thun (z. B. wie bei Halsweh); daher drängt sie häufig, sich ihres Inhalts zu entledigen. Der gewöhnliche Sitz des Schmerzes ist gerade über der Symphyse. Bei akuter Cystitis kann der Schmerz auch im Perinäum gefühlt werden, bei chronischer und subakuter aber ist sein Sitz über der Symphyse und er tritt nicht nach sondern vor dem Uriniren auf, ausser wenn die Prostata afficirt ist, in welchem Falle die empfindliche Drüse ein geringes Schmerzgefühl gegen das Ende des Urinirens verursacht, wie ich eben erwähnte.

Bei Striktur der Harnröhre entsteht oft Schmerz an der strikturirten Stelle, wovon man sich durch ein einfaches Experiment überzeugen kann. Comprimirt man nämlich während des Urinirens die Harnröhre plötzlich mit dem Finger, so dass der Urinstrahl um die Hälfte oder noch mehr verjüngt wird, so wird ein heftiger Schmerz empfunden.

Ebenso kann das Uriniren bei Hypertrophie der Prostata schmerzhaft sein, insofern als diese häufig mit chronischer Cystitis verbunden ist; dabei tritt der Schmerz vor dem Uriniren und nicht nachher auf, ein unterscheidendes Merkmal von Blasenstein. Die Blase drängt sich ihres Inhaltes zu entledigen, kann dieses aber wegen der vergrösserten Prostata, die wie eine Schranke im Wege steht, nur allmählig thun. Während der ersten Contractionen, welche nur wenig Urin austreiben, entsteht oft heftiger Schmerz über der Symphyse und tief im Perinäum, aber nach Entleerung des dritten Theils oder der Hälfte fühlt sich der Kranke erleichtert. Quält den Kranken, bevor es ihm gelingt, zu uriniren, ein plötzlicher und heftiger Schmerz, was gewöhnlich mit Krampf bezeichnet wird, so deutet das fast immer darauf hin, dass die Blase ausgedehnt ist und sich zu entleeren drängt; dieselbe Erscheinung kann aber auch bei leerer Blase auftreten, wenn ein fremder Körper darin ist, was unwillkürliche Anstrengungen zur Austreibung veranlasst.

Ueber Stein in der Harnröhre ist hier nichts besonderes zu sagen, weil er hier nur temporärer Bewohner ist und oft äusserlich mit der Hand gefühlt werden kann, so dass die Diagnose selten Schwierigkeiten macht. Steine in der Prostata sind auch sehr selten. Ich möchte jedoch meine einfache Auseinandersetzung hier nicht durch Besprechung dieser Fälle compliciren, sondern lenke die Aufmerksamkeit auf ein gewöhnlicheres Vorkommniss, auf Blasenstein. Bei Blasenstein ist die Art des Schmerzes sehr charakteristisch. Er tritt zu Ende des Urinirens auf, weil nach Entleerung der Blase die rauhe Aussenseite des Steins in Berührung mit der Schleimhaut des Blasenhalses geräth, ohne Zweifel eine sehr empfindliche Partie. Sobald wieder genug Urin in die Blase getropft ist, um die Schleimhaut von dem Stein zu trennen, tritt Erleichterung ein. Hierbei wird der Schmerz an der Basis der Eichel gefühlt. Ferner vermehrt Bewegung den Schmerz, was bei den anderen Krankheiten nicht nothwendig der Fall ist. Setzt man einen Steinkranken in einen holperigen Wagen, lässt ihn von einer Leiter springen oder sonst eine rasche Bewegung machen, so wird er sofort einen heftigen Schmerz verspüren, wahrscheinlich in dem Blasenhals, aber vornehmlich in der Eichel. Dieser Schmerz in der Eichel findet sich auch bei Prostatitis insofern dabei der Blasenhals mit ergriffen ist. Daher kommt es, dass manchmal chronische Entzündung der Prostata mit Blasenstein verwechselt wird.

Ueber Nierenstein ist hier wenig zu sagen. Natürlich findet sich hier ein lokaler Schmerz in der rechten oder linken Nierengegend, selten in beiden zugleich. Die afficirte Seite ist empfindlich und ebenso vermehrt Bewegung den Schmerz. Gewöhnlich tritt er nur an einer Seite auf, vielleicht häufiger links als rechts und strahlt oft nach der Hüfte und weiterhin nach der Leistengegend der afficirten Seite hin aus, obgleich der Stein festsitzt und kein Anzeichen vorliegt, dass er durch den Urether wandert. Bei Affectionen der Niere sitzt der Schmerz manchmal lediglich in Blase und Harnröhre, ein Umstand, der nie zu übersehen ist. Ueber charakteristische Schmerzen als Folge von Geschwülsten lässt sich vielleicht nicht viel sagen. Die letzteren mögen in irgend einem Theil der Blase sitzen und den Ausfluss des Urins mehr oder weniger hemmen: sie werden je nach dem Verhältniss in dem sie Cystitis oder Störungen im Urinabfluss erregen, Schmerzen veranlassen.

Die dritte Frage dreht sich um die Beschaffenheit des Urins selbst. Der Kranke giebt z. B. an, dass er häufigen Urindrang und Schmerzen in der Eichel und am Blasenhals habe und dass Schmerz und Urindrang durch Bewegung zunehme. Darnach kann man an Blasenstein denken und eine Sondirung der Blase nothwendig finden. Nur zwei Fragen haben also diese Wahrscheinlichkeit schon nahe gelegt, und es handelt sich nun um die Beschaffenheit des Urins. Es ist ersichtlich, wie eine Aufklärung darüber einen Schritt weiter führt.

Doch bevor wir diese Frage betrachten, will ich eine Bemerkung über das Prüfen des Urins einschieben. Ich habe nicht vor, eine systematische Unterweisung dazu zu geben, weil dies meine Sache nicht ist und nur eine Wiederholung der anderswo zu lernenden Materie wäre; ich hoffe jedoch, dass sich Jeder damit vertraut macht. Ich will hier nur auf einen Punkt hinweisen, der zugleich in Beziehung dazu steht. Wünscht man den Urin eines Kranken zu prüfen, so lässt man sich nicht eine Flasche davon, wie er auf dem gewöhnlichen Wege abging, bringen, wenn man nicht eine Mischung von oft zweifelhaftem Werth erhalten will. Was zu prüfen ist, das ist die Absonderung der Nieren plus etwas was in der Blase sein mag, aber nicht vermischt mit dem, was etwa aus der Harnröhre kommt. Desshalb lässt man den Kranken zuerst zwei oder drei Esslöffel voll uriniren, um die Harnröhre auszuspülen, (dieses Quantum kann auch gesondert aufgefangen werden) und wird dann in der darauf gelassenen Menge eine reine Probe Urin erhalten, oder doch wenigstens eine von der man weiss, woher sie stammt. Man wird nämlich die Absonderung der Nieren plus etwas aus der Blase haben. Bei Tripper oder chronischer Prostatitis z. B. wird immer eine Menge schleimigen Eiters in der Harnröhre sein. Schüttet man nun alles dies mit dem Urin in ein Gefäss zusammen, wie ist es dann möglich die verschiedenen Produkte mit dem blossen Auge oder mit Hülfe des Mikroskops zu bestimmen und zu entscheiden, was aus der Harnröhre, der Prostata oder den Nieren stammt? Es ist eben unmöglich. Lässt man aber die Harnröhre zuerst ausspülen und trennt diese zuerst gelassene Portion von der später gelassenen, so erhält man in letzterer eine Probe, worauf man sich bei der Untersuchung verlassen kann. Wenn ich Geschichtchen erzählen wollte, könnte ich die gröbsten Irrthümer berichten, die durch Nichtbeachtung dieses einfachen Punktes gemacht worden sind. Ich weiss, dass schon mancher Kranke auf Pyelitis behandelt worden ist, der nichts als einen Tripper hatte. Der Urin wurde zweimal wöchentlich in einer sorgfältig gereinigten Flasche zur Untersuchung geschickt und da er eine Menge Eiter enthielt, so wurde der Patient, etliche andere Symptome mögen die Ansicht bestärkt haben, Monate lang auf Pyelitis behandelt, bis man endlich durch die gesonderte Prüfung herausfand, dass aller Eiter aus der Harnröhre stammte und der zurückbleibende Urin klar und gesund war. So verschwand dann endlich die „Pyelitis“ unter lokaler Behandlung der Harnröhre *). Ich weiss nicht, ob noch sonst Jemand seinen

---

*) Siehe Weiteres darüber am Schlusse der Vorl. über Hämaturie und Nierensteine.

Schülern diese einfache Methode angiebt; ich vertraue daher, dass von meinen Schülern keiner in Zukunft einen Irrthum begeht wie ich eben erzählt habe. Es ist mir wohlbekannt, wie nothwendig es ist die Aufmerksamkeit darauf hinzulenken und wie selten dies geschieht.

Was zuerst Prostatitis anbelangt, so zeigt bei ihr der Urin immer mehr oder weniger Beimischungen, welche aus dem prostatischen Theil der Harnröhre kommen. Trennt man den Urin in der angegebenen Weise, so wird die ganze Beimischung in dem zuerst gelassenen Urin sein, wahrend der darauf gelassene klar sein wird. Bei Blasenstein dagegen kann schleimiger Eiter schon in der ersten Probe sein, aber mehr noch in der zweiten aus der Blase. Selten ist bei Blasenstein der Urin ohne schleimige und eitrige Beimischung aus der Blase selbst. Zuweilen findet man auch ganz klaren Urin bei Blasenstein. Ich sondire jedoch selten einen Kranken mit klarem Urin auf Stein, wenn er nicht ausgesprochene Symptome davon gezeigt hat, weil Blasenstein gewöhnlich einen gewissen Grad von Cystitis erregt und in Folge dessen Sedimente im Urin sind. Wenn der zuerst abgesonderte Urin eitrige Beimischungen enthält, der letzte dagegen klar ist und der Kranke Symptome, die sonst auf Stein schliessen lassen, zeigt, so liegt durchgängig chronische Prostatitis vor. Ueber den Harnstrahl ist bei Blasenstein nichts besonderes zu bemerken, ausser dass er manchmal plötzlich stockt, was aber keineswegs ein gewöhnliches Symptom ist.

Die Beschaffenheit des Urins bei einer Form von chronischer Cystitis ist wohl bekannt: es sitzt nämlich auf dem Boden des Gefässes ein dicker zähflüssiger Niederschlag, welcher nicht in einem Strome ausfliesst, sondern in einem Klumpen herausfällt. Bei einer anderen sehr gewöhnlichen Form von chronischer Cystitis ist der Urin nur trüb, aber ohne diesen dicken Niederschlag. Bei akuter Cystitis ist er trüb und hat einen starken Bodensatz, der aus Eiter besteht.

Bei Striktur der Harnröhre ist der Urin klar, wenn nicht gleichzeitig chronische Cystitis besteht, doch zeigen sich gewöhnlich geringe Beimischungen in der zuerst gelassenen Probe. Hier ist die Beschaffenheit des Harnstrahls wichtig. Fliesst der Urin in einem sehr feinen Strahle, sprudelnd oder nur tropfenweise aus, so ist ein Hinderniss in der Harnröhre, also höchst wahrscheinlich Striktur vorhanden. Bei Hypertrophie der Prostata nämlich kann der Harnstrahl zwar auch sehr fein sein, aber er wird immer direkt vom Glied abwärts fallen, wogegen er bei Striktur, mag er auch noch so fein sein, doch durch Kraftanstrengung im Bogen ausgetrieben werden kann. Dies kommt daher, weil bei Hypertrophie, wo der austreibende Apparat mitergriffen ist, die Muskeln nicht thätig sein können und der Strahl desshalb, mag er nun dick oder fein sein, gewöhnlich mehr oder weniger perpendikulär abfällt.

Ueber die Natur der in dem Urin gefundenen Gewebstrümmer gibt das Mikroskop manchmal Aufschluss. Ohne Zweifel sind zuweilen Krebszellen im Urin zu sehen, aber es ist schwierig dieselben zu identificiren. Ich habe gesehen, dass solche Zellen von tüchtigen Beobachtern als vorhanden erklärt wurden in Fällen, in denen gar kein Krebs vorlag. Junge Pflaster-Epithelzellen werden oft fälschlich dafür angesehen.

Bei Pyelitis, die hier noch zu betrachten wäre und mehr oder weniger chronisch auftritt, ist die Beschaffenheit des Urins nur ein Symptom unter den vielen anderen, welche zu einer vollständigen Diagnose in Betracht zu ziehen sind. In jedem Fall wird man durch die geeigneten Reagentien genau bestimmen, ob Eiweiss oder Zucker darin ist. Aber man mache ja nicht den so gewöhnlichen Fehler aus dem Vorhandensein von Eiweiss, das auch von Eiter oder Blut aus irgend einem Theile der Harnwege herrühren kann, auf ein organisches Nierenleiden zu schliessen. Dieser Gegenstand wird später bei der Anleitung zur Untersuchung des Urins ausführlich besprochen werden.

Die nächste Frage ist: Sondern Sie Blut ab? und diese wird in den meisten Fällen sehr nahe, wenn auch nicht ganz, da öfters noch zuerst zu sondiren ist, zu einem Urtheil führen. Bei Prostatitis wie bei Stein geht oft etwas Blut am Ende des Urinirens ab; bei Cystitis nur in akuten oder weit vorgeschrittenen Fällen.

Ferner ist weder mit Striktur der Harnröhre noch mit Hypertrophie der Prostata nothwendig Blutung verbunden, und sie ist oft nur das Ergebniss der (eingeführten) Instrumente. Die grösste Bedeutung hat Blutabgang bei Stein. Gerade wie bei Phthisis ein grosser Theil der Kranken zu einer oder der anderen Zeit Hämoptysis hat, ebenso oft kommt in demselben Verhältniss — in vier unter fünf Fällen — einige Blutung im Verlauf eines Blasensteins vor.

Ich wünsche nun, dass diese Fragen besonders beachtet werden, da ich sie später als bekannt ansehen und vielem zu Grunde legen werde. Auf die Beobachtungen mit dem Auge, der Hand und den Instrumenten will ich vorerst nur im Allgemeinen hindeuten, da sie bei jedem einzelnen Thema noch zur Sprache kommen werden.

Das Auge prüft hauptsächlich ob die Blase ausgedehnt ist oder nicht, wobei es durch Palpation und Percussion unterstützt wird. Der untere Theil des Unterleibs ist bei Retention oft ausserordentlich hervorgewölbt. Ferner prüft man, ob das Perinäum und Scrotum nicht urinös infiltrirt sind, ob am Perinäum Geschwülste, Fisteln etc. vorhanden sind. Der Zustand der Drüsen in der Inguinalgegend ist zuweilen bezeichnend und wird schon durch das Auge bemerkt, ebenso der Zustand der Harnröhrenmündung und deren Umgebung. Durch Befühlen erkennt der in das Rectum eingeführte Finger die Grösse und Gestalt der Prostata, Geschwülste, Induration oder Fluktuation in seinem Bereich und schliesslich den Grad der daselbst vorhandenen Empfindlichkeit, ferner die Lage eines eingeführten Instruments, das Vorhandensein falscher Gänge oder fistelartiger Oeffnungen in dem Darm. Manchmal kann auch die Grösse und Lage eines Steins auf diese Weise constatirt werden.

Nun kommen wir zur Anwendung von Instrumenten. Das Instrument ist als ein langer Finger, als eine Ausdehnung des Gefühlsvermögens anzusehen. Da der Finger nicht lang genug ist, um die engen Durchgänge zu erforschen, so verlängern wir ihn durch ein Instrument. Auf ähnliche Weise können wir unser Sehvermögen durch das Endoskop steigern und welchen Werth das hat, werden wir gleich sehen. Z. B. bei häufigem Uriniren, Schmerz beim Aufhören desselben und bei jeder starken Bewegung, Beimischungen im Urin, gelegentlichen Blutungen, die durch Bewegung zunehmen, liegt es sehr nahe anzunehmen, dass es sich um einen Blasenstein handelt. Zu einer Gewissheit kann man aber ohne Instrumente nicht gelangen, denn fast alle diese Bedingungen finden sich auch bei gewissen Veränderungen in den Nieren und bei Nierenstein, und sind erst durch geschickte Sondirung der Blase zu unterscheiden. So grossen Werth ich aber auch auf die Sonde lege, so möchte ich doch keineswegs, dass man jeden Kranken, der über häufiges Uriniren oder Schmerz dabei klagt, hinlegen lässt und sondirt. Vielleicht mag der Chirurg seine Fertigkeit im Gebrauch der Instrumente leicht missbrauchen: sie sollten nie angewandt werden bis es absolut nothwendig ist. Ich halte ein Instrument per se für ein Uebel, ein kleines oder grosses je nachdem es gehandhabt wird, und bin erst dann für den Gebrauch, wenn Grund vorhanden ist, zu glauben, dass ein grösseres Uebel damit vermindert oder geheilt werden kann. Bei genannten Symptomen aber geschieht dem Kranken Unrecht, wenn man nicht ebenso zur Sonde greift, wie bei Striktur, wo sie nicht nur zum Zwecke der Diagnose, sondern auch zur Behandlung dient. Ferner ist die Sonde nothwendig, um den Zustand der Blase selbst zu prüfen, ob eine Geschwulst oder eine hypertrophirte Prostata hineinragt, ob sie in gewissen Fällen voll oder leer ist etc. Es kann jemand sehr häufig und mit aller Anstrengung uriniren und ganz sicher sein, er habe die Blase entleert, und sich dennoch gewaltig irren. Wie kommt man darüber ins Klare? Man findet z. B. über der Symphyse eine Erhöhung, welche man sicher für eine ausgedehnte Blase halten möchte, wiewohl es aber ebenso gut eine feste Geschwulst sein kann. Nur durch Einführung eines Instruments ist zu entscheiden, ob die Blase leer ist. Schon mancher machte grosse Augen, dem gleich nach dem Uriniren eine Quantität Urin aus der Blase gelassen wurde, die er doch nach seiner eigenen Empfindung gänzlich entleert zu haben glaubte. Doch mehr davon bei Harnretention und Hypertrophie der Prostata.

Diagnostischen Zwecken dient ferner auch das Endoskop, wodurch das Auge bis zu einem gewissen Grade unterstützt wird. Es ist dies einfach ein Instrument, welches (in anderer Form) schon lange zur Exploration von Ohr, Scheide und Mastdarm angewandt wird, um ihre Höhlungen durch reflektirtes Licht zu erhellen. Das Endoskop zur Untersuchung der Harnröhre ist eins der jüngsten Spekula und es ist 25 Jahre her, dass ich es zuerst angewandt sah uud zwar von Avery am Charing Gross Hospital. Da mich die Sache interessirte, liess er mich einige seiner Kranken besehen, und zeigte mir ein neues Instrument: eine lange Röhre mit gewissen Vorrichtungen, um die tiefer gelegenen Theile der Harnröhre sehen zu können. Damit beleuchteten wir strikturirte Harnröhren, aber ich glaube nicht, dass er bis in die Blase sah. Er verwendete grosse Aufmerksamkeit auf diesen Gegenstand und das Instrument wurde bis zu einem gewissen Grade von ihm vervollkommnet. Unglücklicher Weise liess sein baldiger Tod die Sache in Vergessenheit gerathen. Trotz mancherlei Versuche vorher und seitdem existirt bis jetzt doch kein Endoskop, welches viel besser wäre als das von Avery. In den letzten Jahren hat sich Desormeaux von Paris viel mit der Sache beschäftigt und eines seiner Instrumente verbessert; es hat die gleiche Röhre, aber einen anderen Beleuchtungsapparat; durch letzteren wird ja am Ende allein der Unterschied der verschiedenen Instrumente bestimmt. Bei allen ist eine der beschriebenen Röhren in die zu untersuchende Höhle einzuführen. Vor 15 Jahren hatte ich ein Endoskop von Desormeaux und zeigte es im Hospital; es ist dasselbe, welches ich vor mir habe. Dr. Cruise von Dublin vervollkommnete es und stellte ein besseres Instrument her, als wir je zuvor besassen. Dieses habe ich auch hier und habe es bei meinen Kranken sowohl für Harnröhre wie für Mastdarm oft angewandt. Aber ich glaube dass trotz einer sicheren und ziemlich geübten Hand, trotz eines ziemlichen Verständnisses nicht sehr viel damit zu erreichen ist, und dass es ohne das von gar keinem Nutzen ist. Nur in wenigen Fällen ist es mit Vortheil anzuwenden und man muss von ihm für die Diagnose der chirurgischen Krankheiten der Harnorgane keine Wunder erwarten. In 99 Fällen unter 100 kann man ohne es zu der nöthigen Kenntniss gelangen. Uebrigens ist der Gebrauch desselben auch nicht so leicht. Wie schon bemerkt, sollte niemand unnöthiger Weise dem Schmerz und der Unannehmlichkeit einer Sonde oder eines Katheters ausgesetzt werden, um so weniger noch der Untersuchung mit dem Endoskop, welche noch mehr reizt und noch beschwerlicher ist. In gewissen Fällen freilich, in denen ohne es zu keiner vollständigen Diagnose zu gelangen ist, mag es mit einigem Vortheil angewandt werden. Nun, hier ist ein Kranker, bei dem ich es nie angewandt habe und dessen Fall eine sichere Probe seines Leistungsvermögens bieten wird. Dieser Mann hatte eine ausserordentlich schlimme Striktur, welche ich am Dienstag vor acht Tagen durch den inneren Schnitt operirte. Jetzt befindet er sich völlig wohl. Er konnte vor der Operation nicht einen Tropfen Urin ausscheiden, aber jetzt urinirt er ganz naturgemäss und man wird zugeben, dass eine grosse Veränderung Statt gefunden haben muss. Ich durchschnitt damals die Strikturen tief, und nun wollen wir sehen, ob die Narben zu finden sind. Ich werde Desormeaux's Endoskop, erleuchtet durch Dr. Cruise's Lampe anwenden. — Nach einer sorgfältigen und langen Untersuchung ergiebt sich, dass die Harnröhre um die afficirte Stelle herum etwas mehr geröthet ist, aber das ist auch alles was wir sehen können. Veränderungen in der Farbe und dem Gewebe der Schleimhaut der Harnröhre werden am leichtesten gesehen, was ja auch manchmal sehr wichtig sein kann. Manchmal sieht man auch die Mündung einer Striktur, aber das Resultat ist ohne praktischen Nutzen. In der Blase kann man sehr wenig damit sehen, weil immer mehr oder weniger Urin darin vorhanden sein muss und dazu Urin, der gewöhnlich trüb ist oder mit Blut vermischt ist. Selbst die Spitze des Instruments wird oft eine Blutung erzeugen, die hinreicht, um das geringe Gesichtsfeld, was von Nutzen ist, zu verdunkeln, besonders wenn Geschwülste oder andere lokale Erkrankungen vorhanden sind. Ein Stein in der Blase kann ohne Zweifel leicht gesehen werden, oder vielmehr der kleine Theil desselben, auf den das Ende der Röhre stösst, aber ich habe nie etwas durch das Sehen gewonnen. Ein Stein, der selbst noch kleiner ist als eine Erbse, kann durch zartes Sondiren und das vernehmbare Anstossen der Sonde noch leichter als durch die endoskopische Röhre entdeckt werden. Noch nicht Einer ist im Stande gewesen, damit das veru montanum zu identificiren, und wenn dieses nicht zu sehen ist, so werden sicherlich auch öfters kleine pathologische Veränderungen entgehen.

Ein anderes sehr einfaches Endoskop, das von Warwick entworfen worden ist und zu dessen Beleuchtung gewöhnliches Gas- oder Sonnenlicht dienen kann, darf ich vielleicht nicht unerwähnt lassen; es scheint sicher fast ebensoviel als das grössere und complicirte Instrument zu leisten.

Den grossen und wichtigen Theil der Diagnose, welcher die verschiedenen Methoden zur Untersuchung des Urins umfasst, werde ich in einer besonderen Vorlesung am Ende dieses Curses besprechen.

Zweite Vorlesung.

Bemerkungen über die Structur und die Functionen der männlichen Harnröhre.

Bei der Betrachtung der wichtigeren Affektionen der Harnröhre wünsche ich etwas ausführlicher über ein Thema zu sprechen, worauf ich immer nur kurz anspiele, weil es nicht in meiner Absicht liegt, hier Anatomie und Physiologie zu lehren. Aber ich finde es nothwendig, gegen jene zu „mechanische Behandlungsmethode“, (wie ich sie nennen will), der Harnröhrenkrankheiten aufzutreten, welche seit kurzem in einigen Theilen des Continents und in Amerika herrscht. Was ich damit meine wird weiterhin klar werden. Wenn ich in diesen Vorlesungen dagegen immer nur protestire, so scheint mir doch jetzt etwas mehr als das wünschenswerth zu sein.

Ich polemisire zwar nicht gern, weder hier noch anderwärts, wenn es sich um so wichtige praktische Dinge handelt, und ich würde zu meiner eigenen Beruhigung und Bequemlichkeit unendlich lieber einfach mein Verfahren für verschiedene Fälle aus einander setzen, ohne dabei die von Andern befolgte Methode zu verwerfen und von ihrer Befolgung abzurathen. Doch ich habe die Ueberzeugung, dass die moderne Behandlungsweise vielfach unvollkommen und weniger werth ist als man erwarten sollte, da sie sich auf irrige Ansichten über die Harnröhre stützt oder vielmehr die Folge einer Oberflächlichkeit ist, die in Betreff der Beschaffenheit und Funktion der Harnröhre jetzt vielfach zu herrschen scheint. Diese Behandlungsmethode der Harnröhrenkrankheiten hat nämlich ihren Ursprung in der Ansicht, dass die Urethra eine dehnbare Röhre sei, welche dicht oder nahe bei ihrer Vereinigung mit der Blase durch eine Art Muskelapparat, den Sphinkter etc. geschlossen sei und durch welche einerlei nach welcher Richtung Flüssigkeit passiren könne. Nichts kann jedoch irriger sein und eine Behandlung, die sich darauf stützt, muss fehlerhaft sein.

Von vornherein muss ich bemerken, dass es absolut nothwendig ist, sich eine ziemlich genaue Kenntniss der Beschaffenheit und der Funktionen dieser sogenannten Röhre anzueignen.

Die Figur, durch welche man gewöhnlich die Blase und die männliche Harnröhre darstellt, ist theilweise verantwortlich für die irrigen Ansichten; sie stellt nämlich die Harnröhre als eine mehr oder weniger offene Röhre dar. (Figur 1.)

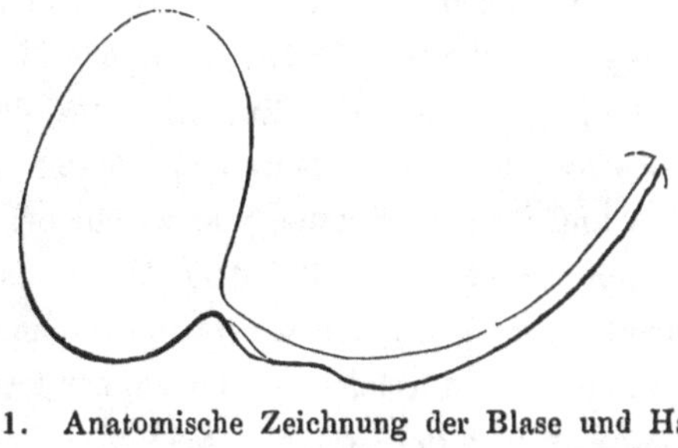

Figur 1. Anatomische Zeichnung der Blase und Harnröhre.

Ich will hier eine schlagende Erläuterung meiner Meinung geben. Ich glaube mit Recht behaupten zu können, dass fast jedem Tripperkranken bei der detaillirten Anleitung zum Einspritzen der Rath gegeben wird, mit einer Spritze eine gewisse Menge Flüssigkeit in die Harnröhre zu injiciren und sie dabei etwa vier Zoll von der Mündung zu comprimiren, damit nicht die Flüssigkeit darüber hinaus und vielleicht in die Kanäle, welche sich in den prostatischen Theil öffnen, eindringe und eine Reizung des Blasenhalses oder Anschwellung eines Hodens bewirke. Diese Ansicht ist durchaus unrichtig und eine solche Vorschrift zeigt nur, dass der, welcher sie giebt, mit der Struktur oder der Funktion des Körpertheils, den er zu behandeln hat, gar nicht bekannt ist. Dieser Irrthum, der vieles von unserer Behandlung umstösst, ist aus Gedankenlosigkeit entstanden, und der Einfluss der alten Tradition hat ihn immerwährend erhalten.

Die Urethra ist keineswegs eine Röhre, wenigstens nicht in dem Sinne, wie wir dieses Wort verstehen, sie ist nicht etwa wie eine Gas- oder Kautschukröhre noch auch wie eine schlaffe Röhre irgend einer Membran. Sie ist vielmehr eine ununterbrochen geschlossene Klappe, die flüssige und feste Körper nur nach einer Richtung durchlassen kann und durchaus nichts nach der anderen, ausser wenn Gewalt angewandt wird. Die Länge der männlichen Harnröhre lässt sie uns als eine Röhre ansehen, aber sie ist eine rein zufällige Eigenschaft des Geschlechts. Eine Länge von einem Zoll oder noch weniger, wie bei der weiblichen, genügt vollständig zu der Funktion des Urinirens; alles was über diese Länge geht, ist als Urethra ohne Nutzen und setzt sie Krankheiten und Zufälligkeiten aus, — ein schwerer Tribut, den der Mann für diese unterscheidende Bildung zahlen muss. Zur Erklärung dessen brauche ich nur auf die Beschwerden und Gefahren zu verweisen, welche mit Striktur, Retention und Stein verbunden und welche bei dem anderen Geschlechte fast unbekannt sind. Bei dem Manne ist es einfach ein langer klappenartiger Spalt, der weiche und sehr empfindliche Gefäss- und Nervengewebe durchdringt, der immer fest geschlossen und nur offen ist während der wenigen Sekunden, wenn Flüssigkeit aus dem Körper abzulassen ist. Während dieser wenigen Sekunden wird der Spalt mehr oder weniger ausgedehnt, und wird meinetwegen eine Röhre, aber nur für diese kurze Zeit und vielleicht höchstens drei Minuten in 24 Stunden. Die übrige Zeit ist er fest geschlossen und nicht ein Tropfen Flüssigkeit kann von der Blase her durchdringen. Natürlich mag die Flüssigkeit, welche von den Wänden der Harnröhre abgesondert wird oder durch Canäle eindringt, durchsickern, aber immer und unveränderlich nur in der Richtung nach aussen.

Während dieser wenigen Sekunden nun, wo die Klappe (oder der Spalt) meinetwegen die Form einer Röhre haben mag, ist diese doch an den verschiedenen Theilen von ganz verschiedenem Durchmesser; sie ist an den verschiedenen Stellen ganz verschieden dehnbar, da sie von verschiedenartigen Geweben umgeben ist. Diese Thatsache ist schon lange bekannt und allgemein anerkannt. Ich will hier bezügl. Illustrationen aus den Werken von Sir E. Home und Mr. Guthrie vorzeigen, der Modelle aus Wachs und anderem Material anfertigte. Dieser Punkt ist von kaum geringerer Bedeutung als der vorige. Zur Veranschaulichung kann beigefügte Figur (II.) dienen, welche aus Sir E. Home's Werk entlehnt ist*).

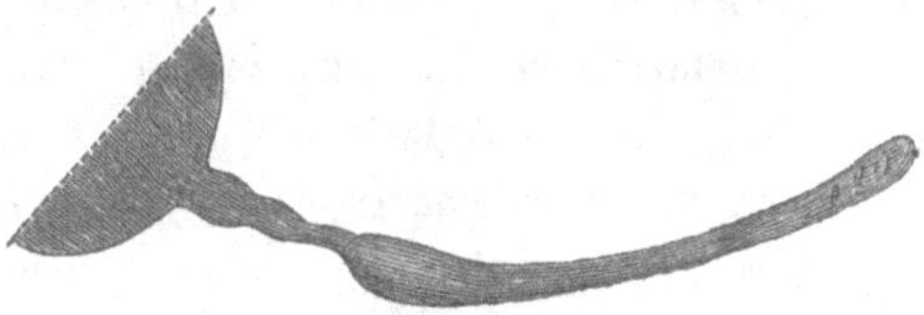

Figur 2. Harnröhrenzeichnung nach Sir. E. Home zur Veranschaulichung ihrer Dehnbarkeit.

Nachdem ich nun kurz die Beschaffenheit dieses klappenartigen Ganges erläutert habe, wollen wir sehen, in wie weit diese Ansichten bezüglich der Harnröhre auf zwei wichtige Punkte in der Praxis einwirken. Betrachten wir erstens das einfache Verfahren, eine Injection in die Harnröhre zu machen. Man will eine Flüssigkeit injiciren zu dem Zwecke ein therapeutisches Agens mit den Wänden dieses geschlossenen Ganges in Berührung zu bringen; man muss ihn ausdehnen und dazu ist etwas Gewalt nothwendig. Aber kein einziger Tropfen kann eindringen, viel weniger hinunter-

*) Praktische Mittheil. von Sir E. Home. Band I. London 1805.

laufen, wenn nicht die Flüssigkeit, während man die Harnröhrenmündung fest geschlossen um die Spritze hält, mit Gewalt eingetrieben wird. Die fest an einander liegenden Wände des Durchgangs werden nur durch den Druck der eingetriebenen Flüssigkeit geöffnet und je nach der Menge derselben ausgedehnt. So kann man nach meiner Erfahrung sicher darauf rechnen, dass eine Spritze mit einer Drachme Flüssigkeit vollständig genügend ist, um die Harnröhre in der Länge von $3^1/_2$ oder 4 Zoll auszudehnen. Oft genügt auch eine halbe Drachme, und die kleinen Instrumente können natürlich viel leichter von dem Patienten gehandhabt werden als grössere und längere. Doch können die meisten Kranken, wenn sie nicht speciell im Gebrauch der Spritze unterwiesen werden, überhaupt nie eine Injection machen. Wenn die Harnröhrenmündung nicht zur rechten Zeit sorgfältig geschlossen wird, so fliesst die Flüssigkeit einfach aus der Spritze an der Harnröhrenmündung ab; und in jedem Falle wird nach der Injection in dem Moment, wo die Mündung nicht fest geschlossen ist, die Flüssigkeit sofort durch das Contractionsvermögen der Harnröhre ausgetrieben, und es bleibt nur eine unmerkliche Quantität zurück. So viel in Betreff der Befürchtung, die Flüssigkeit möge bis zum Blasenhals hinabdringen. Wenn natürlich eine Injection mit zu grosser Kraft gemacht wird, was nach meiner Meinung sehr oft vorkommt, so wird der vordere Theil der Harnröhre entzündet und es kann leicht eine Ausdehnung nach hinten stattfinden, doch das beschäftigt uns heute nicht. Aber weit davon entfernt, dass man durch den Druck der Spritze eine Injection in den prostatischen Theil der Harnröhre machen könnte, ist dies überhaupt nur dann möglich, wenn man zu gleicher Zeit die Muskeln, welche den häutigen Theil der Urethra umgeben, willkürlich zu erschlaffen und dadurch die Flüssigkeit durchzulassen vermag — etwas, was mit geringer Uebung sehr wohl zu machen ist. So kann man also nur durch Einführen eines Instrumentes in die Blasenhöhle eine Injection in dieselbe machen. Dieser klappenartige Durchgang widersteht standhaft jedem Eindringen von aussen und lässt keine Flüssigkeit durch, wenn nicht ein Druck angewendet wird, dem die Muskeln nicht widerstehen können. Um nun einem Einwurf auf meine Behauptung bezüglich der klappenartigen Thätigkeit der Harnröhre und ihres Vermögens Körper nur in der Richtung nach aussen durchzulassen, vorweg zu begegnen, muss ich bemerken, dass es allbekannt ist, dass gewisse in die Harnröhre gesteckte Fremdkörper nach innen einzudringen vermögen. Ich beziehe mich auf zwei so zu sagen typische Fremdkörper, welche wie bekannt, gelegentlich aus der Harnröhre in die Blase geschlüpft sind. Ich meine nämlich eine Gersten- oder Kornähre, welche bekanntlich beide mit Widerhaken (Spitzen) versehen sind, und ebenso eine gewöhnliche keilförmige Haarnadel. Wenn einer von diesen Körpern mit nach aussen (vorn) gerichteten Spitzen in die Harnröhre gesteckt wird, so wird er nach innen weiter wandern. Das sind jedoch, wie man sofort sehen wird, keineswegs Ausnahmen der von mir aufgestellten Regel. Es ist ein altes Paradoxon für Schuljungen, dass eine in den Aermel gesteckte Kornähre durch geringe Bewegungen des Arms, obgleich dieser nach unten gerichtet ist, bald hinauf bis zur Schulter vordringt. Würde der Arm vollständig ruhig gehalten, sie würde ihre anfängliche Stelle nicht verändern. In der Harnröhre arbeiten die unfreiwilligen Contraktionen der Harnröhrenmuskeln, die dazu bestimmt sind, den Eindringling hinaus zu treiben, an den spitzen Enden des zackigen Korns oder der Haarnadel und treiben sie in der einzig möglichen Richtung, nämlich nach hinten, weiter. Ich würde dies nicht angeführt haben, wenn ich nicht wüsste, dass die Wanderung dieser Körper angeführt würde als widersprechend der gleichförmigen Thätigkeit der Harnröhre, während sie doch lediglich dadurch bestätigt wird. Wenn die Harnröhre sich passiv verhielte und keine Anstrengung zur Austreibung machte, so würden die fremden Körper nicht weiter wandern. Wie die Sache liegt, müssen sie sich bewegen und können dies nur in einer Richtung. Natürlich beruht es auf derselben Thätigkeit, dass Gries und kleine Steine in grosser Anzahl ausgetrieben werden und dass die krankhaften Excrete bei Tripper etc. immer nach aussen und nie zurück nach der Blase befördert werden.

Der zweite wichtige Punkt, wo die Funktion der Harnröhrenstruktur in der Praxis berücksichtigt werden sollte, bezieht sich auf die Behandlung der Striktur, wie ich in einer späteren Vorlesung näher darthun werde.

Dritte Vorlesung.

Ueber Harnröhrenstriktur, ihre Beschaffenheit und Diagnose.

Ich werde das uns jetzt beschäftigende Thema mit Besprechung der Striktur beginnen, desshalb weil oft angenommen wird, sie sei die häufigste der hier in Betracht kommenden Krankheiten, was faktisch jedoch nicht der Fall ist. Von keiner Plage, wegen deren man consultirt wird, wird mehr gesprochen als von Harnröhrenstriktur. Daraus folgt jedoch nicht, dass sie so gewöhnlich ist; im Gegentheil, sie ist seltener als Viele glauben.

Das Wort ist so populär geworden, dass Jeder, der nur eine kleine Störung beim Harnen spürt, gleich sagt, er habe Striktur, aber man darf sicher annehmen, dass sich die Leute, welche das sagen, in vier Fällen dreimal täuschen, und dass sich die „Striktur" auf einen vorübergehenden Reiz reducirt. Zugleich muss man aber auch eingestehen, dass unter den Aerzten selbst einige Confusion darüber herrscht, wann das Wort „Striktur" am Platz ist. Man sagt, es giebt drei Arten von Striktur, organische, entzündliche und spastische, und ich habe früher selbst so gelehrt, weil ich im Anfang die gebräuchliche Eintheilung annahm. Es würde sich nun empfehlen, das Wort nur für e i n e Art zu gebrauchen, nämlich für die organische Striktur. Diese ist ein Exsudat an irgend einer Stelle rundherum um den Kanal der Harnröhre, welches den Harnstrahl um so viel verengert, als es die Harnröhre verhindert sich auszudehnen. Meist war eine chronische Entzündung, gewöhnlich des bulbösen, zuweilen auch des vorderen Theiles der Harnröhre vorhanden, die eine Ausschwitzung in die submucösen und gefässreichen Gewebe um die Harnröhre herum zur Folge hatte, und so bilden sich fibröse Stränge, die in der Folge induriren und den Kanal mehr oder weniger umschliessen. Wir reden von einer Kontraktion des Kanals, aber das ist eine populäre und keine correkte Bezeichnung, wie in der letzten Vorlesung gezeigt wurde, obwohl das praktisch genügen mag. Man wird gut thun sich zu erinnern, dass die Harnröhre kein offener Kanal ist ausser in dem Momente ihrer Ausdehnung durch einen ausfliessenden Strom. Sie ist im Gegentheil durch ihre Muskeln immer absolut geschlossen und nur dann strikturirt, wenn sie beständig an dem Ausströmen des vollen Stroms behindert ist.

Diese organische Striktur ist ein bleibender Zustand, und einmal da, kann sie durch keine bekannte Mittel beseitigt werden. Sie wird weder auf dem Wege der Resorption, obwohl das oft behauptet worden ist, noch durch Dilatation, noch durch blutige Operationen zum Verschwinden gebracht werden, sie wird immer da sein, und den, der sie hat, durchs ganze Leben begleiten. Ausnahmen hiervon sind so ausserordentlich selten, dass sie in Wirklichkeit den aufgestellten Grundsatz nicht beeinträchtigen können. Welche Behandlung man auch anwenden mag, immer bleibt nachher eine grössere oder geringere Verhärtung in den Wänden der Harnröhre zurück, welche mit dem Alter zunimmt. Denn alle fibrösen Gewebe sind bekanntlich im Alter in der Regel weniger ausdehnbar als in der Jugend und dieser Einfluss des Alters trifft auch ohne Zweifel diese kranken Gewebe, welche bei Striktur die Dehnbarkeit der Harnröhre beschränken. Dies ist ein Grund unter den anderen, wesshalb die Striktur gewöhnlich desto weniger dehnbar wird, je älter der Kranke wird.

Ich komme nun zur „entzündlichen“ und „spastischen“ Striktur. Unter sogenannter „entzündlicher“ Striktur ist nur eine vorübergehende lokale Entzündung eines Theiles des Kanals zu verstehen, welche denselben so lange sie dauert verengt und dem Kranken das Harnen unmöglich oder doch sehr beschwerlich macht. Eine solche Entzündung ergreift nur den prostatischen Theil der Harnröhre, wo bekanntlich die organische Striktur nicht vorkommt.

Wer das Striktur nennt, kann ebensogut Halsentzündung und geschwollene Mandeln Halsstriktur nennen. Von Striktur der Speiseröhre oder des Kehlkopfs spricht man aber nur mit Rücksicht auf einen organischen Zustand daselbst, wobei durch irgend welche Ablagerung der Durchgang fortwährend verengert ist, aber nicht unter anderen Umständen. Dasselbe gilt von Krampf, der freilich bis zu einem gewissen Grade eine Verengerung der Harnröhre bewirken und das Ausströmen des Urins aus der Blase verhindern kann, weil eine unregelmässige Thätigkeit der umgebenden Muskeln stattfindet. Dieser Krampf, der nie als Striktur bezeichnet werden darf, ist aber nur vorübergehend und schliesst nicht nothwendig eine organische Veränderung ein, obgleich er zuweilen von einer vorhergegangenen abhängen kann. Ich will hier erklären was oft spastische Striktur ist. Sie ist ein ausgezeichneter Vorwand, wenn es nicht gelingt, ein Instrument einzuführen, sie ist ein „Refugium für Incompetenz“. Wenn ein Operateur den Katheter nicht einführen kann, wenn er es äusserst schwierig findet irgend etwas einzuführen und es endlich Zeit ist, von den vergeblichen Versuchen abzustehen, dann hilft ihm das geflügelte Wort: Hier ist Krampf. Mancher überredet sich, glaube ich, oft selber, dass wirklich Krampf vorhanden ist, aber wie selten mag dieser Helfer in der Noth Begründung haben, wenn er sie je hat. Es ist jetzt Krampf in den Muskeln, heisst es, und es wird für jetzt gut sein, von weiteren Versuchen zur Einführung eines Instruments abzusehen; und wenn das gesagt ist, dann ist es sicher auch so. Ich denke, die Einführung des Katheters sollte keinem Arzte desshalb misslingen, weil Krampf vorhanden ist. Krampf kann den Urin am Ausströmen hindern, aber nicht das Instrument am Eindringen, und in den meisten Fällen ist die Hand schuld und nicht der Krampf. Doch kann ich nicht leugnen, dass es eine gute, auch in etwa begründete Entschuldigung und desshalb die beste und beruhigendste Erklärung für den Kranken ist, wenn das Instrument nicht hineingeht. Aber wenn hier in Zukunft von Striktur die Rede ist, meine ich nur die organische Striktur in dem beschriebenen Sinne, und jede mechanische Behandlung, von der ich weiterhin sprechen werde, wird sich nur auf diese Art von Striktur beziehen, denn bei der entzündlichen Striktur kommen Instrumente nur im Falle der Urinretention in Anwendung.

Die vorzüglichsten Symptome der Striktur sind nun erstens Verengerung des Urinstromes, welche von dem verengerten Zustand des Kanals abhängt und in genauem Verhältniss zu demselben steht; nicht zu vergessen ist, dass der Grad der Verengerung zu verschiedener Zeit je nach äusseren Umständen variirt, z. B. nach Erkältung, Diätfehlern und dergleichen, und nur das ist constant, dass der Strahl immer kleiner ist als der normale. Dann treten auch oft Beschwerden beim Uriniren auf, je nachdem der Kanal verstopft ist. Der Urinstrahl ist platt, gedreht oder getheilt; ausserdem wird Schmerz am Sitze der Striktur und manchmal auch, wenn Cystitis vorhanden, über der Symphyse empfunden. In Verbindung hiermit findet sich gewöhnlich ein geringer Ausfluss aus der Harnröhre. Nachtripper ist oft das Einzige, was dem Kranken zuerst auffällt, den Arzt aber veranlasst ein Bougie einzuführen und sich von dem Vorhandensein irgend einer strikturirten Stelle zu überzeugen. Häufiges Uriniren findet sich nicht immer bei Striktur, fehlt aber nie, wenn der Fall schwer und von langer Dauer ist.

Einen Patienten mit all diesen Symptomen muss man vor allem harnen sehen. Er wird wahrscheinlich Gewicht darauf legen, dass der Urinstrahl gedreht oder getheilt ist, ein ziemlich gleichgültiges Zeichen, da ein gedrehter Strom auch oft ohne Striktur zu finden ist. Es kann das von einem veränderten Zustand der Harnröhrenmündung herrühren, denn der aus dem Kanal kommende Strom wird durch die Form oder Steifheit der Harnröhrenmündung modificirt und so können nach wiederholter Entzündung daselbst die etwas dicker gewordenen Lefzen das Ausströmen des Urins nur in plattem und folglich gedrehtem Strahl gestatten, was keineswegs selten ist. Ist dies die einzige krankhafte Aenderung, so ist, mag der Strom noch so plattgedrückt sein, keine Striktur vorhanden, falls nur das absolute Volumen oder der Umfang desselben keine Verringerung zeigt.

Für die Diagnose ist nur eine Regel wichtig: Zur Untersuchung einer Striktur ist immer ein Instrument von artiger Grösse, etwa No. 8, No. 9 oder No. 10 (engl. Skala) zu nehmen. Sollte der Patient sich dagegen sträuben und bemerken: Wie können Sie mir ein so dickes Instrument einführen? so sagt man ihm, dass man dasselbe nicht nothwendig hindurchführen, sondern damit nur den Zustand des Kanals erforschen wolle. Denn ein kleines Instrument kann durch die Striktur schlüpfen ohne dieselbe zu entdecken, das grosse aber gewährt, wenn es leicht in die Blase dringt, die Befriedigung, dem Kranken sagen zu können, dass er keine bemerkenswerthe Striktur hat, und es ist dann weiter nach der Ursache der Beschwerde zu forschen.

Bei der Einführung des Instrumentes durch eine gesunde Harnröhre können gewisse Verhältnisse leicht irre führen, und wie der Kranke in dieser Sache irren kann, so kann auch ein nicht sehr geübter Arzt getäuscht werden. Welches sind nun die Ursachen der Täuschung der er ausgesetzt ist? Woher kommt es, dass er zuweilen Striktur annimmt, wo keine besteht? Es giebt genug Aerzte, die nicht oft Gelegenheit finden, diese Krankheiten zu sehen, und für solche ist es auch keine Schande, wenn sie sich über das Vorhandensein einer Striktur täuschen. Aber einem Chirurgen von Fach darf das natürlich nicht passiren, denn ihn brächte es in grossen Misscredit. Hat ein Arzt aber wenig Uebung, so mag er mit dem Instrumente in der Harnröhre auf Schwierigkeiten stossen und irrthümlich glauben, sie rührten von einer Striktur her.

Ich möchte desshalb davor warnen und es nicht gern erleben, dass irgend Jemand, wiewohl nicht Jeder praktischer Chirurg wird, ohne genaue Kenntniss über die Quellen der Täuschung hier weggeht und später dann Schnitzer wie die obengenannten macht. Zuerst ist dicht an der Mündung eine Quelle des Irrthums, ich meine die lacunae (Morgagni), dann fünf oder sechs Zoll weiter (Figur 3), wo sich der häutige Theil an den Bulbus anschliesst und wo der Kanal enger und weniger dehnbar als vorher wird, und zuletzt am Blasenhals. An diesen drei Stellen irrt sich mancher beim Einführen des Instrumentes in eine gesunde Harnröhre und bildet

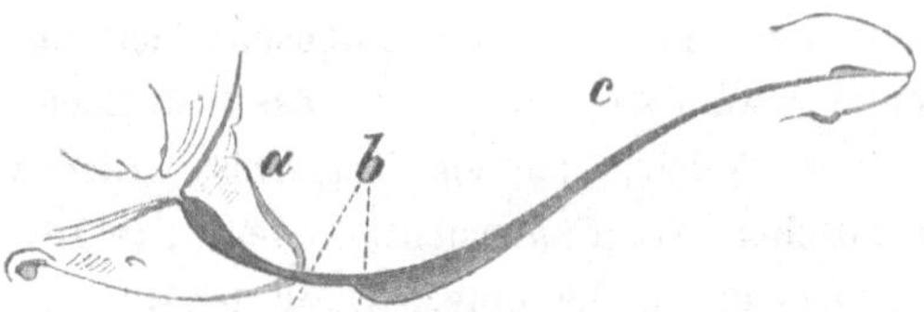

Figur 3. Zeichnung der Harnröhre in ihrem natürlichen Zustand, *a*, *b* und *c* bezeichnen den resp. prostatischen, häutigen und cavernösen Theil *).

sich in Folge dessen falsche Begriffe rücksichtlich des Vorhandenseins einer Striktur. Man muss immer daran denken, dass die Harnröhre keine Röhre, sondern nur ein gewundener Gang ist, dessen weiche, zarte und gefässreiche Wände dicht auf einander liegen, so dass, wenn man in eine falsche Richtung geräth, nichts leichter ist, als ein Hinderniss in den Falten oder Lacunen der Schleimhaut zu finden. So ist es ganz leicht möglich, gleich von Anfang anzurennen, indem man mit der Spitze des Instruments in die lacunae Morg. geräth. Man muss desshalb die Spitze zuerst an der unteren Wand zu halten suchen, um dieses Hinderniss zu vermeiden. Man wünscht natürlich die Einführung möglichst schmerzlos für den Kranken zu machen und sucht, wenn bei demselben schon vorher Instrumente eingeführt worden sind, mindestens ebenso zart zu operiren, als der Vorgänger. Nichts schätzt ein Kranker so hoch, als das leichte Einführen eines Instruments. Es ist dies eine unangenehme Operation, und wer sie leichter macht als Andere, wird den Kranken behalten so lange dieser eine derartige Hülfe nöthig hat. Wer dagegen gleich von Anfang an festrennt und in die lacunae kommt, wird hören müssen, dass er ein Stümper ist, und wahrscheinlich den Kranken nie mehr sehen.

Nun betrachte man den Bulbus der Urethra auf dieser schematischen Zeichnung. Der Kanal ist hier sehr dehnbar (vor b),

*) Die Harnröhre hätte hier als ein geschlossener Kanal gezeichnet werden müssen, was sie in Wirklichkeit ist, der bulböse und prostatische Theil nur ein wenig markirter, um die Lage und Dehnbarkeit anzudeuten; letztere Theile sind ein bischen zu stark gezeichnet.

was in der Gegend der tieferen Beckenfascie nicht mehr der Fall ist. Praktisch betrachtet ist daher im bulbösen Theil der Kanal viel weiter als an der Mündung, und wenn das Instrument bis hierher gelangt ist, stösst es leicht auf ein Hinderniss. Hier werden auch die meisten falschen Wege gemacht, indem das Instrument aus dem Kanal hinaus durch die untere Wand der Harnröhre gestossen wird, da besonders hier die Gewebe so dehnbar sind. In dieser Gegend ist der Durchschnitt des corpus cavernosum unten breiter als oben, und das Gewebe weich und schwammig. Die Dehnbarkeit der Harnröhre entspricht hier der weichen äusseren Struktur und so mag das Instrument, obgleich es leicht bis zu dieser Stelle gelangt ist, nicht in den häutigen Theil der Harnröhre eindringen. Hier richte man seine Spitze ordentlich nach oben, um die untere Wand zu vermeiden. Hierzu ist nichts besser als ein gut gebogenes Instrument. Gewöhnlich verfahre ich bei den poliklinischen Kranken so. Ich nehme einen Studenten, der noch nie ein Instrument eingeführt hat und sage ihm: Führen Sie dieses Bougie (ein gerades oder doch nur leicht gebogenes) in den Kanal. Er führt es ein und sowie er an den häutigen Theil kommt, stockt es. Ich gebe nun der Spitze desselben diese Form (Figur 4) und

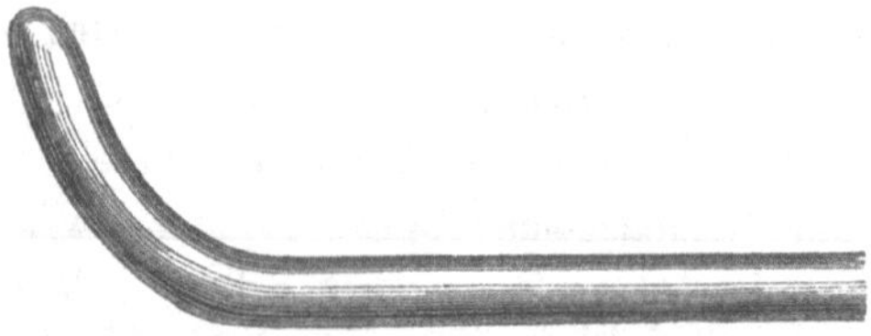

Figur 4. Bougie mit nach oben gerichteter Spitze.

dann führt er es sofort in die Blase ein. Dies ist die bei Franzosen als bougie „coudée“ bekannte Form, und es ist ein sehr nützliches Instrument. Sir B. Brodie empfahl in seinen Vorlesungen schon vor mehr als 30 Jahren, die Spitze eines Bougies bei der Einführung etwas nach oben zu richten. Sobald nämlich das Instrument vordringt, gleitet es dicht an der oberen Wand hin anstatt in den dehnbaren Theil des Bulbus zu gerathen.

Das letzte Hinderniss ist am Blasenhals und ist so gewöhnlich, dass man oft von einer „Striktur des Blasenhalses“ hört, die doch nie existirt hat. Es wurde sogar nie eine Striktur in dem prostatischen Theil gefunden. „Striktur am Blasenhals“ war vor einigen Jahren gang und gebe und noch jetzt ist davon zu hören, aber es giebt so nichts. Dass man den Blasenhals eventuell strikturirt glaubte, kam nur daher, weil es einige Schwierigkeit hat, durch denselben zu kommen. Auch in diesem Falle ist ein gut gebogenes Instrument das beste Mittel durchzukommen. Die drei Schwierigkeiten sind demnach kurz folgende: 1) die lacunae Morgagni, welche umgangen werden, indem man sich an der unteren Wand des Kanals hält. 2) Der häutige Theil am Bulbus, dessen Schwierigkeit dadurch zu vermeiden ist, dass man die Spitze des Instruments gut nach oben hält und 3) der Blasenhals, wo ebenfalls der letztere Kunstgriff hilft.

So viel über die Handhabung eines Instruments in der gesunden Harnröhre. Wir kommen jetzt zur physikalischen Diagnose der Striktur. Dazu sind zwei verschiedene Untersuchungen vorzunehmen, da zwei ganz verschiedene Dinge zu ermitteln sind.

1) Eine einfache Untersuchung der Harnröhre, um festzustellen, ob die natürliche Dehnbarkeit der Harnröhre irgendwie verändert ist oder nicht.

2) Eine eingehendere und exaktere Untersuchung, um den genauen Zustand der Harnröhre zu bestimmen, im Falle es schon feststeht oder die Annahme berechtigt ist, dass eine veraltete und vielleicht beträchtliche Verengerung besteht.

Natürlich ist die erste Untersuchung auf die meisten Fälle anwendbar, die zweite aber nur in wenigen Ausnahmefällen nothwendig. Eine ganz einfache Untersuchung genügt, um die Frage, welche so häufig aufgeworfen wird, zu bestimmen.

Rühren gewisse unerhebliche Störungen beim Harnen in speciellen Fällen von einem organischen Hinderniss her und erfordern sie instrumentelle Hülfe oder verdanken sie irgend einem anderen Zustand, für welchen Instrumente nicht nur ohne Nutzen, sondern sogar wahrscheinlich schädlich sein würden, ihre Entstehung?

Ich muss gestehen, dass man heutzutage gar zu rasch mit den Instrumenten und dazu noch mit solchen, welche leicht die Harnröhre beschädigen können, bei der Hand ist. Diese Ueberbereitwilligkeit, sofort einzuschreiten, datirt vom Anfange dieses Jahrhunderts, wo die „mechanische" Schule, wie ich diejenigen bezeichnen will, welche zur Untersuchung, Dilatation, zum Schnitt und zur Kauterisation der unglücklichen Harnröhre mehr oder weniger complicirte Mittel anrathen und freigebig anwenden, im Schwunge stand. Ich könnte meine Zuhörer Stunden lang mit den chirurgischen Spielereien, auf welche man verfiel, unterhalten. Aber die Zeit ist zu kostbar und ich begnüge mich mit einer Anspielung, welche lediglich die chirurg. Praxis unseres Landes während der genannten Aera betrifft *).

Nach dieser Periode mit den ihr folgenden schlechten Resultaten scheint eine gewisse gesunde Reaktion stattgefunden zu haben. Das Verfahren Sir Benjamin Brodie's, dessen Ansehen während seiner langen Laufbahn so hoch stieg, wurde durch Vorsicht und Klugheit gekennzeichnet und seine Lehrtüchtigkeit sicherte einige Zeit ein dem seinigen ähnliches Verfahren auch anderwärts. Auch ich habe meine schwache Stimme gegen den Missbrauch der Instrumente erhoben und zwar von dem ersten Tage an, wo ich es wagte, etwas über den Gegenstand zu schreiben, vor ungefähr 22 oder 23 Jahren. Jetzt herrscht wieder eine wachsende Neigung zu jener früheren Methode zurückzukehren, ein verstärktes Streben Strikturen zu entdecken und besonders beträchtliche operative Eingriffe gegen Strikturen der leichtesten Art zu unternehmen, selbst manchmal da wo nach meiner Meinung gar keine existiren. Es scheint jetzt eine Schule zu geben, nach der das sogenannte „Urethralrohr" ein erhebliches Normalkaliber besitzt, das je nachdem so und so viele und zwar beträchtlich grosse Bruchtheile eines Zolls oder so und so viele Millimeter messe oder messen müsse.

*) Der Leser findet einige curiose Fälle in einem Werk von Sir E. Home, die den aussergewöhnlichen Missbrauch der Bougies zu dieser Zeit kennzeichnen. Siehe Pract. Observat. on the Treatment of Stricture. By Sir E. Home. vol. III. 1821. Chapters X. XI.

Instrumente von schrecklicher Grösse werden construirt, und wenn ein solches vom Operateur nicht mit genügender Leichtigkeit durch die ganze Harnröhre gestossen werden kann, so wird dem unglücklichen Patienten erklärt, er habe eine Striktur, und er wird wahrscheinlich einer keineswegs gefahrlosen Operation unterworfen.

Wenn ich auch nicht weiss, ob diese Methode bisher hier adoptirt worden ist, so weiss ich doch, dass sie anderswo existirt, und ich protestire ernstlich dagegen. Ich halte es für meine Pflicht, mich gegen eine Behandlung auszusprechen, über deren Unzulässigkeit sicher keiner von uns auch nur einen Augenblick im Zweifel ist, d. h. wenn wir der Empfindlichkeit der Harnröhre gebührend Rechnung tragen, wie Jeder thun wird, der genau bekannt damit ist. Kehren wir einen Augenblick zu der natürlichen Form zurück, welche die durch eine Flüssigkeit ausgedehnte Harnröhre annimmt, und sehen, wie wenig sie einer überall gleich dicken Röhre von bekanntem Durchmesser gleicht. Wir haben schon gesehen, dass ihre natürliche Dilatationsfähigkeit an verschiedenen Punkten sehr variirt: sie ist sehr beschränkt an der Grenze zwischen dem cavernösen und häutigen Theil, ebenso, jedoch weniger und ungleichmässiger in dem vorderen und endlich bei oder doch nahe bei der Mündung. Ausserdem sind wenige Gebilde empfindlicher als die männliche Harnröhre, deren auskleidende Membran sehr zart, von elastischen und Muskelfasern umringt, allenthalben von Kanälen, feinen Blutgefässen und Nerven durchzogen und vor der Prostata von erektilem Gewebe, einem der feinsten von allen, umgeben ist. Dazu tritt die grosse Reizbarkeit dieser innern Haut, die in dieser Hinsicht der Conjunktiva zu vergleichen ist, wie jeder durch Einführung selbst des weichsten Instruments an sich erfahren kann; ja sie reagirt, was noch wichtiger ist, in ganz anderer Art und viel stärker auf Reize als die letztgenannte Membran, indem ein sogar schwacher mechanischer Insult öfters gefolgt ist von einer Erregung des ganzen Nervensystems, wie die charakteristischen Schüttelfröste, Fieberbewegungen und Schwächezustände beweisen. Man lasse also diese Darstellung der Harnröhre nie aus den Augen, wenn man ein Instrument einführt, und beide, Arzt und Patient werden gut dabei fahren. Wenn es daher nothwendig ist, wegen gewisser Störungen die Harnröhre eines jungen Mannes zu untersuchen, um zu sehen ob Harnröhrenstriktur die Ursache davon ist oder nicht, so führe man nicht unnöthiger Weise ganz grosse Instrumente oder solche mit sehr starkem Knopf an der Spitze ein. Man nehme ein biegsames, vorn ordentlich gekrümmtes englisches Kautschukbougie mit stumpfer Spitze, da ein spitz zulaufendes nicht genau die Lage der Striktur angiebt, nicht grösser als No. 10 oder 11 engl. Skala, und führe es leicht und sanft bis in die Blase. Wenn es gut und leicht durchgeht und beim Zurückziehen nicht festgehalten wird und mit völliger Leichtigkeit herausschlüpft, so ist sicher keine Striktur vorhanden und es sind überhaupt keine Instrumente quoad stricturam nothwendig.

Man könnte entgegnen, dass, trotzdem zuweilen ein Bougie No. 11 eingeführt werden kann, doch eine Striktur vorhanden ist, die nothwendig behandelt werden muss. Dass dies ausnahmsweise vorkommt, leugne ich nicht, doch es ist sehr selten und niemand der nur das geringste Gefühlsvermögen in den Fingern hat, wird darüber unklar bleiben, ob ein Bougie No. 11 leicht durchgleitet oder beim Zurückziehen etwas festgehalten wird. Der Unterschied ist in diesen beiden Fällen deutlich und leicht zu bemerken. Angenommen No. 11 findet an einem Punkte Widerstand und man ist sicher an keinem der oben hinreichend besprochenen natürlichen Hindernisse zu halten, so versucht man kleinere Instrumente derselben Art, bis eines in die Blase durchgeht. Man kann die Untersuchung dadurch controliren, dass man ein weiches conisches französisches Bougie (No. 11 oder 12 engl. Skala) einführt, und wenn das stumpfe Bougie an einem natürlichen Hinderniss aufgehalten wurde, so wird jenes wahrscheinlich ohne Mühe hindurchgehen.

Was jene elastischen geknöpften Bougies (bougie exploratrice) betrifft, so ist nichts leichter, besonders für einen Ungeübten, als sich mit ihnen in Bezug auf das Vorhandensein einer Striktur zu täuschen.

Wenn es nicht genau in der Axe des Kanals herausgezogen

wird, so kann man ein Hemmniss spüren und leicht das Vorhandensein einer Striktur in der gesundesten Harnröhre vermuthen, und davor will ich gerade bewahren.

In den Händen von ärztlichen Intriguanten mögen diese Instrumente zu sehr unwürdigen Zwecken angewandt werden und für Leute, die gar nicht in die Reihen unserer Wissenschaft gehören oder doch nur eine zweifelhafte Stellung in den Vorhöfen derselben einnehmen, sind sie gerade das Richtige; ein weiterer Grund vor dem unnöthigen Gebrauch derselben zu warnen. Ich habe schon seit 20 Jahren kleine, an der Spitze mit einem Knopf versehene Metallinstrumente zur Diagnose enger und fester Strikturen, welche am besten operirt werden, aber nie bei leichten angewandt. Ich habe gegen ihre Anwendung protestirt und zwar aus den zwei schon genannten Gründen: 1) weil das Instrument unnöthigen Schmerz verursacht und 2) einen jungen Praktiker, der nicht sehr geschickt oder vertraut in der Anwendung desselben ist, leicht irre führt.

Betrifft nun die Sache keinen jungen Mann, sondern einen Kranken mit einer alten Striktur, so muss die Diagnose bezüglich der Details wahrscheinlich mit mehr Aufmerksamkeit gemacht werden. Ich verfahre folgendermassen, indem ich eine Revision (wie man es nennen kann) der Harnröhre vornehme. Zuerst führe ich ein weiches, am Ende stumpfes englisches Kautschukbougie so weit es geht ein, und wenn es stockt, z. B. ein Zoll oder noch weniger hinter der Mündung, merke ich mir die Entfernung und versuche nun, welches Instrument leicht genug durch die verengerte Stelle geht. Wahrscheinlich wird dies No. 4 oder 5 derselben Art thun und dieses kann dann weiter vorwärts geschoben werden, um ein anderes Hinderniss zu suchen, welches häufig ungefähr fünf Zoll von der Mündung entfernt getroffen wird. Durch dieses kann nach ein oder zwei Versuchen wahrscheinlich ein ganz enger Gummikatheter — etwa No. 1 oder 2 — in die Blase geführt werden und die Entleerung einiger Tropfen Urin durch den Katheter zeigt an, dass er wirklich in der Blase liegt.

Ich weiss dann auf alle Fälle, dass der Kranke eine Verengerung an der Harnröhrenmündung und eine andere in der genannten Entfernung hat. Ich kann das zugleich durch ein geknöpftes Instrument controliren, wenn ich das vorziehe, aber so lange die vordere Verengerung besteht, ist es gut, eine genauere Untersuchung zu verschieben bis diese durchschnitten ist, wie eine beträchtliche Verengerung an dieser Stelle es ja erfordert. Durch Dilatation wird nämlich eine solche nie vortheilhaft behandelt. Ist dies also geschehen, so wird das Bougie No. 11 mit stumpfer Spitze eingeführt und man erfährt, ob eine Contraction in dem Raume zwischen dieser und der fünf Zoll weiter gelegenen Stelle ist. Ist eine vorhanden, so wird das Stocken des Bougies ihre Lage bezeichnen, geht es aber bis zu dem genannten Punkte leicht hindurch, so ist der Kanal hinreichend offen (weit) und wir sind zu der in 99 unter 100 Fällen einzig noch vorhandenen Striktur gelangt. Denn wenn eine enge Striktur in dieser Entfernung von der Mündung existirt, so wird wirklich nur selten noch eine andere dahinter getroffen. Diese haben wir also dann zu behandeln und da hier eben von veralteten und wenig nachgiebigen Fällen die Rede ist, so ist wohl kaum zu bezweifeln, dass innere Urethrotomie die beste Behandlung ist. Ihre Ausführung wird in der Vorlesung über diesen Gegenstand besprochen werden.

Noch ein Wort über das geknöpfte Instrument, welches zur Exploration dient. Der Knopf desselben, der auf einem dünnen Metallstab oder Schaft steckt, sollte nach meiner Meinung von polirtem Metall sein. (Fig. 5.)

Figur 5. Ein gerades und ein gekrümmtes geknöpftes Explorationsbougie von Metall.

Kein anderes Material gleitet so leicht und sanft durch die Harnröhre, und jedenfalls würde man den Aufschluss, der sich durch dieses Instrument, das genau besehen ganz überflüssig ist, gewinnen lässt, zu theuer bezahlen, wenn man obendrein noch eins benützte, welches viel Reiz hervorruft, nicht glatt durchgeht oder unnöthig stark dilatirt. Obgleich ich die mit einem Knopf versehenen Metallinstrumente früher anwandte, so kann ich jetzt bei grösserer Erfahrung zu allem Nöthigen ohne sie gelangen. Es wird gesagt, dass man durch sie die Länge der Striktur bestimmen könnte. Hierzu will ich nur bemerken, dass sich eine bedeutende Verengerung fast niemals über eine grosse Ausdehnung erstreckt. Der Kanal ist oft einen halben Zoll vor und hinter dem Maximum der Verengerung theilweise mitergriffen, ein praktisch sehr wichtiger Umstand für die Operation, aber die ganz enge Stelle, welche der erforschende Knopf anzeigt, ist fast immer kurz, nicht länger als ein viertel Zoll. Ferner muss man auch in Erwägung ziehen, dass die Verschiebbarkeit der Harnröhrenschleimhaut leicht täuscht, wenn man nicht darauf merkt. Ein ganz geringer Druck von vorn beim Eindringen in die Striktur oder ein Zug von hinten beim Zurückziehen des untersuchenden Knopfes verändert, wenn letzterer ziemlich knapp durchgeht, die Lage der verengerten Stelle bedeutend in Bezug auf ihre Entfernung von der äusseren Mündung.

Ich wiederhole, dass bei einer frischen Striktur, die man natürlich durch Dilatation behandeln wird, die Einführung eines grossen Explorationsbougies nur unnöthigen Schmerz verursacht, leicht Entzündung erregt und überhaupt ganz unnütz ist.

Für den inneren Schnitt bei einer festen oder hartnäckigen Striktur ist es nur von Wichtigkeit, den Sitz der verengerten Stellen der Harnröhre genau zu kennen, dann ist es nicht schwierig, das Urethrotom richtig zu appliciren.

Die nächste Vorlesung handelt über die Behandlung durch Dilatation.

Vierte Vorlesung.

Die Behandlung der Harnröhrenstriktur durch einfache und continuirliche Dilatation.

Nach Erledigung der Diagnose kommen wir nun zur Behandlung. —

Angenommen Jemand hat nur eine Striktur im bulbösen Theil oder er hat zwei, aber die vordere ist nicht sehr eng oder resistent. Welches ist nun die Behandlung? Zuerst und vor allem Dilatation, immer und ohne Ausnahme Dilatation, mag sie gelingen oder nicht. Sie muss immer zuerst versucht werden, da sie die einfachste und leichteste Methode ist. Sei die Striktur noch so eng und unnachgiebig, man darf nicht eher an's Operiren denken, bis man versucht hat, ob Dilatation gelingen wird. Was ist nun Dilatation? Es ist ein mechanischer Process, jenes um den Kanal an der strikturirten Stelle gesetzte Exsudat auszudehnen. Es wird oft behauptet, es lasse sich die Resorption dieses Exsudates ermöglichen, was ich nicht leugnen will, aber zu beweisen ist es nicht. Hat man nun z. B. auf die Exploration der Harnröhre hin ein Bougie oder einen Katheter No. 3 sicher wenn auch ziemlich knapp durch die Striktur und in die Blase gebracht, so sagt man dem Kranken: Es ist genug für heute, kommen Sie in zwei oder drei Tagen wieder, ich werde dann ein grösseres Instrument einführen. Nun rathe ich, in der zweiten Sitzung nicht mit dem stärksten Instrument anzufangen, welches in der ersten zuletzt gebraucht wurde. Wurden in der ersten Sitzung No. 2 und 3 eingeführt, so nimmt man jetzt No. 2, 3 und 4, und in der dritten Sitzung No. 3, 4 und 5 und so weiter; aber immer ist unter der zuletzt erreichten Nummer anzufangen, indem man das engere Instrument zum Vorläufer des weiteren macht. Man darf auch nie das Instrument in der Harnröhre stecken lassen, sondern muss es sofort zurückziehen, weil es sonst wohl den Reiz aber nicht im entferntesten die Dehnbarkeit des Gewebes vermehrt. Je länger man es drin lässt, um so fester wird es gehalten und das Herausziehen um so schwieriger und schmerzhafter. Die Striktur beginnt erst nachdem das Instrument 1 oder 2 Stunden lang gesteckt hat nachzugeben, wie bald bei Betrachtung der continuirlichen Dilatation besprochen wird.

Betrachten wir jetzt einmal die hier zur Verwendung kommenden Instrumente. Für jede mechanische Behandlung der Harnorgane, für Striktur, Hypertrophie der Prostata, Harnverhaltung oder Stein gilt hierbei das eine grosse Princip, das entscheidend sein muss bezüglich der Art des zu gebrauchenden Instruments: „Alle Instrumente sind mehr oder weniger vom Uebel, und man darf nur dann seine Zuflucht dazu nehmen, wenn ein grösseres Uebel vorhanden ist, dessen Beseitigung durch sie wahrscheinlich ist.“ Das Eindringen irgend eines Instruments in die gesunde Harnröhre muss per se einen Reiz verursachen. Man mag es nur an sich selbst probiren, und ich rathe jedem, der ein Instrument gut einführen will, das zu thun, denn ich bin der Meinung, dass Niemand ein Instrument bei einem andern einführen sollte, ehe er es bei sich selbst gethan. Unstreitig wird die Grösse des Reizes hauptsächlich von der Einführung und Beschaffenheit des Instruments abhängen. Um ein Gleichniss aus dem Handel zu gebrauchen, so hat jede Behandlung ihre Debet- und Creditseite. Zweifellos strebt man darnach, etwas wirklich gutes zu bewirken, das kommt auf die Creditseite, aber ohne einigen Reiz geht es nicht ab und das ist ein Posten für die Debetseite. Man bemühe sich desshalb, besonders dieses Debet so viel als möglich zu verringern. Ein Instrument soll nur dann angewandt werden, wenn guter Grund dazu vorliegt, nur dann, wenn ein Uebel da ist, zu dessen Heilung es wohl werth ist, sich einigem Reiz auszusetzen. Nach diesem Grundsatz wird man ein solches Instrument wählen, von dem aus Erfahrung oder auf andere Weise feststeht, dass es möglichst wenig Reiz hervorbringt. Dies bringt mich zur Frage über den Unterschied zwischen Metallinstrumenten uud elastischen. Ich fühle mich hier auf delikatem Boden uud will auch erklären wesshalb. Zuerst gab es keinen wärmeren Vertheidiger der Metallinstrumente und Gegner der elastischen, als ich vor einigen Jahren war, beeinflusst durch die Traditionen dieses Ortes, welche durchaus zu Gunsten der ersteren sprechen. Der grosse Mann, welcher schon etwa 20 Jahre oder noch länger todt ist, der Mann, welcher hier herrschte und fast alle älteren Leute heranbildete, Liston erklärte sich in sehr starken Worten für das Metallinstrument. Es ist jetzt (1867) gerade 21 Jahre her, dass ich in diesem Zimmer sass und eine Vorlesung über diesen Gegenstand von ihm hörte: seine machtvolle Vertheidigung des Metallinstrumentes und seine Verachtung für andere waren bekannt. So kam es, dass ich erfüllt von seinen Ansichten von hier wegging und ihn, wie das ein jeder Lernende in gewissem Grade seinem tüchtigen Lehrer gegenüber thut, eine Zeit lang als Orakel betrachtete, und folglich zu Gunsten des Metallinstruments und gegen das elastische eingenommen wurde.

Aber eine lange persönliche Erfahrung, die doch höher anzuschlagen ist, als jedes Orakel und sei es auch das höchste, brachte mich dahin, dass in den geeigneten Fällen doch das elastische Instrument, wenn man es nur zu gebrauchen versteht, ohne Zweifel das beste ist, sowohl zur Behandlung der Striktur, als auch überhaupt aller Krankheiten der Harnröhre. Ich bin dessen so sicher, dass ich ohne Bedenken behaupte, dass ein grosser Theil des Erfolges eines jeden, der viel mit diesen Krankheiten zu thun hat, davon abhängt, dass er das elastische und nicht das Metallinstrument anwendet. Kein Patient, dem vorher ein elastisches Instrument so leicht wie es geschehen muss, eingeführt wurde, wird je einem Chirurgen die Einführung eines Metallinstrumentes bei sich erlauben. Es verursacht ihm dies viel weniger Reiz und Schmerz. Um mein Gleichniss aus dem Handel fortzusetzen, so bringt ein elastisches Instrument viel weniger auf die Debetseite, man erzielt viel grösseren Gewinn und hat viel weniger Verlust. Ich gestehe, dass sich meine Ansicht seit der Veröffentlichung meines ersten Werks über diesen Gegenstand bedeutend verändert hat, und ich gestehe das ohne die geringste Scham, den geringsten Widerwillen. Ich glaube, dass das Leben in dieser Welt nicht ohne Meinungsveränderung vollendet wird. Haben wir, sei es in Politik, Religion oder Medicin, mit 40 Jahren noch dieselben Ansichten wie mit 20, und ich möchte weitergehen und hinzufügen: und mit 60 Jahren noch dieselben wie mit 40, so haben wir so zu sagen für nichts gelebt. Es ist falsch, ein immerwährendes Beharren auf einer und derselben Meinung von Männern, welche selbstständig denken, zu erwarten, in welchem Fach sie auch immer lehren mögen. Man muss erwarten, dass sie Fortschritte machen, gerade wie man das von seinen Schülern verlangt, oder sie werden schlechte Lehrer sein. Ich habe das desshalb gesagt, weil ich wohl weiss, dass man so vieles von dem, was ich vor 15 Jahren behauptete, anführen könnte als widersprechend dem, was ich jetzt lehre. Erklärte ich dieses nicht, so könnte man mich fragen, wesshalb ich denn jetzt für das elastische Instrument eintrete, da ich doch früher für das Metallinstrument gesprochen. Mein Grund dafür ist einfach der, dass ich mehr gelernt habe.

Es gibt zwei Sorten elastischer Instrumente, die sogenannten englischen und französischen. Insofern das französische Instrument mehr Biegsamkeit besitzt, als das englische, ziehe ich es oft vor. Vielleicht ist es gut, noch einige Worte zu dem oben gesagten hinzuzufügen. Ich denke, die elastischen Instrumente sind jetzt besser als sie zur Zeit Liston's waren, und ich glaube, (ohne mich damit einer scharfsinnigen Vermuthung rühmen zu wollen), dass wenn wir so glücklich gewesen wären, ihn bis jetzt bei uns zu behalten, er auch seine Meinung geändert hätte. Zu seiner Zeit wurde ein elastisches Instrument viel benutzt, welches man Bougie nannte und zwar mit Recht, da es einfach eine Art Wachskerze ist, nach meiner Meinung ist es ein sehr unvollkommenes Instrument. Es kann freilich durch Erwärmen in jede Form gebogen werden, doch es ist viel schlechter als das jetzt gebräuchliche. Das englische Instrument ist besonders wegen einer Eigenschaft, die das französische nicht besitzt, sehr schätzenswerth. Es behält, wenn es erkaltet ist, jede Biegung bei, welche ihm unter dem Einfluss der Wärme gegeben wurde. Wünscht man demselben z. B. eine kleine Biegung zu geben, so legt man es in warmes Wasser, biegt es, taucht es darauf in kaltes, und es wird die gegebene Form beibehalten. Das französische Instrument ist ausserordentlich biegsam und lässt sich ohne Schwierigkeit um den Finger wickeln. Ausserdem hat es noch eine andere sehr schätzbare Eigenschaft, das ist seine eigenthümliche konische Spitze. Nun ist eine konische Spitze per se bei der Harnröhre oft nicht erwünscht, weil sie leicht in eine Lacune gerathen kann, und es würde vortheilhaft sein, wenn man sich dagegen sichern könnte. Man hat sich denn auch sehr geistreich dagegen vorgesehen und zwar dadurch, dass man den Instrumenten eine olivenförmige Spitze gab.

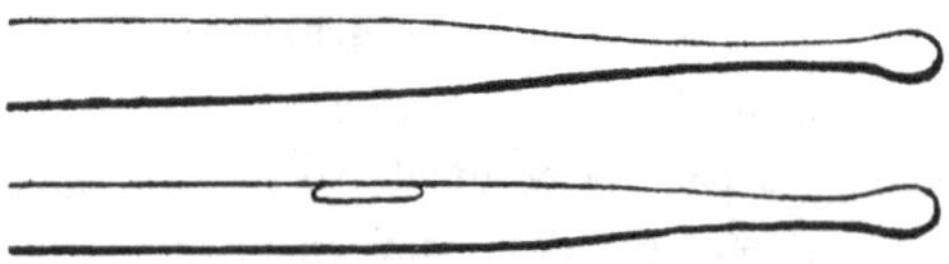

Figur 6. Elast. französ. Bougie und Katheter mit olivenförmiger Spitze.

Das lange konische Ende, geleitet durch den Knopf, dringt sicher und leicht durch eine gesunde oder nicht allzusehr zusammengezogene Harnröhre. Ein solches Instrument kann ohne Schwierigkeit durch den Kranken selbst eingeführt werden. Man kann in der That beinahe sagen, die Chirurgie sei dadurch zu leicht gemacht. Der erste Anfänger kann es in 9 unter 10 Fällen einführen, wenn er es auch im zehnten nicht kann. Es ist einer der stärksten Beweise von englischem Conservatismus, dass diese Instrumente bei so Wenigen gefunden werden. Sie wurden endlich aber auch bei uns angefertigt. Jahre lang musste man darum nach Paris schreiben, doch ist nunmehr Nachfrage darnach entstanden und endlich werden sie auch bei uns fabricirt. Wer den Versuch damit an sich selbst macht, wird finden, dass sie fast unmerklich durch die Harnröhre gehen, und der richtige Gebrauch derselben erfordert keine anatomische Kenntniss des Kanals. Es mag sehr heterodox erscheinen, aber ich rathe überhaupt bei Anwendung eines Instrumentes die ganze Anatomie zu vergessen *). Man muss sie

*) Es wundert mich nicht, dass von einigen Schriftstellern Einwand gegen diese Stelle erhoben worden ist. Trotzdem fühlte ich die Wahrheit derselben

freilich studiren, denn ihre Kenntniss ist von der grössten Wichtigkeit, aber beim Einführen eines Instruments darf man die verschiedenen Regionen, um die es sich hier handelt, vergessen. Man vergesse die tiefe Beckenfascie, die pars membranacea oder den compressor urethrae. Ein Metallinstrument ist besonders in den Händen eines Anatomen gefährlich; er wird es den Weg schieben, den er für den richtigen hält, als ob alle Harnröhren genau von derselben Gestalt und nicht ebenso verschieden wären wie die Nasen oder andere Bildungen. Aus diesem Vorwand wurde auch das Metallinstrument vorgezogen und gesagt: Nur tüchtige anatomische Kenntnisse befähigen einen Katheter einzuführen. Ich bedaure den Kranken, dem ein Metallinstrument von einem in der Anatomie Bewanderten in den Körper getrieben wird. Dasjenige Instrument verdient vielmehr den Vorzug, mit dem man in möglichst zarter Weise zu operiren vermag, und das man leicht zwischen dem Finger und Daumen halten und zurückziehen oder in eine andere Richtung bringen kann, sobald ein Hinderniss zu bemerken ist. Die Hand muss dahin gebildet werden, dass sie den Zustand der Harnröhre durch das eingeführte Instrument auf möglichst zarte Art zu erforschen vermag. Selten, wenn es je vorkommt, kann man ein Metallinstrument in einer gegebenen Richtung, die schon vorher als die richtige erkannt ist, vorschieben. Wenn man die grösstmöglichste Dilatation mit geringstem Reiz vereinigen will, ist das biegsame Instrument allein zu gebrauchen.

Noch etwas anderes ist in Bezug auf französische und englische Instrumente zu bemerken, nämlich das Maass. Unsere Nummern

---

nie mehr als heute. Niemand darf daraus schliessen, dass ich die Anatomie unterschätze, das wünsche ich am allerwenigsten. Aber das ordentliche Einführen eines Instruments ist in keiner Weise eine anatomische Uebung. Es ist kein aprioristisches Verfahren, das durch die Kenntniss anatomischer Thatsachen bestimmt wird, sondern es stützt sich auf Schlüsse, die aus langer praktischer Erfahrung gewonnen sind. Selbst gesunde Harnröhren unterscheiden sich sehr von einander, aber bei Untersuchung des Kanals, mag er nun gesund oder krank sein, muss man ein Verständniss der Empfindungen haben, welche der Hand durch die Spitze des Instruments und nicht durch anatomische Kenntnisse mitgetheilt werden.

gehen von 1 bis 12, obgleich zuweilen auch zwei oder drei höhere Nummern gebraucht werden, und die Dilatation ist mit Erreichung der letzten Nummer gewöhnlich vollendet. Man kann von uns in England nicht sagen, dass wir eine gleichmässige Skala hätten, alle unsere Messungen sind sehr willkürlich. Der eine macht die Skala, der andere die, und die schottische differirt um 1½ von der englischen, so dass der Kranke, der schottisch No. 12, englisch nur 10½ nimmt. Unsere exakteren Nachbarn über dem Kanal gebrauchen dazu das Millimeter, und die Nummer zeigt genau mit der Grösse zugleich das Kaliber der Harnröhre an. Statt von 1 bis 12 geht die französische Skala von 1 bis 30 (Figur 7). Sie

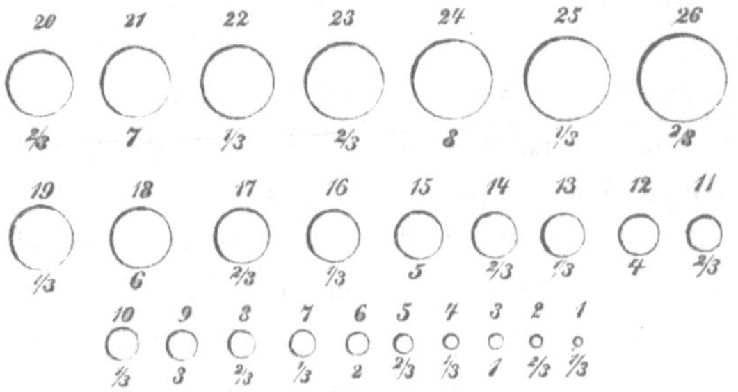

Figur 7. Französische Skala. Charrière.

beginnt niedriger und geht höher als die englische und die Stufen sind allmäliger, wodurch der Reiz vermindert wird. Man vermag z. B. No. 4 englisch sehr leicht und No. 5 nur mit grosser Schwierigkeit oder gar nicht einzuführen, während eine dazwischen liegende Nummer die richtige Grösse haben kann. Die französischen Nummern 3 bis 21 sind ungefähr unseren 1 bis 12 gleich, woraus sofort zu ersehen ist, wie jene allmäliger aufsteigen. No. 1 hat einen Millimeter im Umfang, No. 2 zwei u. s. w., so dass die Grösse ebenso gleichförmig als allmälig zunimmt. Wenn ich einen Kranken habe, der No. 21 nimmt, so weiss ich, dass seine Harnröhre ein Instrument von 21 Millimeter im Umfang und also 7 Millimeter im Durchmesser einlässt. Ich rathe sowohl hier wie in anderen Dingen Kosmopolit zu sein und Verbesserungen von allen Ländern anzunehmen *).

Wie vorhin gesagt, besteht einfache Dilatation darin, dass man alle zwei oder drei Tage ein dickeres Instrument einführt, bis die höchste Nummer erreicht ist. In vielen Fällen gehen alle von Anfang bis zu Ende gut durch. Dann lehrt man den Kranken das Instrument selbst einführen, und er soll das nachher alle vier bis sechs Wochen thun, um die Striktur genügend weit zu erhalten.

Ein Kranker mit einer noch nicht alten Striktur kann in der Regel durch Einführung dieser weichen elastischen Instrumente erfolgreich behandelt werden, indem man allmälig ihr Kaliber anwachsen lässt, bis dasjenige der gesunden Harnröhre erreicht ist. Aber gerade diese Weichheit und Elasticität, welche einerseits das unangenehme Gefühl beim Einführen und die Gefahr zu verletzen so sehr verringert und diese Instrumente so schätzenswerth macht, macht sie andererseits auch unwirksam für Fälle, wo die Härte und Resistenz der Striktur ihnen zuviel Widerstand entgegensetzen. Was nun? Welches Ersatzmittel hat man dann? Muss man das Dilatationsverfahren aufgeben und eine blutige Operation vornehmen? Keineswegs. Man wird nunmehr zu festeren und weniger elastischen Instrumenten seine Zuflucht nehmen und wenige sind wirksamer oder in diesem Stadium leichter einzuführen als kegelförmige, am besten mit Silber plattirte Stahlinstrumente. Was

---

*) Indem ich das Mass, welches von den ersten Londoner Instrumentenmachern angewandt wird, als „englische Skala“ annahm, habe ich eine Tabelle construirt, in welcher die Nummern der französischen Skala (Charrière) von 1 bis 24 die obere Linie einnehmen, die der englischen die untere. Die Nummern sind so unter einander gestellt, dass die Verhältnisse der beiden Skalen zu einander ersichtlich sind. Freilich stimmen die Nummern nicht immer in der Lage überein, z. B. liegt Englisch 6 zwischen Französisch 11 und 12, aber näher bei 11 als bei 12 u. s. w.

Französisch:	1	2	3	4	5	6	7	8	9	10	11	12
Englisch:			1			2	3		4	5	6	
Französisch:	13	14	15	16	17	18	19	20	21	22	23	24
Englisch:	7		8	9		10	11		12		13	14

die Grösse betrifft, so würde ich keine kleinen empfehlen, wenigstens nicht kleinere als die folgenden, von denen ich nicht weiss, ob das erste nicht schon zu klein ist selbst bei sehr sorgfältiger Handhabung. Das erste hat an der Spitze etwa die Stärke von No. 6 (engl.), wird allmälig dicker, so dass es bei $2^1/_2$ Zoll Entfernung von der Spitze die Stärke von No. 8 erreicht, wie Figur zeigt.

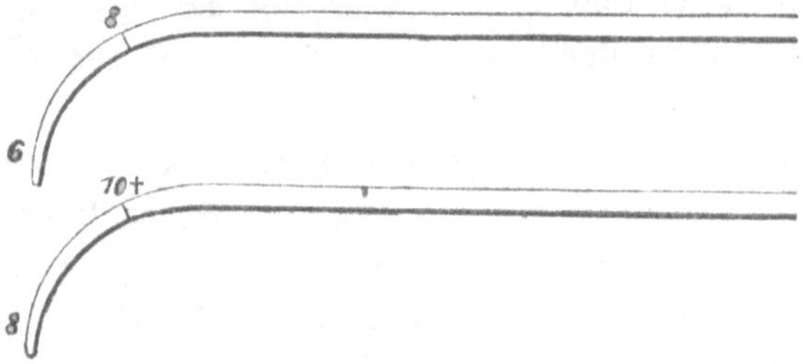

Figur 8.

Das	nächste	No. 7	an	der	Spitze	und	No. 9	an	der	dicksten	Stelle
„	„	„ 8	„	„	„	„	„ 10	„	„	„	„
„	„	„ 9	„	„	„	„	„ 11	„	„	„	„
„	„	„ 10	„	„	„	„	„ 12	„	„	„	„
„	„	„ 11	„	„	„	„	„ 13	„	„	„	„

Diese konischen Dilatatoren — ich möchte sie kaum „Bougies“ nennen, da dieser Ausdruck unpassend für Metallinstrumente ist, und wird er überhaupt jetzt, da die Wachskerzen unserer Vorfahren veraltet sind, noch beibehalten, so sollte er doch nur für elastische Instrumente dienen —, können vermöge ihrer Glätte und Schwere, sehr leicht eingeführt werden und sind in den späteren Perioden der dilat. Behandlung kaum durch irgend etwas Anderes zu ersetzen. Ich empfahl sie schon vor 20 Jahren und habe keineswegs meine Ansicht über sie geändert. Man könnte jedoch ein Mittelding zwischen dem ganz elastischen Bougie und diesen Metalldilatatoren wünschen und Manches ist ersonnen worden, um die Elasticität der ersteren betreffs der Spitze und die Steifheit der letzteren betreffs des Schafts zu verbinden, wie z. B. Instrumente von Kautschuck, biegsamem Metall etc. In Frankreich hat man ein steiferes Bougie verfertigt, indem man mitten durch das gewöhnliche schwarze elastische einen weichen Bleidraht führte, und es ist dies ein sehr nützliches Instrument. Da aber der Bleidraht durch die ganze Länge desselben geht, so ist der vorderste Theil ebenso fest als der Schaft. Kürzlich habe ich eine Methode adoptirt, die ich jeder von diesen vorziehe, und für das Kaliber von No. 4 bis No. 8 oder 9 (englisch) ist sie vielleicht besser als jede andere. Sie besteht darin, dass ein kurzer und sehr weicher, in eine feine Spitze verlaufender Bleimandrin in das französische konische Bougie eingeführt wird. Dieser Draht durchzieht jedoch nicht die ganze Länge des Bougies, sondern hört $4\frac{1}{2}$ Zoll vor der Spitze auf. Hier habe ich einen Satz davon: sechs Stück im Ganzen. Folgende Figur wird erklären, was ich meine. Ein Durchschnitt zeigt den beweglichen Bleimandrin im Innern, doch reicht er auf der Zeichnung zu weit in das Bougie hinein, denn das freie und bewegliche Ende des letzteren soll recht lang sein. (Fig. 9.)

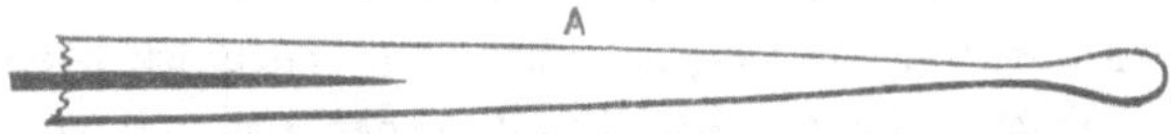

Figur 9. Elast. französ. Bougie mit entfernbarem Bleidraht.

Das Maximum der Durchmesser ist ungefähr $5\frac{1}{2}$, $6\frac{1}{4}$, 7, $7\frac{3}{4}$, $8\frac{1}{2}$ und $9\frac{1}{4}$ (englisch), Grössen, welche wohl zwischen den weichen Bougies und den Metalldilatatoren vermitteln können. Die Fähigkeit leicht durchzudringen wird durch die völlige Beweglichkeit der Spitze und die verstärkte Steifheit des übrigen Theiles gesichert.

Eine andere vortheilhafte Methode die Harnröhre auszudehnen ist diejenige, bei welcher der Zweck durch Liegenlassen des Instruments erreicht wird, mit anderen Worten „continuirliche Dilatation". Oben liegt ein Patient, der diesem Verfahren mit Erfolg unterzogen wird. Angenommen die einfache Dilatation hat nicht den gewünschten Erfolg gehabt oder die Beschäftigungen des Kranken machen eine beschleunigte Kur nothwendig. In beiden Fällen kann man dem Kranken sagen: Wenn Sie 10 oder 12 Tage in Ihrem Zimmer, nicht nothwendig im Bett, aber ruhig auf dem Sopha bleiben wollen, kann ich Ihre Striktur fast sicher von der niedrigsten Nummer bis zur höchsten ausdehnen, und zwar durch continuirliche Dilatation. Bei einfacher Dilatation wird das Instrument eingeführt und sofort herausgezogen, bei continuirlicher lässt man es einige Tage nach der Einführung liegen. Doch müssen hier zur sicheren und leichten Erreichung des Zwecks gewisse Regeln beobachtet werden.

I. Der eingeführte Katheter soll wenn möglich immer von Kautschuck und zwar ein englischer sein, welcher zu diesem Zwecke besser als der biegsamere französische ist, weil er der zersetzenden Thätigkeit des Urins mehr widersteht. Kann zuerst nur ein enger silberner Katheter eingeführt werden, so muss dieser natürlich 1 oder 2 Tage liegen bleiben, bis er durch einen von Kautschuck ersetzt werden kann.

II. Beim Liegenlassen des Katheters muss man darauf achten, dass seine Spitze eben gerade in die Höhle der Blase hineinragt. Liegt er ein oder zwei Zoll weit darin, so verursacht er Reiz gerade so wie ein fremder Körper, was er ja auch ist. Das lässt sich leicht machen, wenn dem Kranken der Urin in aufrechter Stellung durch den Katheter abgezogen wird. Während der Urin ausströmt, zieht man den Katheter etwas zurück, und sowie der Strom aufhört, schiebt man ihn so weit vor, bis der Urin wieder fliesst, und befestigt ihn dann.

III. Der Katheter muss so dünn sein, dass er leicht eindringt und gleich bei der ersten Einführung lose im Kanal liegt. Sind diese drei Bedingungen erfüllt, so ist dies eine der sichersten und besten Methoden der Behandlung. Es ist eben ein Kranker hier, der diesen Process durchgemacht hat, und heute sagt mir der Hauschirurg, er habe mit Leichtigkeit No. 11 eingeführt. Der Mann ist erst 14 Tage hier und hat jetzt nicht mehr den geringsten Schmerz oder Urindrang. Er sagt, es sei ihm seit 20 Jahren nie so wohl gewesen wie jetzt und er kam in ausserordentlich schlechtem Zustand hierher. Er ist als ambulanter Kranker behandelt worden und da sich dabei sein Zustand nicht besserte, liess ich ihn hierher kommen und continuirliche Dilatation versuchen. Wir haben ihn jetzt nur noch einige Tage zu behalten, um zu sehen, ob die

Besserung bleibend ist oder nicht. Ich will hier noch angeben, wie sich der Katheter am besten befestigen lässt. Bei der alten Methode, Bänder um Lenden und Schenkel herum zu wickeln, übte jede Bewegung des Körpers einen Einfluss auf das Instrument aus, was äusserst unangenehm war. Man erstrebt, dem Körper die freiste Bewegung zu lassen, ohne dass durch die festhaltenden Bänder die Lage des Katheters verändert wird. Dies wird nun, wie ich glaube, am besten und einfachsten durch Umlegen einer weichen Schnur oder „Schlinge" um den Penis selbst bewerkstelligt, welche nach rechts und links an die Schamhaare festgeknüpft wird (Figur 10.) Natürlich darf sich der

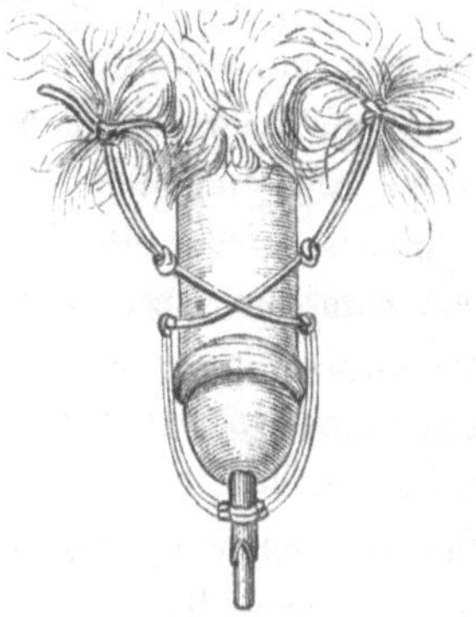

Figur 10. Befestigung des Katheters.

Kranke nicht viel bewegen. Doch ich habe welche gekannt, die sich an den Gebrauch des Katheters in dieser Weise gewöhnt hatten und Stunden lang ihren gewöhnlichen Beschäftigungen nachgingen ohne viel gestört zu werden.

Ich wiederhole, drei Bedingungen sind zum Erfolg nothwendig. 1) Ein elastisches Instrument; 2) darf die Spitze desselben nicht in der Blase liegen und 3) darf es nicht fest in der Striktur stecken, da es sich hier nicht um einen rein mechanischen Process handelt. Man will die Striktur nicht wie bei der gewöhnlichen Dilatation wie einen Handschuhfinger ausdehnen, sondern man behandelt sie lediglich dadurch, dass man einen fremden Körper in der Harnröhre beständig liegen lässt. Wenn man einen Katheter No. 1 hinreichend lange darin lässt, wird sich nach der Herausnahme sofort No. 10 einführen lassen mit Uebergehen der dazwischen liegenden Nummern. Ich glaube, ich war der erste, der diese seltsame Thatsache darthat, auf jeden Fall hörte und wusste ich nichts davon, bis ich sie selbst entdeckte. Das Instrument, welches so lange in der Harnröhre liegen soll, darf jedoch nicht zu dünn sein, weil der Harnstrom es bald herausspülen würde, sondern muss so dick sein, dass es den Kanal ziemlich ausfüllt. Wenn man beim Wechsel des Instruments ein so grosses einführt, als es die Striktur eben zulässt, so verursacht man Schmerz und Reiz und verletzt das aufgestellte Princip, so dass der Fortschritt weniger befriedigend ist. Bei continuirlicher Dilatation sowohl als bei einfacher ist nach der Methode vorzugehen, welche am wenigsten schmerzt und reizt, um so wenig als möglich auf die Debet- und so viel als möglich auf die Creditseite zu liefern. Nach ungefähr 6, 8 oder 10 Tagen, je nachdem der Fall ist, unterlässt man das weitere Ligenlassen des Instruments und bougirt zwei oder drei Tage lang täglich. Dann lässt man bei möglichst dickem Instrument die Zwischenräume allmälig anwachsen. Gewöhnlich ist eine oder zwei Nummern unter die höchst erreichte zurückzugehen d. h. wenn z. B. No. 12 erreicht war, wird man wahrscheinlich 9 oder 10 beibehalten können, immerhin ein schönes Kaliber für einen Kranken, der mit No. 1 angefangen hat und vielleicht nicht ohne grosse Schwierigkeit.

Gewöhnlich stellt sich bei dem Kranken während des Processes etwas Fieber ein, doch ist es selten bedeutend. Ein einmaliger Frostanfall mit folgender Hitze und Schweiss ist kein Grund von dem Verfahren abzustehen. Es geschieht das in der That häufig nachdem der Katheter schon entfernt ist, ungefähr am ersten oder zweiten Tag nachher, wenn der Kranke ohne das Instrument urinirt. Wenn als Folge von veralteter und enger Striktur langwierige organische Erkrankungen der Harnwege und der Nieren bestehen, so kann continuirliche Dilatation heftige und gefährliche Anfälle hervorrufen; doch ist in diesem Zustand überhaupt jedes mechanische Eingreifen gefährlich.

Wird aber auch die Behandlung gut ertragen und treten

keine derartigen Symptome auf, so mag das Resultat der Dilatation dennoch nur ein temporäres sein. Ich habe beobachtet, dass, je langsamer die Dilatation durch das Liegenlassen des Katheters erreicht wird, die Striktur in der Regel desto sicherer und rascher wieder erscheint, und dass andererseits, wenn eine Besserung sehr rasch erzielt wird, auch der Erfolg verhältnissmässig dauernd ist.

Es gibt daher einige Fälle, bei denen alle durch diesen Process erreichten Vortheile rasch wieder verloren sind. Natürlich wird für diese eine andere Methode als Dilatation nöthig sein. Diesen Gegenstand, welcher die operativen Eingriffe zur Behandlung von Striktur umfasst, werde ich in den nächsten beiden Vorlesungen besprechen.

Fünfte Vorlesung.

Ueber die Behandlung sehr schwieriger Strikturen.

Sowohl einfache wie continuirliche Dilatation einer Striktur, worüber die vorige Vorlesung handelte, setzt das Eindringen eines Instruments in die Blase voraus. Natürlich wird bei continuirlicher oder einfacher Dilatation vorausgesetzt, dass das Instrument ordentlich durch die Striktur gegangen ist, da sie anderenfalls nicht ausgedehnt wurde.

Aber nicht mit allen Strikturen wird man so leicht fertig. Oft dringt beim ersten, zweiten, sogar dritten Versuch das Instrument nicht ein, wenigstens nicht über die verengerte Stelle hinaus, oder verlässt den Kanal ganz und geräth in einen falschen Weg. Auf alle Fälle geht es nicht durch die Striktur und weiter, wie es thun sollte, in die Blase. Diese weit schwierigeren Fälle, die alle Sorgfalt und eventuelle Erfahrung erfordern, beschäftigen uns jetzt. Liston sagte, nichts in der Chirurgie sei so schwierig, nichts erfordere so viel Geduld und Sorgfalt als einen Katheter durch eine unnachgiebige und sehr enge Striktur zu bringen. Diese Stelle steht in der letzten Ausgabe seiner „Praktischen Chirurgie“ (pag. 476), und es ist wohl kaum eine höhere Autorität für diese hier erwähnte Thatsache zu finden.

Zur Charakterisirung einer Striktur dient oft ein Wort, gegen welches ich grosse Bedenken habe, und je eher es aus dem Wörterbuch der Chirurgie gestrichen wird, je besser. Eine Striktur wie die, von der wir eben sprechen, wird oft „undurchdringlich“ genannt.

Was heisst undurchdringliche Striktur? Zuerst bezeichnet dieses Wort keineswegs eine nothwendige Eigenschaft der Striktur, sondern vielmehr eine Eigenschaft des Chirurgen. Denn eine Striktur kann für A undurchdringlich sein, aber nicht für B, der ein Instrument leicht genug durchbringen mag. Zweitens aber ist es auch eine contradictio in adjecto. Striktur ist eine Verengerung des Kanals, aber keine Vernichtung desselben. Eine Oeffnung muss da sein und wo eine Oeffnung ist, muss auch Raum für ein Instrument sein, sie kann eben nicht undurchdringlich sein. Es handelt sich nur um die Grösse des Instruments und um die Geschicklichkeit oder Geduld bei Anwendung desselben. Die Striktur lässt immer mehr oder weniger Urin durch und ich halte die Wahrheit des zuerst von Professor Syme ausgesprochenen Grundsatzes aufrecht, dass, wenn Urin durch eine Striktur ausfliesst, auch ein Instrument durch Sorgfalt und Ausdauer einzuführen sein muss, und ich rathe, an dieser Lehre fest zu halten, wenn auch vorläufig nicht aus Ueberzeugung, denn ohne genügende Erfahrung wird man nicht in allen Fällen ein Instrument einzuführen vermögen. Wer das vermag, kann hier nichts mehr lernen und verwendet seine Zeit besser anderweitig. Ohne Zweifel ist es in einigen Ausnahmefällen ausserordentlich schwierig, ein Instrument einzuführen, aber Jeder, der eine beträchtliche Erfahrung gewonnen hat, wird diese Fälle auf sehr wenige reduciren können. In einem wirklich schwierigen Fall besteht der ganze Unterschied darin, ob man der eigenen Ungeschicklichkeit den Misserfolg aufbürdet, oder an dem Lehrsatz hält, dass eine bestimmte Anzahl Strikturen allen

Chirurgen undurchdringlich sind. Wer die letztere Devise gewählt hat, ist im Voraus überzeugt, in einigen Fällen nicht zu reussiren, während vermuthlich derjenige, der da glaubt, dass mit Zeit und Geduld in allen Fällen ein Instrument einzuführen ist, sehr wahrscheinlich auch in allen oder doch jedenfalls öfter als der Andere zum Ziel gelangen wird. Jetzt hört man nicht mehr so viel von undurchdringlicher Striktur als vor 20 Jahren. Damals war sie Axiom und bezügliche Operationen waren in den Hospitälern an der Tagesordnung, aber ich wage es zu sagen, dass sie jetzt sehr selten sind. Man operirte so, dass man einen dicken Katheter bis an die Striktur hinabführte, auf demselben die Harnröhre durch einen Schnitt durch das Perinäum öffnete, und nun sorgfältig und so gut es ging die Striktur trennte und in den hinter derselben gelegenen Theil der Harnröhre eindrang. Sehr selten traf man den richtigen Gang, aber auf irgend eine Art wurde durch den Schnitt ein Weg gebahnt, um aus der Harnröhre vor der Striktur in die Harnröhre hinter derselben zu gelangen. Dieses nicht sehr erfolgreiche Verfahren galt zu jener Zeit in allen Büchern als Operation für undurchdringliche Striktur und wurde „Perinäalsektion" genannt*). Ich habe diese Operation nur dreimal und zwar zweimal bei traumatischen Strikturen gemacht und halte sie äusserst selten nothwendig.

Ich habe schon hervorgehoben, dass Professor Syme zuerst obigen Grundsatz aufgestellt hat, und er hielt ihn immer standhaft aufrecht, zu grossem Nutzen der Kranken, die an schwerer Striktur leiden. — Vollständige Obliteration der Harnröhre kommt natürlich auch vor, wenn auch selten, ist aber, wie schon gesagt, keine Striktur. Sie entsteht gelegentlich und hauptsächlich durch Verletzungen (z. B. beim Zerbrechen eines Nachtgeschirrs) oder Wunden am Damm mit theilweiser oder völliger Durchtrennung der Harnröhre

*) Den Ausdruck „Perinäalsektion" wende ich nur für die Operation an, bei der keine Führungssonde durch die Striktur gebracht wird. Wenn eine Striktur durch eine Incision durch das Perinäum auf einer vorher in die Blase eingeführten Führungssonde getrennt wird, so ist es besser, diese Operation, um sie von der ersten zu unterscheiden „äussere Urethrotomie" oder „Syme'sche Operation" zu nennen.

dadurch, dass die vordere Oeffnung der getrennten Harnröhre, die anfangs vielleicht den Urin noch durchliess, allmälig mit in die Narbe hineingezogen und so die Harnröhre vor der Fistel gänzlich verschlossen wird. Wir haben jetzt die Frage zu betrachten: Wie hat man einen Fall zu behandeln, der dem Einführen eines Instruments in die Blase wesentliche Schwierigkeiten entgegensetzt? Man nehme einen Fall an, bei dem schon Versuche, vielleicht sogar von verschiedener Seite, aber bisher ohne Erfolg gemacht worden sind. Die bedeutendsten mechanischen Schwierigkeiten sind hier folgende:

1) Aeusserste Enge der Striktur.

2) Die Striktur kann gewunden sein.

3) Es können neben ihr falsche Wege bestehen.

4) Die Harnröhre hinter der Striktur kann übermässig ausgedehnt und netzförmig sein.

Ausser den mechanischen Schwierigkeiten können sich auch andere finden, die später betrachtet werden. 1) Die Striktur kann eine sehr starke Tendenz zur Wiederverengerung besitzen und jede instrumentelle Berührung kann absolute Retention zur Folge haben; 2) jede Anwendung des Instruments kann bei dem Patienten einen Frostanfall hervorrufen.

1) Betrachten wir zuerst die mechanischen Ursachen der Schwierigkeit, also zuerst ausserordentliche Enge der Striktur.

In solchem Fall muss man vor allem den Kranken uriniren sehen. Das Scheitern des Bougierens braucht nicht durch die Verengerung der Harnröhre oder das Gewundensein der Striktur bedingt zu sein, es können auch falsche Wege vorliegen. Die grössten Fehler werden bei solchen Kranken gemacht, die nur eine geringe oder gar keine Striktur haben, wenn der Chirurg das Einführen des Instruments nicht versteht, oder wenn ein falscher Gang da ist, in den das Instrument geräth, so dass es in keinem Fall in die Blase kommt. Man besieht also zuerst den Urinstrahl und zwar besser mehrmals, um sich genau darüber zu informiren und bestimmt darnach die Grösse des Instruments. Es muss dieses immer der Grösse des Harnstrahls entsprechen, jedoch etwas dünner als derselbe sein. Wenn ein Wasserstrom aus einer weiten in eine engere Röhre fliesst, so wird der Strom schneller fliesst, aber wieder ruhiger, wenn die Röhre wiederum weiter wird; die Dicke des Harnstrahls, wie er aus der Mündung fliesst, darf also nicht als das genaue Maass der Weite des engsten Theils der Harnröhre genommen werden und desshalb muss das Instrument etwas dünner als der Strahl sein. Wir haben oben einen Kranken, bei dem der Urin gar nicht in einem Strom, sondern nur in auf einanderfolgenden Tropfen ausfliesst, was ohne Zweifel von der ersten Ursache, nämlich ausserordentlicher Enge der Striktur herrührt. Wie dünn muss aber in einem solchen Falle das zu gebrauchende Instrument sein!

Nachdem man zuerst die Lage der Striktur bestimmt hat, führt man recht zart den engsten englischen Gummikatheter ohne Mandrin ein und versucht ihn sanft durch die Striktur zu bringen. Zu diesem Zweck habe ich mich bemüht, einige ausserordentlich feine Instrumente zu bekommen, viel feiner, als sie bisher gemacht wurden *). Dieser dünne Katheter mit einem dünnen Stahldraht darin, den man eher Stahlfaden nennen könnte, kann mit oder ohne denselben gebraucht werden. Der Werth dieses kleinen Instruments besteht neben seiner ausserordentlichen Feinheit darin, dass es einen Tropfen Urin durchlässt, wodurch man eventuell bestimmen kann, ob es die Blase erreicht hat, was von grosser Wichtigkeit ist. Es ist der Mühe werth, einen sorgfältigen und etwas langen Versuch zu machen, und wenn er gelingt, kann man das Instrument gleich liegen lassen und dadurch den Weg sichern. Gelingt er nicht, so versuche ich den Metallkatheter. Nichts ist jedoch gefährlicher als die Einführung eines sehr dünnen Metallkatheters, wenn sie nicht mit gehöriger Sorgfalt, Genauigkeit und Geschicklichkeit geschieht, und es ist wirklich unmöglich, sorgfältig genug dabei zu sein. Ohne die grösstmöglichste Leichtigkeit in der Führung kommt man mit einem solchen Instrument leicht in eine der Lakunen oder in einen falschen Gang oder stösst es gar durch die weichen Wände der Harnröhre in die umgebenden Gewebe. Seine

*) Die Herren Weiss und Sohn haben mir sehr feine derartige Instrumente noch dünner als solche von No. 1 geliefert, welche die besten Dienste geleistet haben.

Handhabung muss daher so leicht sein, dass es bei einem Widerstand direkt durch die Finger gleitet, was besser ist als die Harnröhre zu verletzen, und ich rathe desshalb, erst dann ein solches Instrument zu probiren, wenn man schon mehr Uebung mit einem dicken hat. In sehr schwierigen Fällen ist ein dünnes elastisches Instrument keineswegs immer von Nutzen, wenn man es auch immer zuerst probiren sollte. In der Regel bin ich für die Anwendung der elastischen Instrumente, aber wenn man damit nach ein oder zwei Versuchen nicht durchdringt, so ist ein feines Metallinstrument zu nehmen.

Ein Wort über Kraftanwendung. Unter keinen Umständen soll bei der Einführung eines Instruments durch eine Striktur oder in die Blase Gewalt angewandt werden. Das ist eine unabänderliche Regel für mich, und ich rathe sie auch andern. Vor Jahren wurde darüber gestritten, wie viel Kraft angewandt werden sollte, und noch vor mehreren Jahren plaidirte man für grosse Kraftanwendung. Jetzt bin ich vollständig davon überzeugt und alle Chirurgen der Neuzeit werden dasselbe sagen, dass man gar keine Kraft anwenden dürfe. Es ist schwer zu sagen, was einer unter Kraft versteht; soviel ist sicher, es darf keinerlei Wucht oder Druck auf das Instrument ausgeübt werden, denn schon ein sehr geringer wird das Instrument aus dem Kanal hinaustreiben. Je schwieriger die Striktur ist, desto weniger darf man daran denken. Die Harnröhre kann bis zum Punkte der Verengerung ihre vollständige Weite haben, von hier aus aber kann es sehr schwer sein, die Oeffnung zu finden. Ein selbst kleiner Gewaltstoss wird vielleicht die weichen Wände an einer Seite durchbohren und dann sind die Schwierigkeiten nur vermehrt. Denn hat man einen falschen Gang gemacht, so geht die Spitze des Instruments wahrscheinlicher in diesen als durch die Striktur.

2) Eine Striktur kann mehr oder weniger gewunden sein. Sie muss nicht nothwendig der genauen Richtung der Harnröhre folgen, sie kann etwas auf der einen oder der anderen Seite der Axe liegen aber nicht nothwendig in der Mitte derselben. Man kann das öfters an der Leiche beobachten und auch aus Er-

fahrungen am lebenden Körper schliessen. Bei einer sehr engen oder einer gewundenen Striktur gibt es zwei ganz verschiedene Methoden ein Instrument zu gebrauchen, von denen jede anwendbar ist. Was ich hier zu bemerken habe, bezieht sich auf die in allen schwierigen Fällen, wie sie in diesen und in den früheren Kapiteln geschildert worden sind, nothwendige Verfahrungsweise, und ich habe mir die Besprechung derselben desshalb bis jetzt verspart.

Zuerst kann man mit einem kleinen Instrument irgend einer Art die Striktur „zu betasten" versuchen, indem man mit der Spitze, natürlich unter der grössten Sorgfalt, nach allen Richtungen herumtastet, bis sie durch Zufall eindringt, was man sofort erkennt, wenn sie festgehalten oder gepackt wird. Dazu dienen sehr dünne solide Instrumente von Kautschuck oder Catgut, mit oder ohne Gummiüberzug, oder von Fischbein, welche viel feiner hergestellt werden können als die hohlen Instrumente, welche ich vorhin beschrieben habe. Um nun die Mündung der Striktur leichter zu finden, gibt es einige aus dem erstgenannten Stoff, deren Enden ähnlich wie ein Korkzieher oder anderswie gewunden sind. Alle sind von Franzosen angegeben und hergestellt, aber eines fehlt ihnen allen, sie sind nämlich nicht hohl, so dass ihr Eindringen in die Blase nicht constatirt werden kann. Siehe Fig. 11. Ich rathe, sich nicht auf blosses Herumtasten zu verlassen, um die Mündung der Striktur zu finden, denn es ist doch ein ausserordentlich plumpes mechanisches Verfahren, eine Zeit lang fortwährend auf gut Glück hin an der Striktur herumzustochern.

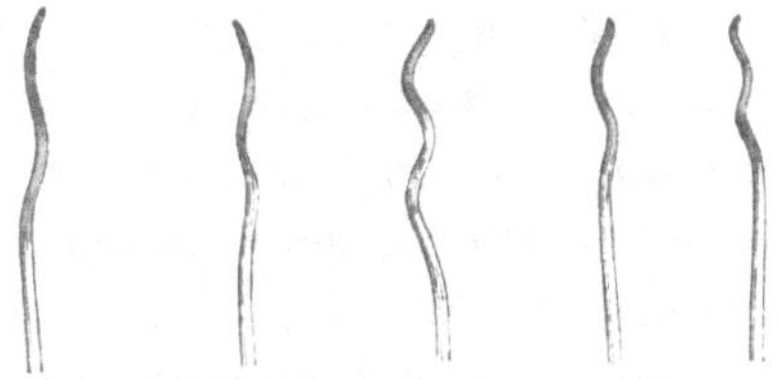

Figur 11. Dünne, gewundene Bougies.

Es gibt eine andere Untersuchungsmethode, die von einem festen Princip geleitet wird, und diese ziehe ich bei weitem vor und wende sie auch immer an. Will man diese nicht adoptiren, so kann man sich auch eine andere ersinnen, vorausgesetzt, dass sie systematisch und erschöpfend ist für die nothwendige Untersuchung und Erforschung der Mündung der Striktur. Einige meiner Zuhörer haben heute mein Verfahren gesehen. Man muss systematisch zu Werke gehen und jede Stelle der Harnröhre ringsum erforschen. Nimmt man bei der Harnröhre zum Zwecke der Untersuchung vier Seiten an — obere und untere Wand, rechte und linke Seite — so sondirt man mit der Spitze eines feinen Metallkatheters der Reihe nach jede derselben von der Mündung bis zur Striktur. Liegt die Mündung der Striktur nicht ganz genau in der Mittellinie — und das ist doch wohl selten — so wird man auf einer Seite des Kanals leichter in die Striktur eindringen als auf der anderen. (Fig. 12 zeigt was ich meine.) Wenn ich auf der einen Seite das Instrument einführe und nicht in die Striktur eindringen kann, so wird mir das wahrscheinlich gelingen, wenn ich allmälig auf der anderen Seite hinabgleite, da wie man sieht die Verengerung auf der einen Seite geringer ist. Man fange mit der oberen Wand an, da diese der festeste Theil ist und gewöhnlich am wenigsten Hindernisse durch Gänge und Lakunen bietet, und ihr folgend wird man sehr wahrscheinlich die Spitze des Instruments einführen können. Die untere Wand dagegen ist der weichste, lockerste und vorzüglich cavernöse Theil und wird am leichtesten das Instrument aufhalten resp. einreissen. Dringt man längs der oberen Wand nicht ein, so nimmt man die rechte Seite, gelingt das nicht, die linke, und geht es auch hier nicht, so probirt man's schliesslich mit der unteren Wand. Ich glaube, dass keine andere Methode besser durch eine schwierige Striktur hilft, und bei grosser Sorgfalt lässt sich dieser Versuch in 30 oder 40 Minuten machen ohne irgendwie zu verletzen. Wenn aber der Kranke sehr leidet oder eine beträchtliche Blutung Statt findet und man selbst die Geduld verliert, so muss man aufhören oder läuft noch Gefahr einen falschen Gang zu machen und die Schwierigkeit bedeutend zu vermehren.

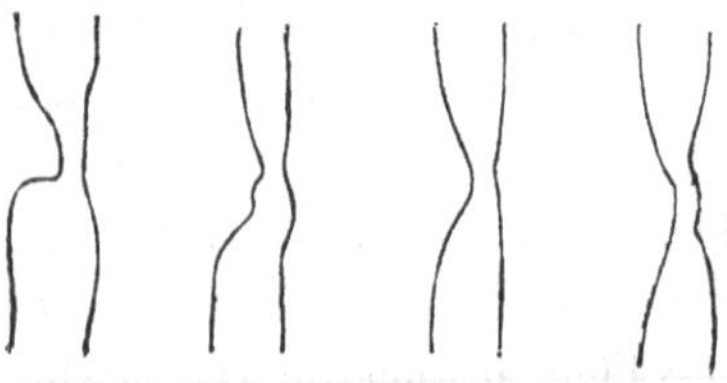

Figur 12. Schemat. Zeichnung von Strikturen.

3) Das Vorhandensein eines falschen Ganges, der aus der Harnröhre hinausführt, ist ein anderes wichtiges Hinderniss bei der Einführung von Instrumenten in die Blase.

Angenommen man hat einen Fall zu behandeln, bei dem vermuthlich ein falscher Gang vorhanden ist. Ich setze natürlich voraus, Sie haben ihn nicht selbst gemacht — dazu waren Sie zu vorsichtig — aber Sie sind vielleicht nicht der erste Chirurg, welcher den Fall sieht, sondern irgend ein Anderer vor Ihnen hat den falschen Weg gemacht. Mir fällt hier ein Mann aus der Klinik oben ein, der sich zugestandenermaassen selbst einen falschen Gang gemacht hatte. Er behandelte sich selbst mit einem Bougie No. 9 oder 10 auf Striktur und stiess sich das Instrument durch die Harnröhre hinaus durch alle Gewebe bis in's Rektum hinein, eine Illustration zu dem alten Sprichwort: „Wer sich selbst behandelt, hat einen Narren zum Kranken.“ In der Poliklinik klagte er nur, dass er beim Katheterisiren Koth mit herausbrächte, in Wahrheit kam er nie in die Blase. Ich argwöhnte die Sache, liess ihn sich auf den Rücken legen und es bestätigte sich; er ist nun wie gesagt oben in der Klinik. Ich habe zwei längere Versuche gemacht und brachte endlich einen silbernen Katheter No. 1 in die Blase. Die Schwierigkeiten, welche der falsche Gang verursachte, kann man sich leicht denken und ausserdem hatte der Mann wirklich eine sehr enge Striktur.

Hier kommt es nun darauf an, sorgfältig die Seite zu vermeiden, wo der falsche Gang ist. Meistens sitzen die falschen Wege in der unteren Wand der Harnröhre, weil, wie ich schon erwähnt, hier das Gewebe weicher ist, als an der oberen. Bei der Untersuchung eines Patienten mit einem falschen Gang findet man bisweilen, dass das Instrument in seiner ganzen Länge in denselben eindringt, wodurch, da kein Urin ausfliessen will, leicht eine Striktur des Blasenhalses vorgetäuscht wird. Eine Untersuchung per rectum verschafft jedoch schnelle Aufklärung, denn, ist das Instrument in einem falschen Gang, so sind nur die sehr dünnen Häute des Darms zwischen dem in's Rektum eingeführten Finger und dem Instrument, so dass man dieses ganz genau fühlen kann; häufig findet man auch, dass es nicht in der Mitte, sondern mehr nach rechts oder links liegt. Ist das Instrument aber in dem richtigen Gang, so fühlt man zwischen ihm und dem Finger die ganze Dicke der Prostata, die, wenn auch nicht immer sehr beträchtlich, doch hinlänglich dick ist, um festzustellen, dass man in dem rechten Weg ist. Da nun im Falle eines falschen Weges das Instrument fast immer in dem bulbösen Theil die Harnröhre verlässt und unter die Prostata geräth, so ist der Katheter ungefähr zwei Zoll zurückzuziehen und dann so dicht als möglich an der oberen Wand der Harnröhre wieder vorwärts zu schieben, wobei der in den Mastdarm geführte Finger controllirt, dass das Instrument nicht in den alten Gang geräth. Sehr wahrscheinlich wird es das thun, da man viel leichter in einen falschen Gang kommt als in den richtigen.

Wenn ein falscher Weg existirt, so bildet er manchmal das Haupthinderniss beim Einführen eines Instruments, obgleich, wie ich vorhin angedeutet habe, die Striktur selbst nur unbedeutend sein mag. Die Stärke des Harnstrahls wird bei Bestimmung dieses Punktes helfen, und wenn dieser nicht etwa so dick wie ein Draht ist, sondern eine Katheterweite No. 6 oder 7 hat, so nimmt man einen Metallkatheter No. 5 und sondirt der Reihe nach jede Seite der Harnröhre, bis man herausfindet, in welcher Richtung der Katheter in die Blase gleitet. Man merkt sich diese Richtung und weiss nun für später Bescheid, so dass man dann das Instrument mit Leichtigkeit einführen kann. Ich habe diesem Gegenstand so viel Zeit gewidmet als ich darf, und nur diese allgemeinen Winke gegeben, das übrige ist durch Praxis zu erlernen. Oben ist oft Gelegenheit falsche Wege zu studiren und ich wünsche, dass man sich oft von der Lage und Richtung des in einen falschem Gang steckenden Instruments überzeugt und durch Einführen des Fingers in den Mastdarm davon, wie dünn in diesem Falle die Gewebsschicht zwischen Finger und Katheter ist. Ist anderseits der Katheter richtig in die Blase eingeführt, so fühlt man die ziemlich dicke Prostata dazwischen. Das lässt sich jedoch nur durch die Untersuchung herausfinden, es ist nutzlos darüber viel zu reden. Bei der Anwendung eines feinen Metallkatheters ist auch manchmal eine Injection von Oel nützlich. Bei einer sehr engen Striktur ist es ebenso gut, statt das Instrument zu ölen, zwei oder drei, selbst sechs bis acht Drachmen Olivenöl in die Harnröhe zu injiciren, indem man die Spritze in der Harnröhrenmündung festklemmt. Es ist leicht, diese Quantität durch eine sehr enge Striktur zu treiben. Es macht die Harnröhre schlüpfrig und dehnt sie manchmal aus und wer es geschickt mit dem Daumen und Zeigefinger zurückzuhalten versteht, kann gelegentlich ein Instrument, wenn es sonst gar nicht ging, hindurchführen. Doch ist dieses Verfahren nur dann von Nutzen, wenn keine besondere Blutung stattfindet und die Gewebe nicht zerrissen sind.

4) Schwierigkeit in Folge einer Ausdehnung und netzförmigen Beschaffenheit der Harnröhre hinter der Striktur. — Ist durch Befolgung dieser Winke das Instrument durch die Striktur gebracht, so fühlt man ganz deutlich, wie es beim Versuch es zu bewegen durch sie festgehalten wird und weiss also, dass es durch dieselbe ist. Aber gerade dieses so befriedigende Festhalten erschwert die Manipulationen mit der Spitze des Katheters hinter der Striktur und man kann auf Gefahren hinten in der Harnröhre stossen. Da die Schleimhaut in Folge der ausgedehnten Lakunen oft netzförmig ist, so kann die Spitze des Instruments leicht in eine derselben gerathen und einen falschen Gang machen. Ausserdem ist zuweilen durch den langen Druck des Urins und die Anstrengungen beim Uriniren die ganze Harnröhre hinter der Striktur sehr ausgedehnt und die ganze Oberfläche so unregelmässig, dass man um sicher durchzudringen mit diesem Zustand vertraut sein und sehr sorgfältig zu Werk gehen. muss. Besonders wenn schon das feine Instrument festgehalten wird, ist alle Vorsicht nöthig, um es sicher in die Blase zu führen (Figur 13 u. 14). Verfolgen wir diesen Fall noch einen Schritt weiter.

Ist das Instrument nach Mühe und Noth glücklich eingeführt, so zieht man es nicht wieder sofort heraus, selbst wenn es ein Metallinstrument ist, sondern lässt es ruhig zwei bis drei Tage liegen, besonders wenn sich der Kranke erträglich wohl befindet. Andernfalls hat man die Wiederholung der sauren Arbeit zu befürchten

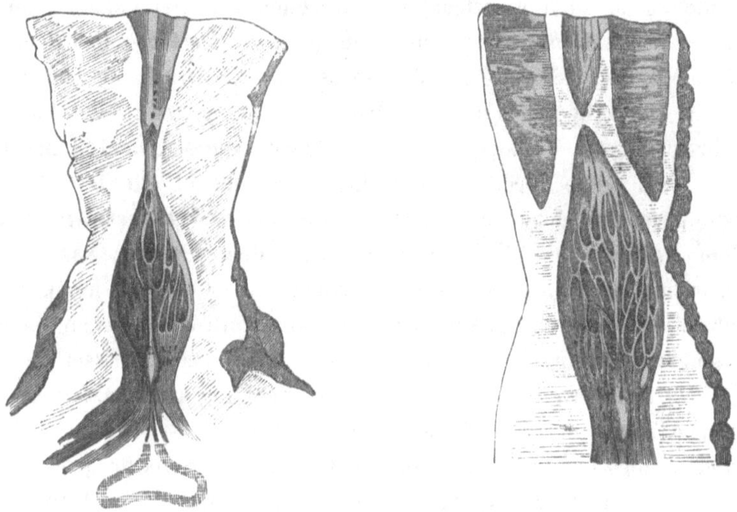

Figur 13 u. 14. Durchschnitte der Harnröhre: sehr enge Striktur, dahinter der erweiterte und netzförmige membranöse und prostatische Theil der Harnröhre.

und macht dem Kranken unnöthige Schmerzen. Nach drei Tagen lässt es sich gewöhnlich sehr leicht mit einem dünnen elastischen vertauschen und nun dilatirt man, wie schon beschrieben, continuirlich und lässt die Dicke des elastischen Katheters allmälig anwachsen. Damit kommt man vielleicht bis No. 10 und kann dann dem Patienten mit Recht sagen, man wolle ihn von dem immer zurückbleibenden Katheter erlösen und nur noch täglich einen einführen. Aber schon nach ungefähr zehn Tagen mag es zum grossen Leidwesen geschehen, dass die Striktur kein grösseres Instrument als No. 2 oder No. 3 durchlässt.

Dies führt uns zur Betrachtung einer anderen Art von Schwierigkeit bei Behandlung der Striktur und zwar einer, die nicht mechanischer Art ist, sondern in einer gewissen organischen Eigenschaft der Verengerung selbst besteht, welche man als Tendenz zur Wiederverengerung oder als starkes Contractionsvermögen der Striktur bezeichnen kann. Je mehr Versuche man in einem solchen recht ausgesprochenen Falle zur Dehnung der Striktur macht, desto hartnäckiger zieht sich dieselbe zusammen.

Ausserdem stösst die Behandlung häufig auf eine andere bedeutende Schwierigkeit, nämlich auf eine in der Constitution begründete heftige Reaktion gegen Einführung von Instrumenten, die sich in heftigen Schüttelfrösten manifestirt.

I. Was hat man bei einer Striktur mit Tendenz zur Wiederverengerung zu thun?

Es ist wohl zu beachten, man kann auch eine sehr enge Striktur mit dauerndem Erfolg ausdehnen. Andererseits aber giebt es Strikturen, die sogar Bougies von No. 5 und 6 durchlassen, und doch ist der Patient nicht im Stande auch nur einen Tropfen Wasser zu lassen, und es gelingt höchstens sie eine oder zwei Nummern weiter zu dilatiren, man mag machen was man will. Ein solches Beispiel hatte ich neulich in meiner Klinik; trotzdem No. 6 eingeführt werden konnte, war der Patient doch nicht im Stande durch eigene Anstrengung zu uriniren, bis die Striktur durch Schnitt operirt war. —

Die beste Methode diese Art von Striktur zu behandeln, ist schon ein sehr altes Problem; gerade diese Strikturen mit starker Tendenz zur Wiederverengerung sind von undenklichen Zeiten her die Plage der Chirurgen gewesen. Geht man in der Geschichte der Chirurgie einige 100 Jahre zurück, so wird man finden, dass diese Fälle den Verstand der Chirurgen bis heutigen Tags erschöpft haben. Alles ist der Reihe nach angewandt worden, um die Schwierigkeit zu besiegen. Ich kann nicht die Hälfte der verschiedenen Sachen nennen, die in die Harnröhre hineingebracht wurden, um dieselbe zu heilen. Ich glaube, dass der menschliche Magen mehr scheussliches Zeug in sich aufnehmen muss, als irgend ein anderer Behälter in oder ausserhalb des menschlichen Körpers, aber die alten chirurgischen Autoren und sogar manche neueren Bücher bekunden, dass die Harnröhre beinahe ebenso roh behandelt worden ist, und das will etwas sagen. Quecksilber natürlich in erster Reihe, Grünspan, Sadebaum, alle Arten Metallsalze, alles was Reiz verursachen oder was man sich nur unangenehmes denken konnte, wurde angewandt, um diese unseligen Strikturen zu heilen; sogar manche neueren Chirurgen wenden Höllenstein und Aetzkali an, keineswegs milde Mittel, keines von beiden. Die ganze Frage über die Anwendung chemischer Reizmittel bei Striktur will ich mit diesen Worten abschliessen: Ich glaube dieselben sind nicht nöthig, nicht erwünscht und oft schädlich. Die meisten neueren Chirurgen sowohl bei uns wie in anderen Ländern haben sich gegen den Gebrauch von Aetz- und chemischen Reizmitteln bei Behandlung der Striktur ausgesprochen. Freilich haben dieselben noch einige Vertheidiger, aber welches System hätte sie nicht? Darauf werde ich indessen nicht weiter eingehen. —

Es bleiben verschiedene mechanische Methoden übrig; die unnachgiebigen und contraktilen Gewebe, welche die Striktur bilden, können entweder zerrissen, überausgedehnt oder durchschnitten werden. Urethrotomie, Trennung der strikturirten Harnröhre durch eine Art Messer, wird bei solchen Fällen vielleicht am gewöhnlichsten angewandt. Es gibt zwei Arten von Urethrotomie, äussere und innere; äussere vom Perinäum aus, innere vermittelst eines in die Harnröhre eingeführten Messers oder anderen Instruments. Innere Urethrotomie werde ich in einer besonderen Vorlesung betrachten. Demgemäss will ich jetzt die äussere Urethrotomie und die anderen mechanischen Methoden besprechen.

Aeussere Urethrotomie ist unter dem Namen „Syme'sche" Operation bekannt. Dieses Verfahren erfordert eine feine gerinnte Leitungssonde durch die Striktur in die Blase zu führen, in der Mittellinie des Perinäums einzuschneiden und eine völlige Trennung der Striktur auf der Sonde vorzunehmen. Der vordere Theil der Leitungssonde ist nur von der Dicke eines Katheters No. 2, während der übrige die Dicke von No. 10 hat. Da wo sich die Sonde verjüngt, ist ein Vorsprung angebracht, der nach ihrer Einführung an der vorderen Oeffnung der Striktur liegt und als Führer dient. Der dünne Theil ist gerinnt und muss mit grosser Sorgfalt in die Blase geführt werden. Von der Rinne aus sollte durch den Stiel und Griff ein feiner Kanal führen, um etwas Urin durchzulassen und prüfen zu können, ob das Instrument in der Blase ist. Uebrigens macht man diese Operation jetzt sehr selten. Vor 12 oder 15 Jahren war sie häufiger, jetzt ist sie durch andere Mittel ersetzt und wird nur noch bei veralteten oder grossen Fisteln im Perinäum, die frei gelegt werden müssen, gemacht. Nach der Operation bleibt ein Katheter 48 Stunden lang in der Blase und später wird von Zeit zu Zeit ein Bougie eingeführt, um das Kaliber der Harnröhre genügend weit zu halten.

Das ist für das Gelingen dieser Operation wesenlich, dass die Führungssonde sicher in der Blase liegt, dass die ganze strikturirte Partie gehörig durchschnitten wird, und dass während der Heilung hinreichend dicke Bougies eingeführt werden, um eine spätere übermässige Zusammenziehung zu verhindern. Der Fehler, den ich am häufigsten hierbei beobachtet habe, besteht darin, dass man zu sehr nach hinten gegen die Blase zu schneidet und einige Fasern der Striktur in der vorderen Richtung undurchschnitten lässt.

Ich komme jetzt zum Zerreissen der Strikturen und mache auf das Instrument von Holt vom Westminster-Hospital zu diesem Zwecke aufmerksam. Holt hat das Instrument zur Kenntniss gebracht und die Art seiner Anwendung rührt von ihm her. Vor ungefähr 30 Jahren von Perrève in Paris erfunden, der es hauptsächlich wenn auch nicht ausschliesslich zur einfachen Dilatation benutzte, wurde es von Holt wieder hervorgezogen und in ganz anderer Art benutzt. Er führt es durch die Striktur und zwingt dann, anstatt gradatim vorzugehen, gleich die dickste Röhre dem Centralführer entlang in die Harnröhre hinein, um so mit einem Schlage alles zu zerreissen, was gerade im Wege ist; nachher lässt er kein Instrument liegen. Zuerst wurde ich sehr zurückgestossen durch dieses gewaltsame Verfahren, als ich aber einige Fälle mit Holt selbst im Westminster-Hospital prüfte, — es ist jetzt etwa 10 Jahre her — war ich erstaunt, so wenig schlechte Resultate zu finden. Seit-

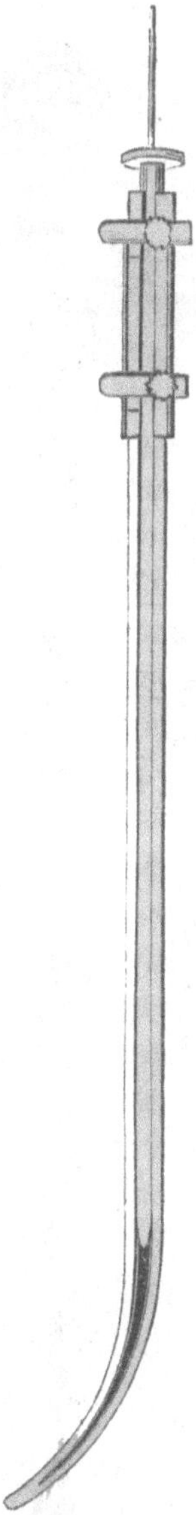

Figur 15. Perrève's Dilatator. Paris 1857.

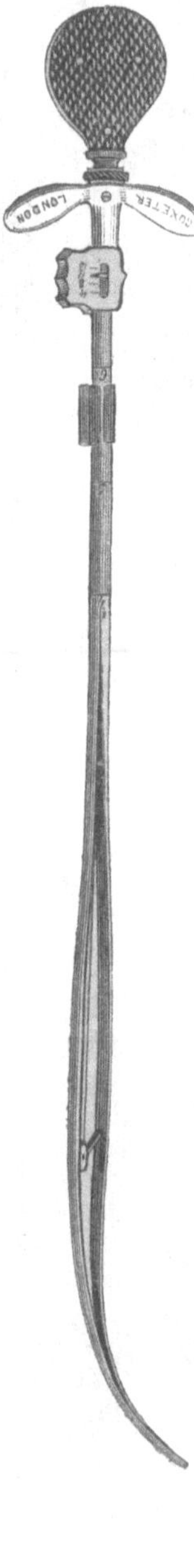

Figur 16. Dilatator mit Stellvorrichtung am Griff.

dem versuchte ich selbst diese Methode und wandte sie gelegentlich bei einer Harnröhre mit zwei oder drei Strikturen an, was freilich selten ist, um sie so alle mit Sicherheit zu behandeln. Weitere Erfahrung hat jedoch gezeigt, dass sie keineswegs gefahrlos und die Heilung oft von sehr kurzer Dauer ist, ein sehr schwerer Einwurf gegen ein Verfahren, welches, wenn überhaupt, doch nur in den hartnäckigsten Fällen nothwendig ist. Die Unmöglichkeit, die Ausdehnung nur auf einen ganz bestimmten Theil der Harnröhre wirken zu lassen, da jeder Punkt in ganz demselben Grade durch das Instrument ausgedehnt wird, brachte mich vor einigen Jahren auf eine andere Methode, welche ich „Ueberausdehnung" der Striktur genannt habe. Es ist einfach folgende. Hier sind zwei Klingen, gerade wie beim Holt'schen Instrument, aber sie lassen sich an einem ganz bestimmten Punkte bis zu einem bedeutenden Abstand von einander entfernen, und zwar so langsam oder schnell wie man will. Ich habe dieses Verfahren in der letzten Zeit nicht oft angewandt, aber wenn ich es that, so wirkte die Dilatation, einerlei ob in raschem oder langsamem Tempo operirt wurde, nur auf den strikturirten Theil des Kanals. Hierbei ist noch zu bemerken, dass der bulböse Theil der Harnröhre, der gewöhnliche Sitz der Striktur, in natürlichem Zustand des Kanals auch der ausdehnbarste Theil desselben ist. Wenn die Mündung der Harnröhre ungefähr No. 12 (Engl. Skala) im Kaliber hat, so lässt der bulböse Theil der Harnröhre wenigstens No. 20 oder No. 24 durch. Daraus folgt, dass durch keinerlei Dilatation oder Operation, deren Effect durch die Weite der Harnröhrenmündung begrenzt ist, die am Bulbus strikturirte Harnröhre auf mehr als die Hälfte ihres früheren Kalibers erweitert werden kann. Desshalb vermag ich mit meinem Instrument den strikturirten Theil mindestens bis zu diesem Grade oder aber noch mehr auszudehnen oder ihn gar zu zerreissen, wenn ich das will. Ich wende es jetzt schon eine lange Zeit an und sicher mit gutem Erfolg. Es mag besonders nützlich sein für Leute, die aus irgend einem Grunde eine starke Scheu vor dem Messer haben. Es ist nur bei Strikturen im Bulbus anzuwenden. Wenn es nun, wie ich hörte, auch bei solchen angewandt worden ist, die bis zu 3 Zoll von der Mündung entfernt sind, so ist das thöricht, denn diese sollten wie oben gesagt durchschnitten werden. Meine Methode erfordert mehr Sorgfalt als die Holt'sche, denn bei dieser genügt, wenn das Instrument einmal an seinem Platz ist, zum Hindurchbringen der Röhre ein einfacher Druck der Hand, wesshalb sie auch sehr verführerisch ist. Ich weiss jedoch nicht, ob dieses selbst für den unerfahrenen Praktiker so leicht anzuwendende Verfahren ein Vortheil für den Kranken ist, denn in Folge eben dieser Unerfahrenheit ist es öfters bei Kranken angewandt worden, bei denen überhaupt keine Operation nothwendig war. Ausserdem denke ich gibt die innere Urethrotomie dauerndere Erfolge als alles andere, aber es ist auch bedeutend schwieriger sie richtig auszuführen und es gehört wie bei den meisten wichtigen chirurgischen Operationen ohne Zweifel eine geübte Hand dazu. Ich verschiebe daher ihre Besprechung bis zur nächsten Vorlesung, die sich lediglich damit beschäftigt.

Sechste Vorlesung.

Innerer Strikturschnitt. (Urethrotomia interna.)

In den letzten paar Monaten sind uns viele Fälle von Striktur zugegangen, von denen die schwierigsten und hartnäckigsten in die Klinik gekommen sind. Bei diesen letzteren habe ich meist den inneren Strikturschnitt gemacht, weil ich in meiner ganzen Praxis nichts kennen gelernt habe, was so wirksam, sicher und erfolgreich ist.

Ich verstehe keineswegs jede Art von Strikturschnitt darunter; nur eine vollständige Zertrennung des indurirten Gewebes ist wirksam. Durch Ueberausdehnung oder Dilatation irgend welcher Weise werden diese Strikturen nur noch schlimmer und man erregt nur Schüttelfröste und manchmal auch eine längere und heftige constitutionelle Störung.

Für innere Urethrotomie haben wir eine Auswahl zahlreicher Instrumente und Methoden, die eine Legion bilden. Die alten Muster des Strikturmessers wurden, um sie ihrem eigentlichen Zweck der freien und leichten Trennung des strikturirten Gewebes näher zu bringen, sowohl von Instrumentenmachern, als Chirurgen immerzu verändert.

Betrachten wir zuerst die Striktur an oder nahe bei der Harnröhrenmündung.

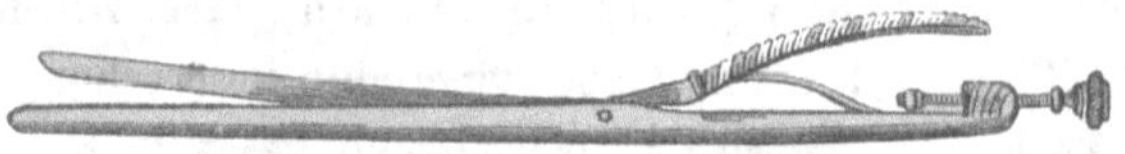

Figur 17. Kleines Bistourie cachée.

Das beste Instrument zu ihrer Trennung ist wohl das kleine Bistourie cachée, obwohl ein schmales Messer auch genügen wird. Man führt die Spitze des Instruments je nach der Länge der Striktur einen Zoll oder noch weiter in den Kanal ein, lässt dann die Klinge hervortreten und trennt, indem man es herauszieht, die Striktur. Nichts kann einfacher sein. Vermittelst einer Schraube kann man die Klinge beliebig weit heraustreten lassen. Dies Instrument sollte angewandt werden, wenn man einen ziemlich tüchtigen Einschnitt machen will, der vollständig sicher geschehen kann. Figur 18, nach einem Präparate dargestellt, zeigt den fraglichen Zustand. Die Strikturen sind nach der Untersuchung frei gelegt, und zeigen ein viel grösseres Kaliber als bei Lebzeiten wirklich bestand.

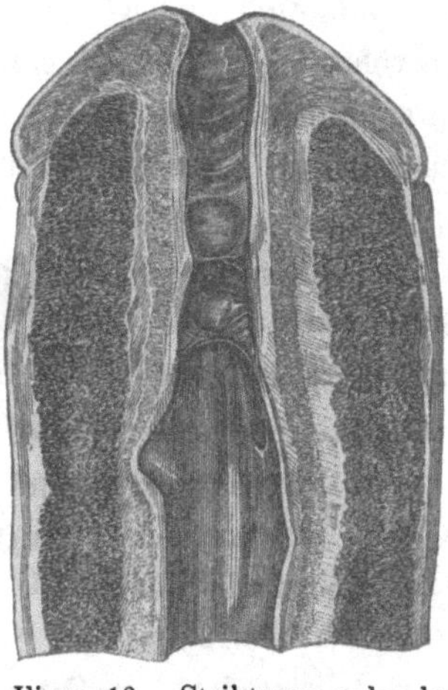

Figur 18. Strikturen nahe der Harnröhrenmündung.

Für alle tiefer gelegenen Strikturen ziehe ich ein anderes Verfahren vor, und wenn ich mit denen an der Mündung fertig bin, werde ich mich hauptsächlich mit jenen beschäftigen, da sie die grosse Mehrzahl der vorkommenden Fälle bilden und sicher von der grössten Wichtigkeit sind.

Die hier zur Verwendung kommenden Instrumente sind, wie schon bemerkt, zahlreich und verschieden. Es gibt zwei verschiedene Methoden, um den zur Trennung der Striktur nothwendigen Schnitt zu machen, und darnach kann man alle Instrumente in zwei verschiedene Klassen eintheilen. 1) Die Striktur kann auf einer vorher eingeführten Führungssonde von „vorn nach hinten“ durchschnitten, oder 2) eine Klinge durch und über die Striktur hinaus eingeführt und dann letztere von „hinten nach vorn“ getrennt werden, wobei eine Führungssonde nicht nöthig ist.

Die Lage einer Striktur ist sehr wichtig für die Beantwortung der Frage, ob der innere Strikturschnitt anwendbar oder nothwendig ist. So ist 1) eine Striktur an oder nahe bei der Mündung immer äusserst wenig dehnbar, während es dagegen sehr leicht ist, sie genau und sicher zu trennen. 2) Eine Striktur 3 oder 4 Zoll von der Mündung hat auch diese unangenehme Eigenschaft, wenn auch in etwas geringerem Grade und kann fast ebenso leicht und sicher wie die vorhergehenden getrennt werden. Man kann als Regel aufstellen, dass die Trennung einer Striktur um so nothwendiger aber auch um so erfolgreicher ist, je näher sie der Harnröhrenmündung liegt. 3) Strikturen in dem bulbösen Theil der Harnröhre, gewöhnlich zwischen 4 und $5^1/_2$ Zoll von der Harnröhrenmündung entfernt, sind leichter als die vorhergehenden durch Dilatation zu behandeln. Falls man sie zu durchschneiden genöthigt ist, so lässt sich das in der Regel leicht und ohne Gefahr und fast ebenso sicher wie im vorhergehenden Falle ausführen. Der Unterschied beruht ohne Zweifel auf der im Vergleich zu dem vorderen Theil grösseren Anzahl der Schwellkörper daselbst. Daher kommen daselbst bedeutendere Blutungen und andere Gefahren leichter vor.

Die Strikturmesser sind hauptsächlich französisches Fabrikat, da die Operation schon lange, bevor sie bei uns geübt wurde, in Frankreich verbreitet war. Unzählige Veränderungen von den ursprünglich einfachen, ja fast rohen Instrumenten sind während dieses Jahrhunderts in Frankreich und in letzter Zeit auch in anderen Ländern gemacht worden. Viele sind bekannt, wie die von Leroy d'Etiolles, Civiale, Amussat, Reybard, Ricord, Trélat, Sédillot, Maisonneuve, Stafford und Anderen; ein neueres von Dr. Otis, dehnt, wie das von Reybard, den Kanal bei der Incision zugleich aus.

Ich nenne als typisch für die zwei obengenannten Methoden das Urethrotom von Maisonneuve und das von Civiale, ersteres aber nicht nur desshalb, weil es ein Musterinstrument für den Schnitt von vorn nach hinten ist, sondern hauptsächlich, weil es in den letzten Jahren auf dem Continent weit und breit so allgemein angewandt wurde wie vielleicht kein anderes. Das Instrument von Civiale habe ich gewählt, weil es typisch für das andere System ist, nämlich die Striktur von hinten nach vorn zu durchschneiden.

Das Urethrotom von Maisonneuve besteht aus einer dünnen stählernen Führungssonde (Conductor), in Grösse und Form etwa gleich einem Katheter No. 1 oder 2, aber in seiner ganzen Länge gerinnt. Ist diese durch die Striktur in die Blase geführt, so schiebt man in der Rinne eine Klinge vor, von der Form eines Dreiecks, dessen Basis an einem langen stählernen Draht befestigt ist, während die beiden Seiten des Dreiecks beträchtlich vorspringen. Diese Klinge kann durch einen an den Draht befestigten Griff durch die ganze Harnröhre gestossen werden. (Figur 19.) Die hervorragende Spitze des Dreiecks ist stumpf, und nur die (nach innen gerichtete) vordere Seite ist scharf und schneidet. Führt man also die Klinge ein, so ist der gesunde Theil der Harnröhre durch die stumpfe Spitze vor einem Einschnitt geschützt, (wie der Knopf eines Rappiers beim Fechten schützt), während die scharfe Seite gewisse Fasern des verhärteten Gewebes trifft und zertrennt.

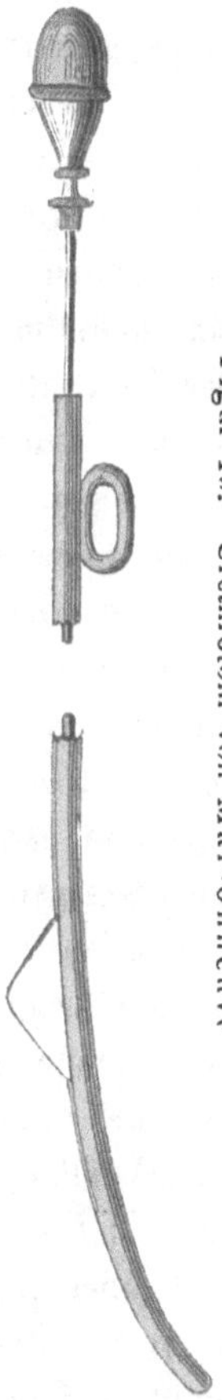

Figur 19. Urethrotom von Maisonneuve

Was ich an dem Instrument aussetze und was, wie ich zu behaupten wage, seine Wirksamkeit bei einer festen und verhärteten Striktur, die doch meist durch Schnitt zu behandeln ist, vernichtet, ist einfach und klar Folgendes. Es ist ein von den meisten, wenn nicht von allen, welche sorgfältig die Resultate der Urethrotomie durch irgend eine Methode geprüft haben, anerkanntes Axiom, dass, wenn überhaupt eine Trennung der Striktur nothwendig ist, auch alle Fasern, welche die Striktur bilden, durchschnitten werden müssen. Keiner legte mehr Gewicht auf diesen Lehrsatz als Syme von Edinburg, nachdem er eine beträchtliche Erfahrung mit seiner Methode des äusseren Schnittes gewonnen hatte. Die Recidive nach dieser Operation, betrafen nach seiner Ueberzeugung hauptsächlich solche Fälle, in denen die Einschnitte nicht ergiebig genug und einige Fasern unzertrennt geblieben waren. Die Richtigkeit dieser Beobachtung wurde wiederholt von mir selbst bestätigt und seitdem haben meine Erfahrungen mit dem inneren Strikturschnitt dasselbe ergeben. Was geschieht nun bei dem Instrument von Maisonneuve? Die stumpfe Spitze, welche die Klinge eindringen lässt, ohne die gesunde Harnröhre zu verletzen, durchschneidet nicht die elastischsten nachgiebigen Fasern der Striktur, welche eben durch ihre Nachgiebigkeit der Klinge ausweichen. Die Klinge durchschneidet natürlich den festen und härtesten Theil der Striktur, aber alles strikturirte Gewebe, besonders das vor und hinter der Hauptverengerung gelegene wird nicht getrennt, und diese undurchschnittenen Fasern werden sich bald wieder bemerkbar machen und eine Wiederverengerung bewirken. Ferner ist man nicht im Stande die Wirkung des Instruments zu bestimmen oder zu controliren, auf welche Weise es auch angewendet wird. Es ist ein mechanischer Apparat oder eine Maschine, die eben nur bis zu einem gewissen Grade wirkt und nicht weiter, und dies allein ist für mich ein wichtiger Grund, ein Instrument zu verwerfen.

Angenommen, man könnte die Striktur offen vor sich haben, so würde man bei jedem Fall, wo es nöthig ist, ein kleines Skalpell nehmen, und die verengernden Fasern so weit es nothwendig ist, aber nicht weiter, geschickt trennen. Aber mit nur geringer Uebung kann man ganz leicht auch ohne die Striktur zu sehen mit einem feinen Skalpell eben da schneiden, wo man will, gerade so wie man die einschnürenden Fasern der Bruchpforte einer Hernie zertrennt. Und ich brauche wohl nicht zu sagen, dass diese Geschicklichkeit etwas mehr leisten wird als Maschinenarbeit, die jeder Unwissende ebenso gut anwenden kann. Es verhält sich in diesen beiden Fällen geradeso wie mit einer Musik, die durch das Drehen eines Leierkastens erzeugt oder etwa dem Piano durch die geschickte Hand eines Meisters entlockt wird.

Der Unterschied zwischen dem maschinenmässigen Strikturschnitt und dem durch eine geschickte Hand ausgeführten ist wohl zu beherzigen, er verleiht den beiden hier besprochenen Methoden der Urethrotomie ihren respectiven Werth. Das Instrument (Urethrotom von Civiale), welches ich immer anwende, und womit ich in meiner Klinik schon so lange operire, ist typisch für diese Methode, welche dem Operateur die Gelegenheit bietet, nach eigenem Willen und Urtheil den Einschnitt zu machen. Es ist nichts als ein kleines Messer mit langem Griff und wird genau so angewandt, wie sonst irgendwo ein Skalpell. Gerade wie man bei Tenotomie ein kleines Messer, da wo es nicht nothwendig ist, ohne

Zuhülfenahme des Gesichtssinnes und nur durch das Gefühl geleitet anwendet, ebenso rathe ich bei Urethrotomie zu verfahren. Ich führe den Vergleich noch weiter und sage, gerade wie bei Tenotomie die Sehne und selbst jedes kleinere Band des Gewebes, welches das völlig freie Spiel des Gelenks behindert, vollständig getrennt werden muss, so ist dieselbe vollständige Trennung auch bei Urethrotomie nothwendig. Der letzte Erfolg bei beiden Operationen hängt von der Beachtung dieser Einzelheiten ab.

Das Urethrotom nach Civiale, welches ich in der Hand habe, ist viel kleiner als das in Paris gebräuchliche. Der Schaft des meinigen hat ungefähr die Grösse No. 3, engl. Skala, mit einem länglichen Knopf am Ende, der nicht stärker ist als No. 5 oder 6. In diesem Knopf ist eine kleine Klinge, welche man durch eine geschickte Vorrichtung so viel oder wenig man will heraustreten und auch sofort wieder nach Belieben zurücktreten lassen kann. Vermittelst des knopfförmigen Endes kann man die Harnröhre während der Operation untersuchen und genau bestimmen, wo und was man zu durchschneiden hat (Figur 20).

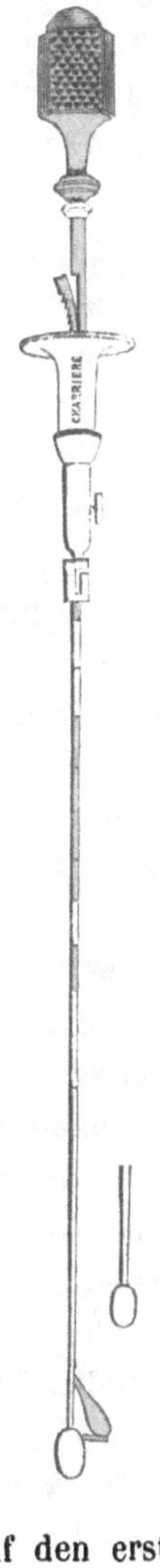

Figur 20. Urethrotom nach Civiale.

Der Knopf wird vollständig bis $^1/_2$ oder $^3/_4$ Zoll über die Verengerung hinaus eingeführt, dann lässt man die Klinge heraustreten und zieht sie fest durch den ganzen strikturirten Theil heraus nach der Harnröhrenmündung zu; in dieser Richtung wird der Einschnitt jedenfalls sicher und vollständig sein.

Ich anticipire hier einen Einwurf, den Jeder machen wird: „Warum ist es überhaupt nothwendig zu schneiden, wenn ein so dickes Instrument wie No. 6 durch die Striktur gebracht werden kann? Sicher ist das Instrument doch für enge Strikturen bestimmt, welche nur für die feinsten Instrumente durchgängig sind, und für solche ist offenbar das von Civiale wegen seiner Dicke unbrauchbar!“ Ein solches Urtheil ist auf den ersten

Blick ganz natürlich, zumal bei denen, die noch nicht durch eine beträchtliche Erfahrung gewisse wichtige Thatsachen in Betreff einer festen Striktur kennen gelernt haben.

Zuerst muss ich bemerken, dass die Enge einer Striktur allein, mag sie noch so gross sein, eine Operation durch Schnitt keineswegs immer nothwendig macht. Einige der engsten Strikturen, die ich je gesehen habe, sind sehr glücklich und rasch durch einfache Dilatation geheilt worden.

Zweitens macht, wie ich vorher gezeigt habe, die Eigenschaft „des Zurückschnellens“ den Strikturschnitt nothwendig, d. h. das Bestreben der Striktur, sich nach jeder Dehnung rasch wieder zusammen zu ziehen. Diese Eigenschaft betrifft aber Strikturen, welche No. 5, 6, oder 7 durchlassen, ebenso häufig als engere.

Drittens ist es, falls man eine Striktur, die so eng wäre, dass nur No. $^1/_2$ oder No. 1 durchgeht, zu operiren hätte, nie schwierig, sie temporär bis zu No. 6 auszudehnen, um das genannte Instrument einführen zu können.

Man hat nur den Patienten 3—5 Tage im Zimmer zu halten und während dieser Zeit einen dünnen und weichen Gummikatheter in der Harnröhre liegen zu lassen, was kaum Unannehmlichkeit verursacht; und durch diese „continuirliche Dilatation“ gelingt es immer, eine Striktur, wie gross auch ihre Tendenz zur Wiederverengerung sein mag, auf die für die Operation nöthige Weite zu bringen. Ist man bei No. 6 angelangt, so ist man im Stand die Operation unter den bestmöglichsten Umständen zu machen. Diese zur Vorbereitung nothwendige Ruhe von einigen Tagen ist sogar vortheilhaft und erleichtert die Operation und man kann ferner wie ich es empfohlen habe operiren, indem man sich von seiner eignen Geschicklichkeit leiten lässt und das Verfahren dem Fall anpasst.

Wegen der Sicherheit für den Kranken und der ausgezeichneten augenblicklichen und späteren Resultate ziehe ich diese Operation jeder anderen Methode, die ich gesehen habe, vor.

Ich will nun kurz die einzelnen Stadien des Verfahrens näher beschreiben.

1) Zuerst wird natürlich die Lage der Striktur oder der Strikturen, d. h. ihre Entfernung von der Harnröhrenmündung bestimmt.

2) Man hat entweder durch Liegenlassen eines Katheters oder auf andere Art die Striktur zu der für die Operation festgesetzten Zeit so weit dilatirt, dass der Knopf des Urethrotoms durchgeht. Die Striktur sollte gerade etwa No. 6 (englische Skala) durchlassen. Nachdem man den Kranken betäubt, zieht man den Katheter, der in fast allen Fällen einige Tage in der Harnröhre gelegen haben muss, heraus und führt sofort sorgfältig den Knopf des Urethrotoms durch die Striktur, was gewöhnlich einen etwas leichten Druck und einige Geschicklichkeit erfordert; darnach fühlt man den Knopf frei und beweglich in der Harnröhre hinter der Striktur. In dieser Lage und wenigstens $^1/_2$ Zoll dahinter (auf der Blasenseite der Striktur) lässt man die Klinge, soweit es nöthig ist, vermittelst des einfachen Mechanismus am Griff heraustreten, richtet die Schneide nach der unteren Wand der Harnröhre und drückt sie da fest an; dann zieht man sie muthig nach aussen, als ob man einen $1^1/_2$ oder 2 Zoll langen Einschnitt machen wollte, um all die dichten Gewebe, welche die Striktur bilden, zu zertheilen. Manchmal fühlt man starken Widerstand, nichts desto weniger braucht man sich vor einem starken Einschnitte durchaus nicht zu fürchten. Dass ein ernstlicher Schaden dadurch entstand, habe ich nie gesehen, wohl aber, dass die Operation weniger erfolgreich war, als ich wünschte, wenn ich die Striktur, wie das bei einigen meiner früheren Fälle, in denen einige Fasern undurchschnitten blieben, vorgekommen sein mag, nicht ausgiebig genug getrennt hatte. Doch eine tüchtige und vollständige Trennung hatte ich nie zu bedauern.

Darauf führt man einen nicht konischen Metallkatheter No. 13 ein, welcher ganz leicht in die Blase gehen und nicht im mindesten beim Zurückgehen festgehalten werden sollte; man hält ihn am oberen Theil des Kanals, damit die Spitze des Instruments nicht in den Einschnitt geräth. Wird er irgendwie festgehalten, so ist noch ein kleiner Theil undurchschnitten geblieben und soll sofort zertrennt werden, wozu dasselbe Urethrotom oder ein anderes mit einem grösseren Knopf eingeführt wird; darnach wird No. 13 ganz leicht durchgehen. Darauf führt man einen gut gekrümmten Gummikatheter No. 11 oder 12 in die Blase ein und lässt ihn 48 Stunden liegen. Mit einem gut gekrümmten oder über einen Mandrin gezogenen Katheter vermeidet man am besten die Wunde, in welche andernfalls die Spitze des Instruments eindringen und einiges Hinderniss verursachen möchte. Natürlich wird der Mandrin unmittelbar nachher zurückgezogen.

Bei allen meinen Operationen, über 200, habe ich selten eine nennenswerthe Blutung gesehen, manchmal nur einige Tropfen. Hier und da war sie auch heftig, obgleich sie zuletzt aufhörte und alles gut weiter ging, wie es mir noch kürzlich in einem Falle begegnete. In zwei Fällen entstand durch Herausgleiten des Katheters Urininfiltration, die jedoch nicht ganz so schlimm war, wie ich sie in Folge von Zerreissungen gesehen habe, und nur einmal erfolgte ein Abscess. Meine Zuhörer können sich selbst ein Urtheil hierüber bilden, da in den letzten 12 Monaten wenigstens 20 Fälle hier operirt wurden. Manchmal kann bedeutendes Fieber auftreten, doch das ist sehr selten, und noch seltener ist Cystitis. Freilich hängt viel von der Art und Weise ab, wie man verfährt. Nur zwei Operationen hatten einen tödtlichen Ausgang. Die erste betraf einen Mann in meiner Klinik, bei dem ich die Operation als letztes Hülfsmittel machte, und die Autopsie ergab ein so vorgerücktes Stadium von organischen Veränderungen in den Harnleitern und Nieren, dass mich dieser Ausgang nicht überraschte. Der zweite Fall kam mir in der Privatpraxis vor und war sehr merkwürdig. Der Tod erfolgte nämlich durch Embolie des Herzens und der grossen Gefässe 10 Tage nach der Operation, ohne dass sich irgendwo ein sehr deutliches Symptom einer lokalen Störung gezeigt hatte. Wenn mich etwas in Erstaunen gesetzt hat, so ist es die ausserordentliche Sicherheit der Operation, denn meine erste Ansicht war, dass sie keineswegs frei von Gefahr sei, und ich wandte sie nur in sehr dringenden Fällen an. Bei meiner jetzigen Erfahrung zögere ich nie wegen der Gefahr, denn es ist fast absolut keine vorhanden. Natürlich meine ich hier nur die Methode der Urethrotomie, welche ich hier anwende, und in der vorhergehenden Vorlesung erwähnt, und in dieser beschrieben habe.

Es ist nichts ungewöhnliches, dass manchmal, etwa 48 Stunden nach der Operation, nach Entfernung des einliegenden Katheters, ein Fieberanfall eintritt. Wenn der Kranke zum ersten Male urinirt, dringt vielleicht ein Tropfen in den noch nicht ganz geschlossenen Einschnitt und es folgt nach ein oder zwei Stunden ein Schüttelfrost, das ist aber auch alles. Um dies so viel als möglich zu vermeiden, befolge ich immer folgende Methode: Beim Entfernen des Katheters, 48 Stunden nach der Operation, entziehe ich allen Urin, verordne dem Kranken ein warmes Sitzbad von 15 Minuten, lasse ihn sich wieder in's Bett legen, gut zudecken und nicht eher uriniren, bis er einen offenbaren Drang verspürt. Dies wird wahrscheinlich erst 6 Stunden nach Entfernung des Instruments eintreten. Dann steht er auf, urinirt in einem vollen Strom und ist wahrscheinlich sehr erstaunt über das Volumen und das leichte Ausfliessen desselben, und geht nun für den Tag wieder zu Bett. Wendet man diese Vorsicht an, so kann man hoffen, dem Schüttelfrost zu entgehen, geschieht dies aber auch nicht, so liegt doch auf alle Fälle keine Gefahr und kein Grund zur Aengstlichkeit vor. Manchmal, jedoch ganz ausnahmsweise, ist das Fieber etwas heftiger und von längerer Dauer.

Noch mag folgende Behandlung kurz mitgetheilt werden. Am vierten oder fünften Tag nach der Operation führt man ein konisches französisches Bougie mit starkem Knopf ein, so dass man auf keine Weise die kleine Wunde öffnet. Fühlt man, dass die Spitze nur im geringsten auf ein Hinderniss stösst, so zieht man es zurück und führt ein gut gekrümmtes Kautschuk- oder Metallinstrument ein, das nicht konisch ist; gewöhnlich genügt jedoch schon ersteres. Das wird nach 3 oder 4 Tagen wiederholt, wobei No. 12 oder 13 meistens ganz leicht durchgeht, dann einmal in der Woche, und wenn die Zwischenräume grösser werden, kann der Kranke das Instrument selbst einführen, zuletzt etwa einmal im Monat.

Diese Methode gibt, glaube ich, dauerndere Resultate als jede andere. Ich habe sie in Fällen angewandt, bei denen alle anderen Methoden versucht waren, und die Striktur so schlimm als je wiederkehrte. Für die meisten dieser Fälle ist es, glaube ich, die beste der bekannten Methoden, freilich vindicire ich ihr nicht die Fähigkeit eine organische Striktur zu beseitigen, denn das ist unmöglich. Die Behandlung muss noch erfunden werden, welche bei einem Patienten, der das Opfer einer organischen Striktur ist, die mögliche Wiederverengerung absolut und für immer aufheben wird.

Zum Schluss will ich noch bemerken, dass bei jeder Operation und in allen Fällen von behindertem Harnen eine Beachtung des allgemeinen Gesundheitszustandes oft bedeutend zur Linderung der lokalen Störungen hilft. Vor allem achte man auf die Verdauung, denn wenn diese ungenügend, wenn hartnäckige Verstopfung besteht, werden auch die Störungen von Seiten der Blase und Harnröhre viel stärker sein. Häufig erleichtert ein mildes Mercurialmittel mit einer darauf folgenden Dosis Glaubersalz oder Friedrichshaller Wasser des Morgens den Bauch und beseitigt die quälenden Symptome. Ferner achte man darauf, was der Kranke isst, und lasse ihn nur wenige alkoholhaltige Getränke und nur die mildesten Sorten zu sich nehmen.

Zum Schluss noch ein Wort: Man nehme nicht lediglich für eine Methode Partei. Der eine Chirurg sagt: Ich folge immer der und der Methode, ihr kommt nichts gleich! Ein anderer sagt, er verfahre nur nach der Methode von Civiale, wieder ein anderer zieht die von Maisonneuve vor u. s. w. Auf diesem Gebiete hat es an zahlreichen Erfindungen nicht gefehlt, besonders nicht in Paris, und einige davon mögen ganz brillante Resultate aufweisen. Ich rathe, sich nicht auf nur eine Methode zu beschränken, gleichviel, ob ich oder ein Anderer sie empfohlen, sondern jedes Mittel zu seiner Verfügung zu haben. Wer viel mit Strikturen oder dergleichen Krankheiten zu thun hat, muss alle möglichen Hilfsmittel zur Hand haben, um sie nöthigen Falls zu verwerthen. Nach sorgfältiger Erwägung wählt man für jeden besonderen Fall diejenige Methode, welche dem eignen Urtheil die geeignetste zu sein scheint.

Siebente Vorlesung.

Hypertrophie der Prostata und ihre Folgen.

Von der Harnröhrenstriktur gehe ich zu einer anderen sehr wichtigen und häufig vorkommenden Krankheit über, nämlich zur Hypertrophie der Prostata. Sie ist eine Krankheit, die eine grosse Anzahl älterer Leute trifft, so dass der Praktiker gewiss ziemlich häufig mit ihr in Berührung kommt. Daraus folgt, dass ein besonderes Studium der einschlägigen Fälle durchaus wichtig ist und um so mehr, weil solche Kranke selten hier in der Klinik liegen, sondern meist poliklinisch behandelt werden.

Zuerst 2 oder 3 wichtige allgemeine Bemerkungen über behindertes oder häufiges Harnen.

Es kommt bei einem sonst gesunden jungen Mann zwischen 18 und 25 Jahren wahrscheinlicher von einer Entzündung der Harnröhre oder Blase her als von einer anderen Ursache. Bei einem Manne mittleren Alters von 25 bis 55 Jahren kann es ebenso wahrscheinlich von genannter Ursache wie von Striktur der Harnröhre abhängen.

Bei einem älteren Manne von 56 Jahren und drüber liegt sehr oft Hypertrophie der Prostata und daher rührende Unfähigkeit die Blase durch eigene Anstrengung zu entleeren zu Grund.

In Folge von Striktur kommt sehr behindertes Harnen vor 25 Jahren sehr selten vor und in Folge von Hypertrophie der Prostata vor 55 Jahren niemals.

Um nun eine Verwechselung der eigentlichen Prostatahypertrophie mit Vergrösserung des Organs aus anderen Ursachen zu verhüten will ich bemerken, dass die erstere ganz sui generis ist. Kein anderes Organ des Körpers wird auf ähnliche Weise afficirt. Sie steht in gar keiner Beziehung oder Verwandtschaft zu den entzündlichen Ausschwitzungen, wie man sie bei geschwollenen Mandeln oder Lymphdrüsen findet. Die Vergrösserung rührt von einer Neubildung des Drüsengewebes her, die sich über das ganze Organ oder nur über einzelne Theile erstreckt. Ich kenne nichts Analoges ausser den sogenannten Uterusfibroiden, welche hauptsächlich in einer Vermehrung der Gewebselemente dieses Organs bestehen. Diese Gewebszunahme in der Prostata ist keine Neubildung wie Krebs oder Epitheliom und in Wirklichkeit keine pathologische Geschwulst, obgleich sie einen krankhaften Zustand der Blase in Folge des gesetzten mechanischen Hindernisses herbeiführt. Ich habe diese Bemerkung hier gemacht, weil ich so oft eine Verwirrung in den Ansichten über Prostatahypertrophie gefunden habe. Nur wenige scheinen zu wissen, dass sie gar nichts gemein hat mit der Anschwellung der Prostata, die von entzündlicher Ausschwitzung herrührt; letztere tritt hauptsächlich in der ersten Hälfte des Lebens auf, während wie schon bemerkt erstere lediglich in das letzte Drittel fällt.

Auf die hohe Autorität Sir Benjamin Brodie's hin wurde früher behauptet, dass „wenn das Haar grau und karg wird, die Prostata gewöhnlich, vielleicht immer, an Grösse zunimmt", und diese Meinung ist unter einem grossen Theil der Aerzte sehr verbreitet. Sie galt sogar als ausgemacht, als ich jetzt (1868) vor etwa 10 oder 12 Jahren zuerst anfing einige specielle Untersuchungen über diesen Gegenstaud zu machen. Mir war damals die Aufgabe zugefallen, alle männlichen Leichen über 55 Jahre aus dem Marylebone Infirmary zu untersuchen, was ich später im Greenwichhospital mit Dr. Messer fortsetzte. Die sorgfältigsten Untersuchungen ergaben aber, dass die Vergrösserung der Prostata nicht Regel, sondern nur Ausnahme war. Das Material belief sich auf 200 Fälle, wie sie gerade nach einander in einer bestimmten Zeit starben, und es fand sich ungefähr unter je 3 Fällen einer mit irgend welcher Vergrösserung der Prostata. Aber von Symptomen bei Lebzeiten war sie nur in $^1/_7$ der Fälle begleitet, (und die aufgetretenen Symptome waren nicht erheblich), so dass man also vielleicht von etwa 12 bis 15 Männern im Alter von über 55 Jahren nur einen wegen Hypertrophie der Prostata in Behandlung bekommt. Ohne Zweifel ist das eine grosse Zahl, und ein beschäftigter Praktiker kann sich bei der Annahme, dass von seinen sich dem 60. Lebensjahre nähernden männlichen Clienten je einer von fünfzehn über Symptome von Prostatahypertrophie klagt, ungefähr berechnen, wie oft er zu solchen Fällen kommen kann.

Die Prostata ist anatomisch betrachtet aus zwei seitlichen

Lappen und einem mittleren Theil zusammengesetzt. Wird nun ein Theil der Drüse hypertrophisch, so wird diese Veränderung jedenfalls auf die Funktion des Harnens einwirken, aber nicht so, dass allgemein mit der Grösse der Prostata auch die Heftigkeit der Symptome wächst. Im Gegentheil mag eine recht gewaltige Vergrösserung fast gar keine Erscheinungen hervorrufen. Fast die grösste, die ich je sah, so dick wie eine kleine Kokosnuss behinderte das Uriniren sehr wenig. Aber schon eine kleine Vergrösserung des mittleren Theils kann zur Harnverhaltung führen. Beigefügte Figur (21) möge die 2 seitlichen Lappen und den mittleren

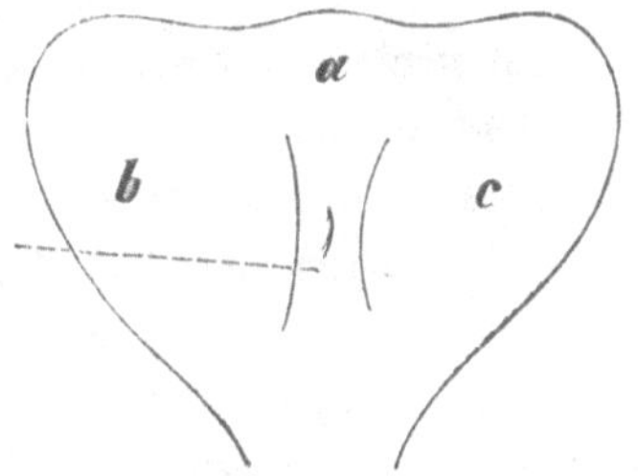

Figur 21. Schematische Zeichnung der Prostata. *a* mittlerer Theil, *b* und *c* rechter und linker Lappen.

Theil darstellen. Eine kleine warzenähnliche Erhöhung am mittleren Theil, die gerade die innere Mündung der Harnröhre ausfüllt, kann die Entleerung eines jeden Tropfen Urins durch natürliche Anstrengung verhindern. Manchmal findet sich hier auch eine bedeutende Erhöhung, wie Fig. 22 zeigt und wovon Fig. 23

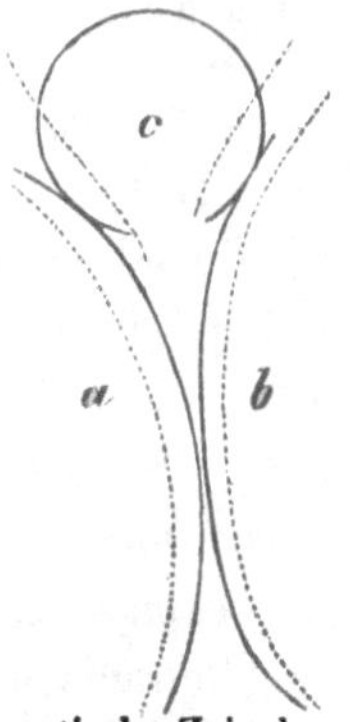

Figur. 22. Schematische Zeicnhug eines Tumors, welcher den Blasenhals ausfüllt. Die punktirten Linien zeigen die Richtung, welche etwa der Katheter auf jeder Seite nehmen muss.

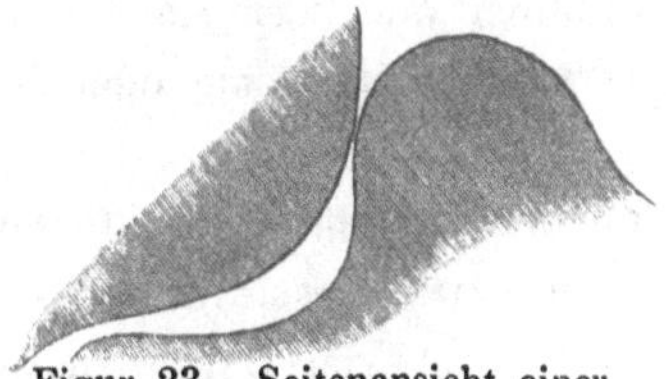

Figur 23. Seitenansicht einer vergrösserten Prostata.

eine Seitenansicht giebt. Zuweilen drängt die Vergrösserung eines seitlichen Lappens, wenn sie beträchtlich wird, die Harnröhre nach der Seite, so dass die Passage gewunden wird und das Instrument beim Katheterisiren demgemäss eine seitliche Richtung nach rechts oder links hin nimmt. (Siehe Figur 24, 25, 26.) Wenn also die Untersuchung eine stark hypertrophirte Prostata ergibt, so folgt daraus nicht, dass der Kranke an grossen Harnbeschwerden leidet, und eine Prostata, die man bei der Untersuchung per Rectum oder auf andere Weise nur wenig vergrössert findet, lässt den Schluss nicht zu, dass die vielleicht erheblichen Beschwerden nicht doch davon herrühren.

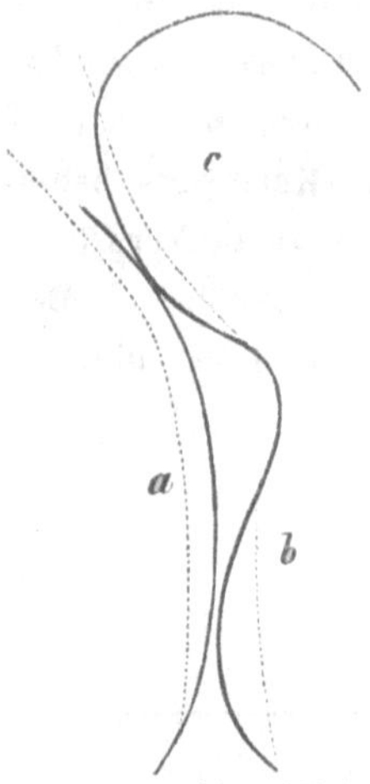

Figur 24. Beide seitliche Lappen vergrössert; der linke, *b*, hängt mit einem Tumor des mittleren, *c*, zusammen und bewirkt eine beträchtliche Biegung der Harnröhre.

In welchem Lebensalter wird nun Hypertrophie der Prostata getroffen? Ich sah sie, — ich meine natürlich Hypertrophie und nicht Vergrösserung durch Entzündnng und andere Ursachen, — niemals bei einem Manne unter 54 Jahren, und wenn ich das sage, können meine Zuhörer dreist nachsagen, dass sie vor dieser Zeit nie oder doch äusserst selten vorkommt. Zumeist tritt sie zwischen dem 57. und 60. Jahre auf. Bekommt sie Jemand überhaupt, so wird er sie gewöhnlich mit 60 Jahren haben; nach dem 65. oder 70. Jahre schon seltener und in geringerem Grade. Ich habe Männer von 90 Jahren untersucht, die nicht die geringste Vergrösserung hatten. Sie ist also nicht nothwendig mit dem Alter verbunden und wer sie mit 65 Jahren nicht bekommt, wird sie wahrscheinlich auch nie oder fast nie bekommen.

Betrachten wir zuerst die Symptome. Kommt ein ältlicher Mann und gibt an, dass er seit Kurzem etwas beschwerlich und in feinem Strahle harne, und diesen nicht mehr im Bogen auszutreiben vermöge, dass er zumal des Morgens etwas häufiger uriniren müsse, — während des Ankleidens vielleicht 2—3 mal, worauf

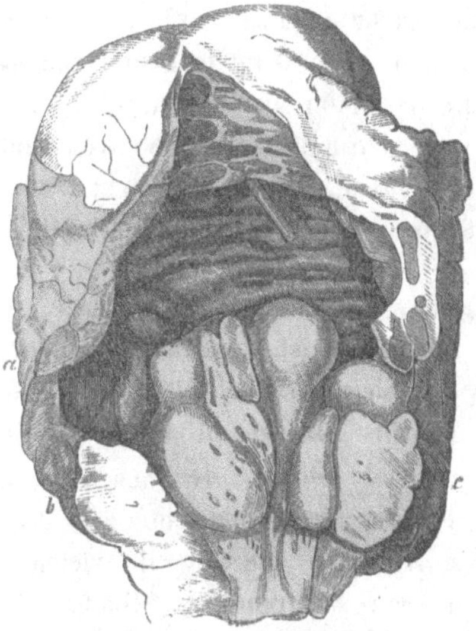

Figur 25. Geöffnete Blase mit Prostata; die erstere hypertrophisch, die letztere mit in die Blase hineinragenden Tumoren.

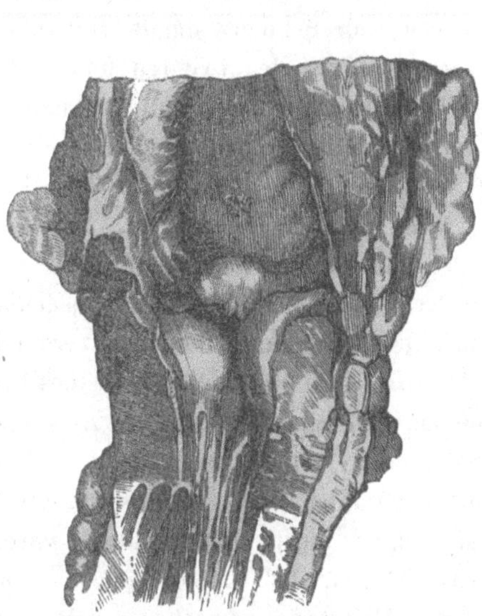

Figur 26. Blase und Prostata, mit deutlicher aber nicht erheblicher Hypertrophie der seitlichen Lappen und des mittleren Theiles der Prostata.

während des Tages mehr Ruhe eintrete —, dass aber während der Nacht die Störung mehr in den Vordergrund trete als bei Tage, so drängt sich, zumal wenn lebhafte Schmerzen dabei fehlen, der Verdacht auf, dass der Mann eine hypertrophirte Prostata hat. Heftigere Schmerzen würden natürlich den Verdacht auf Stein oder eine andere Erkrankung lenken. Nun greift man nicht gleich zum Katheter um die Sache aufzuhellen, sondern stellt erst jene 4 bekannten Fragen an den Patienten. Man fragt, wie oft er uriniren muss und ob des Nachts häufiger als bei Tage, was ja gewöhnlich bei Blasenstein umgekehrt ist. Ich kann keinen Grund dafür angeben, aber oft uriniren Kranke mit hypertrophirter Prostata in 8 Stunden des Nachts ebenso oft als in 16 bei Tage, woher denn auch die quälende Störung der Nachtruhe, über welche sie klagen, rührt. Ferner fragt man, ob der Urin wider Wissen oder Willen des Kranken abgeht. In vielen vorgeschrittenen Fällen geht etwas Urin während des Schlafes ab oder auch bei heftiger Anstrengung z. B. beim Husten; ist dies der Fall, so besteht das Uebel wohl schon länger. Die Klage über öfteres Uriniren veranlasst zu fragen, ob Schmerz damit verbunden ist und ob dieser vor, während oder nach dem Uriniren auftritt, denn Schmerzen unmittelbar vor Entleerung der Blase mit nachheriger Erleichterung deuten auf Hypertrophie der Prostata, Schmerzen nach Entleerung der Blase aber auf Stein hin, da sich die leere Blase um diesen zusammenzieht, was Schmerz verursacht. Hat ein Kranker mit hypertrophirter Prostata, wie es wahrscheinlich ist, eine ausgedehnte Blase, so wird der Schmerz während der Ausdehnung derselben auftreten und sich mit Entleerung des Urins vermindern.

Ferner sucht man über die Beschaffenheit des Urins Aufschluss zu gewinnen, ob er klar oder trüb ist. Im Anfangsstadium ist er in den meisten Fällen klar. In vielen Fällen von Prostatahypertrophie ist er selbst noch klar, wenn die Blase Monate hindurch oder ein bis zwei Jahre lang nicht völlig entleert wurde. In vorgeschrittenen Fällen wird er freilich immer trüb sein. Darnach ist ein Aufschluss über den Urinstrahl wünschenswerth. Im allgemeinen wird man ihn schwach und anders als bei Striktur finden. Bei letzterer wird der Strahl oft nicht dicker als ein Zwirnsfaden aber doch recht schön im Bogen ausgetrieben und so lange er ausströmt, kann der Kranke darauf einwirken und ihn stärker machen, während er das bei Vergrösserung der Prostata trotz aller Anstrengung oft nicht vermag; der Strahl wird im Gegentheil um so schwächer je mehr er sich anstrengt. Ja wenn der mittlere Theil der Prostata durch Anstrengung beim Uriniren in die Harnröhre gedrängt wird, dann vermehrt jede weitere Anstrengung die Schwierigkeit des Harnens noch. Bei Hypertrophie der Prostata ist der austreibende Apparat am Blasenhals mit in die Affection hineingezogen und hört auf thätig zu sein, und das ist der Grund, wesshalb der Kranke mit aller Anstrengung nicht viel auf den Strahl einzuwirken, noch ihn irgendwie im Bogen auszutreiben vermag. Wenn es möglich ist, so sehe man wie der Kranke harnt, was sehr nützlich sein wird. Die letzte Frage, die sich auf Blutabgang bezieht, wird verneint werden, wenn der Fall noch nicht vorgeschritten ist; nach starker Bewegung mag etwas Blut abgehen, wonach man an Stein denken könnte, doch ist das keineswegs gewöhnlich.

Nun vervollständigt man die Diagnose durch mechanische Mittel, und hierzu ist zuerst der Katheter nothwendig. Zuerst soll man immer den Kranken harnen sehen, denn es dreht sich nicht nur um die Existenz einer Prostatavergrösserung, sondern auch, was noch viel wichtiger ist, um den Einfluss derselben auf den Urinabfluss aus der Blase. Wie sehr dieser behindert und wie gross die Quantität des nach dem Harnen in der Blase zurückgebliebenen Urins ist, das ist die Hauptsache und bestimmt die Behandlung, während die Grösse, der Zustand oder die Form der Prostata hierbei weniger in Betracht kommt. Häufig wehrt sich der Kranke gegen die Anwendung des Instruments in dem Glauben, dass sie bei dem häufigen Urindrang nicht nothwendig sein könne. Aber bei häufigem und besonders unwillkürlichem Harnen ist der Katheter durchaus nothwendig. In Verbindung mit dem häufigen Harnen steht ein Umstand, welcher den Arzt nicht selten irre führt: der Patient lässt nämlich täglich ebensoviel oder noch mehr Urin, wie durchschnittlich ein gesunder Mann. Ich habe das oft als genügenden

Grund anführen hören um den Katheter wegzulassen. Man steift sich darauf unter Anführung gewisser Scheingründe: wenn jeden Tag eine genügende Quantität ausgeschieden wird, wie könne da fortwährend Urin in der Blase zurückbleiben? Nur ein kurzes Nachdenken wird zeigen, dass die andauernde Unfähigkeit, die Blase zu entleeren, nicht im geringsten von der Quantität des gelassenen Urins abhängt, welche doch nur die Thätigkeit oder Unthätigkeit der Nieren beweist. Das Reservoir, d. h. die Blase mag beim Schluss des Harnaktes immer noch halb oder noch mehr angefüllt sein, nichtsdestoweniger dient sie aber dazu, die täglichen 2 oder 3 Schoppen Urin aufzunehmen und wieder abzulassen. Die Capacität des Reservoirs ist vermindert und die nothwendige Folge davon ist das häufige Harnen, das ist alles. Kurz die Grösse, der täglich gelassenen Quantität hat bei der Frage: „Wird die Blase durch eigene Anstrengung geleert oder nicht?“ gar keine Bedeutung.

Es ist bemerkenswerth, wie häufig bezüglich des unfreiwilligen Harnens, — fälschlich so oft „Incontinenz“ genannt —, die Irrthümer sind, die nicht nur von Seiten der Kranken, sondern auch von Seiten der Aerzte gemacht werden. — Man lässt sich leicht dadurch irre führen, dass der Kranke behauptet, er harne nicht zu wenig, sondern zu oft und zu viel; seine Blase sei vollständig leer, und man solle ihm nur rathen, wie er seinen Urin zurückhalten und nicht, wie er ihn ausleeren könne. Es ist merkwürdig, wie das manchmal den Arzt beeinflusst. Aber gerade unter diesen Umständen ist der Katheter zur Erforschung des Sachverhalts absolut nothwendig.

Man denke immer daran (und ich wünsche, figürlich gesprochen, diesen Satz zum Gemeingut Aller zu machen), dass *unfreiwilliges Harnen Harnverhaltung (Retention) und nicht Incontinenz anzeigt.*

Von dieser Regel gibt es nur sehr wenige Ausnahmen. Die meisten Irrthümer, welche hier gemacht werden, entstehen aus dem Gebrauch oder wie ich gleich zeigen werde, dem Missbrauch des Wortes Incontinenz, welches doch natürlich ausdrückt, dass die Blase leer ist; wenn die Blase ihren Inhalt nicht halten kann (continere), wird ihr Zustand sicher richtig durch das Wort Incontinenz bezeichnet. Das kommt aber sehr selten und nur in gewissen Fällen vor, wie zuweilen bei cerebraler oder cerebro-spinaler Lähmung und bei Verletzungen am Blasenhals, wobei der Urin abgeht, sobald er aus den Harnleitern kommt, da die Blase aufgehört hat als Reservoir zu dienen. Nur das Herauströpfeln des Urins aus der Harnröhre ist das einzige äussere Merkmal, welches diesen Fällen und jenen, wo die Blase durch Urin ausgedehnt ist, gemeinsam ist. Aber wie durchaus verschieden sind diese beiden Zustände! In dem einen ist die Blase voll, in dem anderen leer. Wo immer dieses unfreiwillige Abfliessen des Urins vorkommt, das fälschlich Incontinenz genannt wird, verwechsele man es nicht mit dem Zustand, in welchem die Blase leer ist. Sicher ist die Blase voll und das einzige Mittel dem Kranken Linderung zu verschaffen ist die Anwendung des Katheters. Ich lege grosses Gewicht darauf, weil ich durch die Vernachlässigung dieses Punktes schon Leben habe opfern sehen. Ich habe Leute nach dem Tode untersucht, die an den Folgen einer im Leben nicht entdeckten Harnverhaltung gestorben sind; man wurde dadurch irre geführt, dass der Urin beständig und wie man glaubte „so leicht“ abging.

Unsere Ansichten und nachfolgenden Handlungen werden bekanntlich sehr durch die Art und Weise bestimmt, wie wir die darauf bezüglichen Ausdrücke gebrauchen und anwenden, und es ist unmöglich zu klar und bestimmt in der Ausdrucksweise zu sein, besonders aber wenn wir von pathologischen Zuständen und chirurgischer Praxis sprechen. Ich halte das für ausserordentlich wichtig und war daher beständig darauf aus, den gewöhnlichen Missbrauch von Ausdrücken hierin darzuthun.

Erstlich soll man das Wort „Incontinenz“ welches ja bezeichnet, dass die Blase leer ist oder nichts „bei sich behalten“ kann, nie gebrauchen, um auszudrücken, dass der Urin des Kranken unfreiwillig abfliesst, denn hierbei ist, wie wir gesehen haben, die Blase gewöhnlich voll. Es ist besser, diesen Zustand „unfreiwilliges Harnen“ zu nennen ohne Beziehung auf die Ursache, und wenn diese in einer ausgedehnten Blase ermittelt wird, dafür den Ausdruck „Ueberfliessen“ zu gebrauchen. Wer sich also immer meiner Regel erinnert, dass unfreiwilliges Harnen zumeist Harnverhaltung, nicht Incontinenz anzeigt, wird nie den oben genannten unglücklichen Fehler machen, der wie ich glaube, so gewöhnlich vorkommt. Die Franzosen mit ihrer logischeren Ausdrucksweise sprechen von einer angeschwollenen (engorgée) und „überfliessenden“, aber nie von einer „incontinenten“ Blase, ausser um den sehr seltenen Fall zu bezeichnen, in dem die Blase immer vollständig leer ist. Ich bin desshalb schon lange gewohnt eine volle Blase, die den überschüssigen Urin gegen den Willen des Kranken allmälig ablaufen lässt, angeschwollen (engorgée) zu nennen und ich habe die Folgeerscheinung mit „Ueberfliessen“ bezeichnet und hoffe, das wird Nachahmung finden.

Dies bringt mich auf einen anderen falsch gebrauchten Ausdruck. Bei uns in England wird der eben erwähnte Zustand oft „Lähmung“ (Paralysis) der Blase genannt, und das unselige Wort verleitet zu Irrthümern in der Praxis. Die Blase ist selten gelähmt. Ich wenigstens kenne das nur als Folge von Rückenmarks- oder Gehirnveränderung. Von Blasenlähmung kann nur gesprochen werden, wenn eine Lähmung der Blasennerven, sei es aus centraler oder peripherer Ursache, besteht. Sie kann unfähig sein ihren Inhalt zu entleeren wegen einer mechanischen Verstopfung, z. B. durch vergrösserte Prostata, Striktur, eingekeilten Stein, oder weil die Muskeln durch lange Ueberausdehnung ihr Zusammenziehungsvermögen verloren haben; aber das letztere ist „Atonie“. Diese Unfähigkeit kommt in keinem Falle von verminderter Nerventhätigkeit her, ein Gegenstand, den ich später noch betrachten werde. (Siehe Vorlesung 22.)

Nach dieser Abschweifung, welche ihre Wichtigkeit entschuldigen muss, komme ich zur physikalischen Diagnostik. Hierzu rathe ich einen gut gekrümmten, natürlich nicht dünnen Gummikatheter zu nehmen, am besten den französischen Katheter coudée No. 14 oder 15 (franz. Skala).

Beim Einführen hält man während der ersten Hälfte des Wegs die Spitze gerade nach unten gerichtet und senkt das Instrument allmälig, so dass es beim Eindringen in die Blase eine horizontale Richtung angenommen hat. Wendet man einen englischen Gummikatheter an, so nimmt man ungefähr No. 8 oder 9, natürlich ohne Mandrin. Beim Einführen hält man den Schaft gut rückwärts nach der Leistengegend zu, um die Biegung des Instruments nicht zu zerstören. Sobald man in der Blase ist, entleert man sie sorgfältig und merkt sich das herausgezogene Quantum. Dasselbe kann sehr verschieden sein (von einer bis zu beliebig vielen Unzen), und einmal habe ich sogar 6 Schoppen herausgezogen, was freilich sehr viel ist; gewöhnlich werden es 6 bis 20 Unzen sein. Diesen durch das Instrument entfernten Urin, den der Kranke nicht durch eigene Anstrengung ablassen konnte, nenne ich „zurückbleibenden Urin" und werde ihn später immer so bezeichnen.

Während der Kranke auf dem Rücken liegt, bringt man den Finger in den Mastdarm und prüft die Grösse der Prostata, ob sie sehr weich und ob die Vergrösserung mehr auf der rechten oder linken Seite liegt. Natürlich geschieht das so leicht wie möglich. Der Finger wird mit Fett geschmiert und recht sanft hineingebracht, anderenfalls mag man unnöthiger Weise bedeutende Schmerzen verursachen. Die beste Lage für den Kranken ist die Rückenlage, weil dabei die eine auf den Bauch gelegte Hand durch einen leichten Druck die Blase und Prostata dem Finger im Mastdarm nähert, wodurch sich bestimmen lässt, ob die Blase ausgedehnt ist oder nicht. Das sind die Punkte der Diagnose, deren Bestimmung wünschenswerth ist, und mehr als diese sind nicht nöthig.

Ich komme jetzt zur Behandlung. Die medicinische Behandlung kann in einigen Worten abgemacht werden. Es ist hier nichts zu thun, d. h. man kann die Hypertrophie nicht vermindern. Es kommt oft vorübergehende Vergrösserung durch Congestion vor, wogegen zuweilen etwas geschehen kann, aber eigentliche Hypertrophie kann durch keine bekannten Mittel verringert werden. Zahlreiche Mittel sind sowohl innerlich als örtlich angewendet worden, in letzterer Weise besonders Jod. Aber trotz aller Anpreisung derselben an gewissen Orten muss ich mit dem grössten Bedauern aber auch der grössten Ueberzeugung sagen, dass sowohl Jod wie Quecksilber nur schaden können, wie man sie auch anwenden mag. Ausserdem sind noch andere Heilmittel, z. B. Schierling, Salmiak, Liquor kal. carbon. etc. angewandt worden. Wir müssen aber einfach gestehen, dass wir bis jetzt noch keine Mittel kennen, um die Vergrösserung selbst zu bekämpfen.

Viel mag durch Palliativmittel erreicht werden, zumeist aber kommt dabei die mechanische Behandlung in Betracht. Diese wird zunächst der ungenügenden Harnentleerung abhelfen und zwar durch Applicirung des Katheters. Zweierlei kann die Retention einer gewissen Menge Urin veranlassen, so dass der Kranke diesen durch keinerlei Anstrengung austreiben kann. Erstlich die vergrösserte Prostata selbst, indem sie am Blasenhals ein Hinderniss setzt, zweitens die Unfähigkeit der Blasenmuskulatur sich zusammenzuziehen und den Inhalt der Blase zu entleeren. Sie entsteht folgendermassen. Durch die Anstrengung, das Hinderniss zu überwinden, welches sich dem Ausfliessen des Urins entgegenstemmt, nehmen die Muskelfasern zu und es erfolgt eine ausgedehnte Hypertrophie der Muskelhaut, gerade wie die Wände des Herzens sich verdicken, wenn ein Hinderniss in einem der Hauptblutkanäle existirt. Die verdickte Blase ist viel weniger dehnbar als die normale und ebenso unfähig viel Urin zurückzuhalten wie ihn völlig auszutreiben; die Blasenhöhle ist verkleinert und ihre Funktion als Reservoir vermindert, theilweise durch das Vordringen der vergrösserten Prostata in das Innere, theilweise durch die Steifheit der Wände. In solchen Fällen ist die fortwährende Anwendung des Katheters nothwendig. Oft wird der Kranke sich zeitlebens mehr oder weniger häufig, manchmal sogar immer katheterisiren müssen, und er kann das viele Jahre lang fortsetzen, ohne in seinem Beruf gestört zu werden; bei grosser Sorgfalt wird das Leben nicht nothwendig dadurch verkürzt. Aber wie in allen Fällen, wo täglich katheterisirt werden muss, ist auch hier eines nothwendig: das angewandte Instrument und die Art der Anwendung müssen ihren Zweck so weit als möglich ohne Beschwerde und ohne Reiz erfüllen. Je öfter die Einführung des Katheters nothwendig ist, je nothwendiger ist auch die leichteste Methode dazu.

Ich habe mir für diese Stelle aufgehoben, was ich über das Instrument selbst zu sagen habe. Dass ich in der Regel den elastischen

Katheter vorziehe, ist darin begründet: Für verschiedene Kranke sind verschiedene Biegungen nöthig, und kein Instrument, weder ein französisches noch irgend ein anderes, hält mit dem englischen elastischen Katheter hinsichtlich der Brauchbarkeit für die verschiedenen Bedürfnisse der Praxis einen Vergleich aus. Ungleich dem französischen, welcher erstaunlich weich und elastisch ist, nimmt er jede beliebige Form an und behält sie, eine Eigenschaft, die vielleicht nicht so oft zu Nutz gemacht worden ist, als sie es sollte, welche aber nach meiner Meinung von ungeheurem Vortheil ist. Der Instrumentenmacher bringt den Katheter (Fig. 27) meistens mit gerader und nicht ordent-

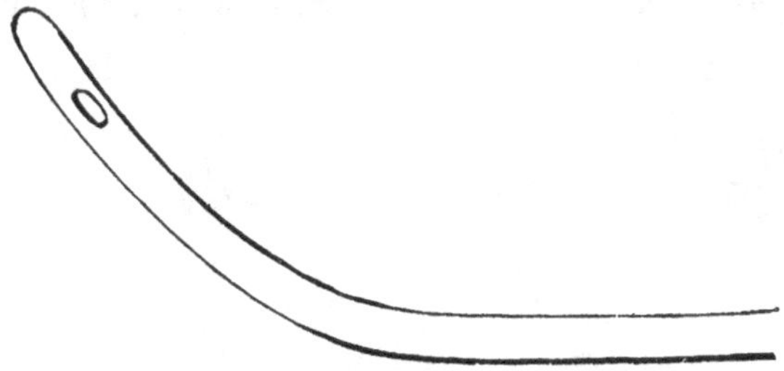

Figur 27.

lich gekrümmter Spitze, die schlechteste Form für einen Katheter. Für Hypertrophie der Prostata muss der Katheter gerade an der Spitze ordentlich gekrümmt sein. Dazu lässt man das Instrument einen Monat lang vor dem Gebrauch über einen überstark gekrümmten Mandrin liegen, es nimmt dann bei der Einführung, natürlich ohne Führungsdraht, leicht die richtige Gestalt an. Ist ein steifes Instrument nöthig, so nimmt man ein Metallinstrument und keinen elastischen Katheter mit einem Mandrin. Die Spitze soll natürlich über die prostatische Verengerung hinausgelangen, da aber die Wärme der Harnröhre die Biegung eines elastischen Katheters immer etwas verringert, so wird die Spitze eines nicht sehr stark gekrümmten beim Vordringen bis zum Blasenhals bereits wieder nahezu die gerade Richtung angenommen haben und nicht über die prostatische Vergrösserung hinausdringen. Hat man einen Katheter, der 1 oder 2 Monate lang gut übergekrümmt gehalten wurde, so entfernt man den Mandrin und biegt den Schaft etwas zurück, um dadurch die zu starke

Biegung zu heben und eine gewöhnliche herzustellen. Was geschieht nun beim Einführen desselben? Trotz der Wärme der Harnröhre hat dieser Katheter das Bestreben beim Durchgang durch dieselbe sich immer mehr zu biegen statt weniger. Und das ist genau der Unterschied zwischen Erfolg und Misserfolg. Ich lege diesem kleinen Manöver einen ausserordentlichen Werth bei. Man hält also den Katheter sehr stark gekrümmt (übergekrümmt), er ist nicht für Striktur sondern für vergrösserte Prostata bestimmt, und biegt den Schaft unmittelbar vor dem Einführen etwas zurück; die Biegung nimmt nun beim Eindringen immer mehr zu und gelangt über die Vergrösserung der Prostata hinaus in die Blase. Das ist so

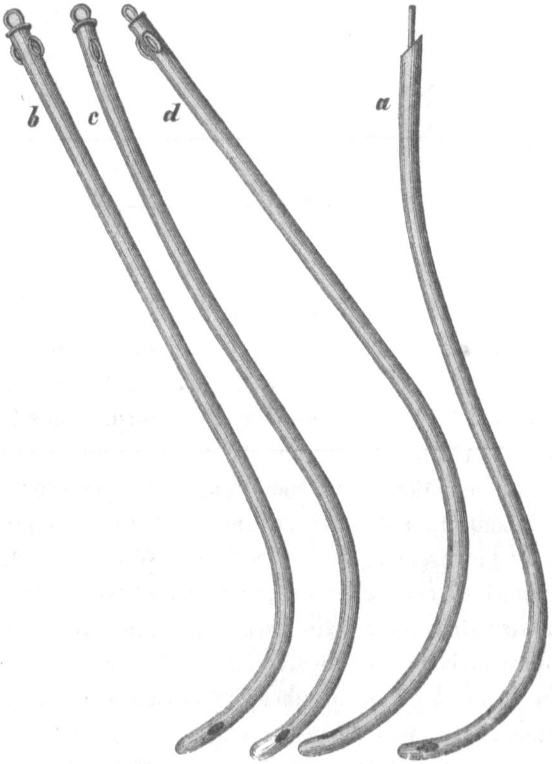

Figur 28. *a* Gummikatheter auf einem zum Gebrauch entsprechend gebogenen Mandrin. *b, c, d* silberne prostatische Katheter von verschiedener Biegung.

einfach, dass es kaum so viel Aufhebens werth scheint, aber ich muss sagen, dass ich nichts der Art kenne, was mehr Nutzen brächte.

Für einen besonderen Fall kann eine bestimmte Biegung nothwendig sein. Wir haben Metallkatheter mit verschiedenen Biegungen (Figur), worunter mehrere sehr brauchbar sind. Aber der englische elastische Katheter besitzt eine Eigenschaft, die man, wie vorhin gesagt, bei keinem andern trifft. In warmem Wasser lässt sich ihm jede beliebige Form geben, die er, unmittelbar darauf in kaltes Wasser getaucht, beibehalten wird. Aber das bestgebogene Instrument kann leicht durch die Gebrauchsweise verdorben werden. Natürlich darf sich seine Biegung nicht im vorderen Theil des Kanals verändern, da sie für den hinteren bestimmt ist. Desshalb muss der Schaft des Katheters beim Einführen dicht in der Leistengegend gehalten und der Penis sanft über die Biegung gezogen werden, wodurch sie erhalten bleibt, bis sie den hinteren Theil der Harnröhre erreicht. Nun senkt man den Schaft des Katheters gehörig und die Spitze wird über jedes Hinderniss in die Blase gleiten.

Es giebt eine Form des französischen Katheters, welche für prostatische Vergrösserung sehr nützlich ist; ich meine den geraden sehr biegsamen Katheter, dessen Spitze etwas gebogen ist, den sogenannten Kath. coudée; seine Nützlichkeit wurde schon in Vorlesung 3 dargethan. Dieses Instrument wird im Stehen eingeführt, indem man die Spitze nach dem Kranken richtet und den Schaft fast senkrecht hält, bis man zwei Drittel des Weges hinter sich hat, und ihn dann beim Eindringen in die Blase bis zur horizontalen Richtung oder noch etwas tiefer senkt; er gleitet gewöhnlich ausserordentlich leicht über jedes Hinderniss hinweg (Figur 29).

Figur 29.

Manchmal werden ihm auch 2 Biegungen gegeben, was aber selten nothwendig ist, dann heisst er Katheter „bicoudée“.

Die allgemeine Behandlung ist nicht zu vernachlässigen; das meiste darüber werde ich mir für die Besprechung der chronischen

Cystitis versparen, da diese sich so vielen Krankheiten der Harnorgane zugesellt, dass die allgemeine Behandlung besser dort als bei jeder einzelnen Krankheit besprochen wird. Ein wie weites Feld sie aber auch bei prostatischer Vergrösserung umfasst, sie zielt doch hauptsächlich darauf hin, locale Congestion zu verhindern. Der Kranke muss sich vor allem vor Erkältung der Unterleibsgegend hüten, zu viel geschlechtliche oder andere Aufregung, lange Reisen, das Fahren in schüttelnden Wagen etc. vermeiden, weil all dieses das lokale Uebel verschlimmert, indem die Prostata sehr leicht in einen zeitweiligen Entzündungszustand geräth und anschwillt; die meisten Klagen des Patienten verdanken diesem Zustand ihre Entstehung.

Ein anderer Punkt ist die Regulirung der Verdauung. Kann der Kranke ordentlich verdauen, so wird er sich trotz vergrösserter Prostata ziemlich wohl befinden. Verstopfung und Kothmassen im Mastdarm verursachen oft grosse Unbehaglichkeit. Manchmal bringt ein einfaches Klystir von warmem Wasser augenblicklich Erleichterung; nöthigen Falls kann durch leichte Laxirmittel, Senna, Manna, Weinstein, Schwefel, Friedrichshaller Wasser oder schwefelsaures Natron, nachgeholfen werden; was gelind, rasch und ohne Reiz wirkt, wird den Kranken in einem Zustand halten, der sehr verschieden ist von dem, der mit habitueller Verstopfung verbunden ist. Stark wirkende Abführmittel erregen grosses Unbehagen und sind zu vermeiden.

Schliesslich noch einige Worte über die Fälle, in welchen das Einführen des Katheters sehr schwierig ist und Harnverhaltung eintritt. Die Vergrösserung der Prostata kann unter Umständen mehr plötzlich auftreten, mit anfangs unmerklichen Symptomen, die durch hinzutretende Congestionen oder Entzündung schnell zu Harnverhaltung führen, so dass der Kranke in grosser Noth ist. Hier handelt es sich nicht darum, wie lange man bis zur Applizirung des Katheters warten soll, hier muss unverzüglich katheterisirt werden. Man hat eine überausgedehnte Blase vor sich, was sich durch den dumpfen Perkussionsschall über der Symphyse leicht nachweisen lässt. Möglicherweise haben vorher schon Andere versucht, den

Katheter einzuführen, und man kann so leicht zu Fällen gerufen werden, in denen Lebensgefahr droht. Vor allen Dingen handelt es sich hier um die Lage in welcher der Kranke katheterisirt werden muss. Bei sehr ausgedehnter Blase rathe ich es im Liegen zu thun, ist die Blase aber nicht übermässig ausgedehnt, so wird es vielleicht besser im Stehen gehen. Die Blase lässt sich freilich leichter entleeren, wenn der Kranke steht, ist sie aber sehr ausgedehnt, so lässt man den Kranken sich hinlegen, bevor man zum Katheterisrien schreitet. Es ist nämlich gefährlich, eine bedeutende Menge Urin im Stehen zu entleeren, und ich weiss, dass schon plötzlicher Tod dabei eingetreten ist. Ich will beiläufig auf einen Fall hinweisen, der zu einer gerichtlichen Klage auf Mord gegen einen Chirurgen führte. Die Umstände waren mir alle recht wohl bekannt, da ich den ungerecht angeklagten Collegen zu vertheidigen hatte. Der Kranke war nämlich im Stehen katheterisirt worden und nach Entleerung von etwa 6 Schoppen Urin plötzlich todt hingefallen, wie man es auch zu erwarten hätte, wollte man einem Mann mit Ascites den Bauch im Stehen anzapfen. Aber hier lag doch gewiss nur ein Irrthum seitens des Arztes zu Grund, und nichts konnte scheusslicher sein, als eine verbrecherische Handlung daraus zu machen. Ich erwähne diesen lehrreichen Fall nur desshalb, um zu zeigen, dass besonders bei älteren Leuten mit ausgedehnter Blase öfters höchst fatale Zufälle eintreten können. Ich katheterisire in diesen Fällen immer im Liegen. Ueberdies ist es rathsam, unter diesen Umständen nur einen Theil des Urins abzulassen und nach Entleerung etwa des vierten Theiles eine Weile zu warten, bevor man den Rest entfernt. — Gelingt die Einführung eines elastischen Instruments nicht, so nimmt man, besonders wenn falsche Wege da sind, ein metallenes. Der silberne, sogenannte Prostatakatheter ist manchmal absolut nöthig; er ist viel länger und hat eine stärkere Biegung als der gewöhnliche. Er wird sogar gewöhnlich länger gemacht als die meisten Fälle erfordern. Thatsächlich genügt meistens ein gewöhnlicher Metallkatheter (ungefähr No. 10) oder einer, welcher höchstens 2 Zoll länger ist; ein 14 Zoll langer ist sehr selten nothwendig. Kommt man damit nicht zum Ziel, so gelingt es oft mit einem kurzschnabligen, der nach Art der Steinsonde oder des Lithotriptors gebogen ist. Stösst man auf Widerstand, so muss man immer an falsche Wege, in die man gerathen ist, denken und nur ja keine Kraft anwenden. Die Passage ist nicht eng, sie mag in der Gegend der Prostata etwas verlegt sein; im Falle eines Widerstandes zieht man desshalb das Instrument zurück und sucht nach rechts oder links einen anderen Weg, natürlich auch nur mit Vermeidung jeder Gewalt.

Gegen die zuwartende Methode: heisse Bäder und Opium, habe ich bei Harnverhaltung in Folge von Hypertrophie der Prostata schwere Bedenken, weil man den zukünftigen Zustand der Blase mit in Anschlag bringen muss. Bleibt die Blase einen oder zwei Tage überausgedehnt, so ist eine Schwächung ihrer Contractionsfähigkeit zu befürchten. Bei einem alten Mann, dessen Blase in Folge lange dauernder Retention völlig ausgedehnt ist, wird sehr wahrscheinlich die Contraktionsfähigkeit für immer verloren sein. Falls aber auch der Kranke bis zur Zeit der Retention ordentlich uriniren konnte, so dehnt sich, während man die Zeit mit Opium, heissen Bädern ect. verliert, die Blase unterdessen immer mehr aus, und die Schwierigkeiten werden später viel erheblicher sein, als wenn er gleich mit dem Instrument erleichtert worden wäre.

Hat die Einführung des Katheters viel Mühe gekostet, so wird man das Instrument in der Blase lassen. Besser ist in diesen Fällen freilich die wiederholte Einführung des Katheters, weil durch das Liegenbleiben die Prostata gereizt oder gar beschädigt wird, im Gegensatz zur Striktur, wo dieses Verfahren freilich oft am Platz ist. Jedenfalls sind elastische Instrumente besser als metallene, weil sie weniger Reiz erregen. Besonders empfiehlt sich ein vulkanisirter Kautschukkatheter, den man allein bei prostatischer Vergrösserung ohne jeden Nachtheil zurücklassen kann. Er kann manchmal leicht hineingebracht werden durch wiederholte kurze, rasche Stösse (Demonstration), oder wenn das nicht geht, armirt man ihn mit einem Mandrin von entsprechender Biegung, welchen man nach der Einführung wieder entfernt. Wenn er ordentlich befestigt ist, wozu man die Schamhaare benützt, so ist es nicht schwierig, ihn an seiner Stelle zu halten, wie meine Zuhörer das so oft gesehen haben, (siche Fig. 10 pag. 60), und er hat den Vorzug, dass er sich selten mit phosphorsauren Salzen überzieht, während er den Kranken durchaus nicht hindert, sich im Zimmer zu bewegen. Eine kurze Metallröhre in dem Schaftende macht ihn noch sicherer; noch besser ist es, letzteres 5 Zoll weit mit Collodium zu bestreichen, wodurch es steif wird und leicht zu befestigen ist. Man hat ihn auch mit einer Art Kappe an der Spitze armirt, um ihn in der Blase besser festzuhalten, wodurch aber meistens die Harnröhre gereizt und die Schwierigkeit des Einführens vermehrt wird. Kurz, der Katheter von vulkanisirtem Kautschuk ist manchmal vom grössten Nutzen.

Wenn später, nachdem die Harnröhre wieder wegsam geworden, die Blase ihren Tonus nicht wiedergewinnt, das Katheterisiren also 2 bis 3 mal in 24 Stunden nöthig ist, so thut man gut daran, den Kranken allmählig im Einführen des Katheters zu unterweisen, und mit ein bischen Aufsicht wird es ihm oft recht gut gelingen. Wie oft er es thun soll, wird hauptsächlich von der Menge des nach einer natürlichen Harnentleerung zurückgebliebenen Urins abhängen. Die eigenen Gefühle des Kranken werden zur Beantwortung dieser Frage helfen. Findet man aber, dass nach dem Harnen noch ungefähr 6 Unzen Wasser zurückbleiben, so wird jeden Abend und Morgen katheterisirt werden müssen. Die Blase muss entleert werden, sonst zersetzt sich der Urin mit der Zeit, reizt und erregt schliesslich chronische Cystitis. Bei 10 bis 12 Unzen muss sie in der Regel 3 mal des Tages entleert werden. Wenn der Kranke gar nicht von selbst harnen kann, soll er 4 oder 5 mal oder sogar noch öfter, sicher nicht seltener als 3 oder 4 mal in 24 Stunden erleichtert werden.

Man findet oft, und das ist etwas sehr wichtiges, dass der Kranke, nachdem man angefangen hat beständig zu katheterisiren, mehr oder weniger Cystitis, Fieber und Unwohlsein bekommt, obwohl bis zum ersten Anfall und bis zur ersten Anwendung des Katheters der Urin durchaus klar gewesen ist. Besonders oft kommt es vor bei dem plötzlichen Uebergang von der natürlichen willkürlichen Harnentlerung zur künstlichen vermittelst des Katheters, vorzüglich bei solchen Kranken, die vorher viel ausgehalten haben. Es erfordert einige Ueberlegung, hier den richtigen Zeitpunkt zu treffen, doch wird der Kranke sobald das regelmässige Katheterisiren anfängt, gelegentlich eine Veränderung in seinem allgemeinen Zustand zeigen und darauf soll man merken. Benjamin Brodie machte in seinen vortrefflichen Vorlesungen über die Harnorgane zuerst darauf aufmerksam, dass zuweilen Kranke an Entkräftung und Fieber zu Grunde gehen, nachdem man angefangen hat sie zu katheterisiren. Das Mittel resp. Verhinderungsmittel dafür ist folgendes: Man leert die Blase anfangs nicht jedesmal ganz aus. Wenn vielleicht nach dem jedesmaligen Uriniren bis zu 12 Unzen (1 Schoppen) Urin in der Blase zurückblieben, so ist es eine grosse Veränderung für den Kranken, dieselbe 2 oder 3 mal des Tages vollständig leer zu haben. Sie wird dadurch gereizt, der Urin wird eitrig, er selbst verliert den Appetit, bekommt Fieber und geräth manchmal in Lebensgefahr. Man muss also unter solchen Umständen vorsichtig vorgehen. Statt 12 Unzen zieht man nur 6 heraus, lässt lieber etwas zurück und trägt so dem Zustand der Blase und der festen Regel, dass sie geleert werden sollte, Rechnung. Wenn man zuerst 6 oder 4 Unzen und nachher allmälig mehr abzieht, so wird man immerhin etwas erleichtern und im Laufe einer oder zwei Wochen dazu kommen, die Blase ganz auszuleeren, und alles wird glatt und gut abgehen. Ungeachtet aller Sorgfalt wird es doch zuweilen passiren, dass die Zunge des Kranken allmälig röther und trockener wird und einschrumpft, dass die Kräfte allmälig abnehmen, die Sinne geschwächt werden und der Kranke erliegt. In solchen Fällen wird sich bei der Autopsie immer länger bestehende Pyelitis mit Dilatation und pathol. Veränderungen der Nieren finden und man wird sich sagen, dass der Kranke keinesfalls mehr lange gelebt hätte.

Achte Vorlesung.

Harnverhaltung.

Heute beschäftigt uns vorzüglich Harnverhaltung. Vergegenwärtigt man sich den Zustand eines an Harnverhaltung leidenden Kranken, seine heftigen und beständigen Schmerzen, so fühlt man wie wichtig es ist, ihm nicht nur so gut, sondern auch so rasch wie möglich zu helfen. Es giebt nur wenige Fälle, bei denen eine geschickte und rasche Behandlung mehr Dank erntet als bei diesen. Denn nicht nur sind die physischen Schmerzen ausserordentlich, — ich glaube dass Jeder, der einmal in der Lage gewesen ist, eine volle Blase wenn auch nur für kurze Zeit nicht entleeren zu können, einen wenn auch nur schwachen Schimmer von dem Schmerz gehabt hat, der durch den Zustand, das Wasser Stunden ja Tage lang nicht abschlagen zu können, hervorgerufen wird —, nicht nur sage ich leidet der Kranke grossen Schmerz sondern auch ausserordentliche Angst. Er fürchtet, die Blase müsse bersten, (was jedoch sehr selten vorkommt), und schaut immer mit düsteren Blicken auf die Folgen, die ihm drohen, wenn er nicht erleichtert wird.

Harnverhaltung trifft man in Hospitälern sehr häufig, in der Privatpraxis dagegen verhältnissmässig selten. Der schwere Beruf und die damit verbundenen Schädlichkeiten, welchen die in einem Hospital Hülfe suchenden Leute ausgesetzt sind, bestimmen diesen Unterschied. Unter den höheren Ständen ist sie daher immer eine sehr ernste Sache und wo man ihr auch immer begegnet, erfordert sie alle Sorgfalt und Geschicklichkeit.

Wenn man dann aber wirksam einzugreifen vermag, ist die Hülfe auch eine augenblickliche. Sie ist nicht wie die fragliche Wirkung einer Dosis Medicin, welche ein skeptischer Kranker hartnäckig nur unserem grossen Bundesgenossen, der Heilkraft der Natur zuschreiben mag. Es kann keine Ungewissheit über das Resultat der Behandlung herrschen, wenn nach 24stündiger Agonie auf die richtige Anwendung des Katheters Erleichterung folgt und die 2 oder drei Schoppen Urin, welche der Kranke nicht entleeren konnte, durch die Hand des Arztes entfernt werden. Er wird erklären, er sei „im Himmel", ein bei solchen Kranken gewöhnlicher Ausdruck, und keinen Augenblick die Dankbarkeit gegen den Urheber dieser „Versetzung" ausser Acht lassen.

Retention kommt in 3 typischen Formen vor, deren jede eine andere Behandlung erfordert. Es mögen einige Beispiele vorkommen, für welche diese Eintheilung nicht absolut passt und andere, die zugleich unter zwei Formen gehören, doch ist es passend diese Eintheilung beizubehalten.

Zuerst kann man Retention bei einem jungen und gesunden Mann treffen, der keine Striktur hat, dann bei einem älteren Manne, der eine alte organische Striktur hat, und zuletzt bei einem, der weder jung noch gesund ist, auch keine Striktur aber eine hypertrophirte Prostata hat. Ueber den letzten Fall habe ich nichts zu sagen, da die bei Retention in Folge von Hypertrophie der Prostata einzuschlagende Behandlung schon besprochen ist. Aber ich bitte die beiden anderen Fälle zu beachten, nämlich Retention durch entzündliche Schwellung und jene, die abhängt von organischer Striktur.

Die erste erkennt man aus folgenden Angaben: Seit einem Monat oder 6 Wochen hat der Kranke, gewöhnlich ein junger Mann, einen Tripper. Dieser wurde durch die Behandlung besser und in Folge davon hat der Kranke sich nicht mehr an die ihm verordnete Diät gebunden, sich vielleicht zuviel alkoholische Reizmittel erlaubt oder bei irgend etwas zu viel angestrengt (beim Cricket oder einem ähnlichen Spiel) und sich in erhitztem Zustand auf einen kalten Stein oder feuchtes Gras gesetzt; oder er mag sich stark aufgeregt haben. Diesen Sünden folgt dann manchmal die sogenannte „entzündliche Striktur". Ich wiederhole, dass dieser Zustand kein Recht auf den Namen Striktur hat. Was liegt hier vor? Eine Entzündung ergreift den prostatischen Theil der Harnröhre und afficirt folglich auch den Blasenhals, aber eine Striktur findet sich niemals in dieser Gegend. Daher entsteht bald eine Ausdehnung oder Schwellung der Prostata, wie sich durch eine Untersuchung per Rectum bestimmen lässt, ein Zustand, der nicht im entferntesten Striktur gleicht, d. h. es ist keine begrenzte Verengerung an einem einzelnen Theile der Passage, sondern eine Schwellung der Drüse verhindert den Austreibungsapparat der Blase thätig zu sein, so dass letztere ihren Inhalt nicht entleeren kann. Dies ist in Wirklichkeit gewöhnlich der Zustand, den man entzündliche oder spastische Retention nennt.

Dieser Zustand der Prostata gleicht der Affektion der Tonsillen, wie sie beim Rachenkatarrh vorkommt. Beide Krankheiten beruhen auf der Vergrösserung von Drüsen, welche mehr oder weniger enge Durchgänge umgeben und so die Funktionen derselben behindern; beide treten sehr rasch auf und können durch Erkältung entstehen.

Was sind nun die ersten Anzeichen von entzündlicher Retention? Zuerst lässt gewöhnlich der Tripper etwas nach. Gerade wie mit Orchitis, wo die Entzündung der Harnröhre vermuthlich abnimmt und einen Hoden ergreift, ist mit Entzündung der Prostata verminderter Ausfluss aus der Harnröhre verbunden und wenn man per Rectum untersucht, so wird man die Prostata empfindlich und geschwollen finden. Der Harnstrahl wird dann immer kleiner und kleiner, der Kranke verliert in sehr kurzer Zeit gänzlich die Kraft zu uriniren, bekommt Fieber und Schlaflosigkeit und hat beträchtliche Schmerzen in dem unteren Theile des Unterleibes und im Perinäum. Strikturkranke mögen einigermaassen an diese Beschwerden gewöhnt sein, aber ein rüstiger junger Mann, der zum ersten Male davon befallen wird, geräth in einen äusserst elenden Zustand.

Was die Behandlung betrifft, so wünscht natürlich der Kranke dringend, dass ihm sofort Erleichterung verschafft werde und erklärt, dass die Schmerzen unerträglich seien. Zusammengekrümmt und rasch und oberflächlich athmend sucht er die Wirkung der Bauchmuskeln möglichst zu paralysiren. Die alte Behandlung in solchen Fällen — die klassische Behandlung vor 30 Jahren — bestand in Aderlass am Arm oder Perinäum, wiederholten heissen Bädern und starken Dosen Opium, um den Schmerz erträglich und und den Katheter überflüssig zu machen. Als Grund dafür wurde angegeben, dass man bei dem entzündeten Zustand des Kanals mit dem Katheter mehr schade als nütze und dass es desshalb besser sei, den Schmerz durch die angegebenen Mittel zu besänftigen. Ich habe schon gesagt, dass ich mit dieser Methode durchaus nicht einverstanden bin, obgleich sie noch jetzt in einer gewissen Ausdehnung angewandt wird. Denn man muss nicht nur den augenblicklichen Nothstand sondern auch die Folgen bedenken: Wenn man einen jungen Mann aus Furcht vor dem Instrument 36 oder 48 Stunden lang ohne Entleerung der Blase lässt, so kann ein permanenter Schaden daraus entstehen. Ich habe Kranke gesehen, die nach einer solchen Behandlung Jahre lang unfähig waren, die Blase zu entleeren. Uebermässige und andauernde Ausdehnung zerstört bisweilen ihre Contractionsfähigkeit oder vermindert sie für immer, indem sie einen Zustand bewirkt, der passend „Atonie der Blase“ genannt wird. Wenn man daher einen Katheter anwendet, selbst auf die Gefahr hin, die Harnröhre ein wenig zu beschädigen, so halte ich es doch für besser, diese kleine Gefahr zu riskiren als den Patienten jener anderen Gefahr auszusetzen; ausserdem soll aber auch die Applicirung des Katheters ohne alle Gefahr einer Beschädigung geschehen.

Ich für meinen Theil nehme immer einen mässig grossen Gummikatheter — nicht grösser als Nr. 6 (engl. Skala), da ein grosser nur unnöthigen Schmerz verursachen würde, und ziemlich stark auf die früher beschriebene Weise gekrümmt —, da er über eine geschwollene Prostata hinaus vorzudringen hat. Man kann übrigens auch einen französischen mit einem Knöpfchen versehenen oder den sogenannten Kath. coudée nehmen. Damit wird man den Kranken gewöhnlich ohne Mühe erleichtern und seinen Dank ernten, während er, wenn man ihn jenen langen Prozess durchmachen lässt und er sich schliesslich selbst erleichtert, dafür wenig Dank weiss und der eben genannten Gefahr ausgesetzt ist. Für den Fall, dass der Gummikatheter nicht eindringt, thut es ein silberner von derselben Grösse. — Ich glaube, einer der ersten, der sich gegen die alte Behandlung mit Aderlass und heissen Bädern erklärte, war Guthrie. In den geistreichen Schriften dieses erfahrenen und praktischen Chirurgen findet sich eine hierhin zielende Anekdote. Guthrie spricht über einen Besuch bei einem Kranken, der an Retention litt, und giebt in kurzen und starken Worten den Grund an, warum er damals für immer Bäder und Aderlass aufgab und in Zukunft in solchen Fällen gleich zum Katheter griff.

Soviel über den entzündlichen Zustand der Prostata, der das Uriniren hemmt. Spastische Retention kommt selten vor und verdient keine besondere Besprechung. Wohl will ich aber bemerken dass zu einem entzündlichen Zustand der Harnröhre sich recht gut Muskelkrampf gesellen kann; doch mag das Eine oder das Andere grösseren Antheil an dem Zustandekommen der Retention haben, die Behandlung wird dadurch nicht beeinflusst.

Die zweite Art von Retention ist von organischer Striktur abhängig. Hier ist es gewöhnlich ein älterer Mann, da man selten einen jungen mit einer alten organischen Striktur findet. In der Regel, es gibt zwar auch Ausnahmen, hat ein solcher Kranker meistens 10 oder 12 Jahre Striktur, bevor er vollständige Retention bekommt. Zuerst ist festzustellen, dass Striktur sicher die Ursache ist. Die Beschwerden sind hier wahrscheinlich geringer als im vorhergehenden Falle, aber doch noch erheblich. Der Fall hat sich mehr allmälig entwickelt und die Beschwerden sind nicht nothwendig die Folge einer grossen oder plötzlichen Unvorsichtigkeit. Der Kranke hat Wochen oder Monate lang mit Mühe harnen können und endlich hat etwas ganz unbedeutendes einen Zustand fast absoluter Retention herbei geführt; die „letzte Unze hat so zu sagen den Rücken des Kameels gebrochen“. Mag aber auch keine absolute Retention da sein und der Kranke sich selbst auf jene fruchtlose Weise Tage lang erleichtert haben, so ist doch die Blase sehr ausgedehnt und der Fall in jeder Hinsicht dringend. Man nimmt ein Instrument mittlerer Grösse, — wahrscheinlich ist der Kranke schon an Instrumente gewöhnt —, führt es hinab um den Sitz der Striktur zu bestimmen, die wahrscheinlich 4 oder 5 Zoll von der Harnröhrenmündung entfernt ist, und sucht dann den feinsten Gummikatheter sanft in die Blase zu bringen. Ist das glücklich geschehen, so lässt man ihn gleich liegen, um keine weitere Mühe mehr damit zu haben. Doch ist dies noch kein sehr schwieriger Fall von Retention. Geht der

Gummikatheter aber nicht durch, so rathe ich einen engen silbernen zu nehmen, entweder Nr. 1 oder einen noch feineren, und ihn nach der Anleitung in Vorlesung fünf anzuwenden. Wir wollen aber annehmen, das Instrument ist trotz aller eigenen Sorgfalt und Geschicklichkeit und trotz derjenigen etwa noch hinzugerufener Collegen doch nicht hineingegangen. Es mögen falsche Wege da sein, (welche leicht zu machen sind), und solche Schwierigkeiten vorliegen, dass es fast für jeden unmöglich ist einen Katheter einzuführen.

Das führt zur Frage, was nun zunächst zu thun ist. Nun gut; in einigen dergleichen Fällen mögen Opium und heisse Bäder von grosser Wirkung sein. Angenommen es tröpfelt noch etwas Urin aus und man zögert zum letzten Auskunftsmittel zu greifen, d. h. den Blasenstich oder eine andere Operation vorzunehmen, so ist in einigen Fällen noch ein sicherer Mittelweg einzuschlagen. Der Kranke wird im warmen Bett gehalten, vielleicht mag er bis jetzt der Kälte ausgesetzt gewesen sein, es werden heisse Bäder und starke Dosen Opium verordnet, (von Opium, wenn man es einmal anwendet, muss man starke Dosen geben), um so das unwillkürliche Drängen des Kranken einzuschränken, das er freilich ebenso wenig unterlassen kann wie das Athmen und das hinsichtlich der Entleerung der Blase nicht nur völlig erfolglos ist, sondern den Zustand oft nur noch verschlimmert. Dadurch mag erreicht werden, dass der Urin leichter auströpfelt als zuvor und vielleicht nach 2 oder 3 Tagen sogar in einem dicken Strahle herauskommt, so dass dann die Einführung des Instruments ohne grosse Schwierigkeit gelingt. Auf diese Weise kann der Kranke oft einer Operation entgehen, wenn Grund vorhanden ist, dieselbe zu umgehen. Wenn ich auch nicht rathe, zu lange mit der Operation zu warten, so ist es doch besser, dass der Kranke durch jene Mittel hingehalten werde, als dass er durch eine unsichere Hand Schaden erleide, sei es durch das Messer oder den Katheter. Meistens zwar wird man im Vertrauen auf die eigene Tüchtigkeit die instrumentelle Behandlung wählen, sobald man findet, dass der Kranke nicht harnen kann. Ist man aber davon überzeugt, dass man mit dem Katheter nicht nur nichts ausrichtet, sondern sogar Unheil anrichtet, so ist in den meisten Fällen zu Opium oder Chloroformeinathmungen in Verbindung mit heissen Bädern und Fomentationen zu greifen, in Anbetracht des augenblicklichen und drängenden Zustandes.

Angenommen man hat Alles, was mit dieser Methode möglich ist, gethan, aber ohne Erfolg, so dass man sich nach einem anderen Mittel umsehen muss. Die Blase dehnt sich trotz der Behandlung immer mehr aus und eine sorgfältige Untersuchung der Gegend über der Symphyse ergiebt eine gespannte und vielleicht grosse Geschwulst, die bis zum Nabel oder doch ungefähr so weit reicht und mehr einer schwangeren Gebärmutter als einer Blase gleicht. In Fällen von alter Striktur muss nicht nothwendig verbreitete Dämpfung über der Symphyse sein, da die Blase verdickt und zusammengezogen ist. Der in den Mastdarm gebrachte Finger wird aber auch hier eine Anschwellung entdecken, welche durch die ausgedehnte Blase bedingt ist; ausserdem ist zu prüfen ob Fluktuation vorhanden ist. Wenn ich meine Hand über die Symphyse lege und sich ein deutliches Fluktuationsgefühl dem in den Mastdarm eingeführten Zeigefinger mittheilt, so weiss ich, dass an dieser Stelle der Trokar mit Sicherheit eingestossen werden kann. Ebenso darf ich annehmen, dass eine Operation über der Symphyse Erfolg haben würde, wenn ich eine abgegrenzte runde fluktirende Geschwulst daselbst finde, welche bei der Percussion einen gedämpften Ton giebt, während der Ton in der Umgebung hell und tympanitisch ist. Warum aber, könnte man fragen, versucht man nicht die Blase durch Eröffnung der Harnröhre vom Perinäum aus zu entleeren, um so wenn möglich gleichzeitig die Striktur zu heilen? Wäre es nicht besser auf diese Art 2 Fliegen mit einer Klappe zu schlagen und nicht blos damit zufrieden zu sein, dass man die Blase vom Rectum oder der Bauchwand her ansticht?

Hier ist freilich die verschiedene Praxis und Erfahrung der Chirurgen in Erwägung zu ziehen. Liston sagte einmal von diesem Lehrstuhl herab, es war 3 oder 4 Jahre vor seinem Tode, dass er während seiner Thätigkeit am Royal Infirmary von Edinburg und später an unserem Hospital, bis zu dieser Zeit, als er das sagte, nie den Blasenstich wegen Harnretention gemacht habe. Andererseits gibt es Chirurgen in London, welche denselben mehr als 50 mal gemacht haben. Liston meinte, ein guter Chirurg sollte es selten nothwendig finden, bei Harnretention zu andern Mitteln als dem Katheter zu greifen. Wenn nun einer, wie ich eben sagte, 50 mal den Blasenstich gemacht hat, so thut er das nicht weil er den Katheter nicht einführen kann, sondern weil er es für besser hält, die Blase anzustechen als sich zu lange mit dem Katheter abzuquälen. Anstatt des Blasenstichs machten Liston und Guthrie öfters die eben besprochene Perinealoperation. Von dem Perinäum aus kann die Harnröhre hinter der Striktur erreicht werden. Indessen will ich nur ohne mich weiter darauf einzulassen bemerken, dass diese Operationsmethode in den letzten Jahren wenig angewandt worden ist, weil es nämlich nicht leicht ist, die Harnröhre hinter der Striktur zu finden, und man in dem Perinäum eine gehörige Wunde anlegen kann ohne doch je die Harnröhre zu treffen. Dann folgt auch noch nicht, dass es wünschenswerth wäre, die Striktur blutig zu trennen um sie zu heilen, denn dieselbe mag seiner Zeit auch durch Dilatation geheilt werden können. Der Blasenstich vom Rectum aus ist von Cork vom Guy's Hospital desshalb so oft gemacht worden, weil er ihn für eine ausgezeichnete Behandlungsweise hielt. Er sagte nämlich: „Ich verlege für einige Tage dem Urin gänzlich den Weg durch die Harnröhre und sie wird von selbst wieder gut werden, so dass später die Striktur mit Leichtigkeit zu heilen ist". Und das ist oft richtig. Er sticht die Blase vom Rektum aus unter den erwähnten Umständen an, und hier ist sein Instrument dazu. Auf diese Weise wird die Harnröhre, da der Urin durchaus nicht durch dieselbe kann, so zu sagen brach gelegt und in kurzer Zeit kann ein Katheter No. 2, 3 oder No. 4 eingeführt werden, wenngleich vorher nicht einmal No. 1 hindurchging. Diese specielle Methode hat wie gesagt Cork eingeführt und auf jeden Fall die Leichtigkeit und Sicherheit seines Verfahrens bewiesen; er hat uns in der That mit einem Vorgang vertraut gemacht, der zuvor sehr ernst und bedeutend erschien. Ich selbst habe den Blasenstich bei Retention in Folge von Prostatahypertrophie zweimal und in Folge von Striktur viermal gemacht und zwar in einer Zeit von mehr als 20 Jahren. In einem der beiden ersten Fälle wurde der Bauch-, in den anderen der Mastdarmblasenstich gemacht, in allen übrigen Fällen bin ich mit dem Katheter zurecht gekommen. Ich füge noch hinzu, dass an demselben Individuum zweimal der Mastdarmblasenstich gemacht wurde, einmal im Jahre 1859 und dann 1870. Die zweite Operation wurde auf besonderes Verlangen des Patienten ausgeführt, da beim erstenmale der Erfolg so rasch und vollständig war, sonst würde ich ohne Zweifel auch hier mit dem Katheter fertig geworden sein. Patient lebt noch und ist recht gesund. Ohne Zweifel ist es die einfachste und sicherste Operation in den meisten Fällen, wo die Blase geöffnet werden muss. Dagegen macht eine beträchtliche prostatische Vergrösserung die Operation von der Bauchwand her nöthig. In einem Falle, wo ich den Bauchstich machte, füllte die Prostata das Becken aus; es war die grösste, die ich je sah; die Blase konnte nur durch einen 14 Zoll langen Katheter entleert werden und auch das nur mit Schwierigkeit.

Auf Anrathen habe ich vor vielen Jahren einmal den Stich durch die Symphyse gemacht, ohne in die Blase zu gelangen *). Unmittelbar nachher machte ich die Punktion vom Rectum aus und der Kranke wurde wieder hergestellt.

Es gibt eine neuere Methode, welche manchmal vortheilhaft sein mag. Ich meine den Aspirator von Dr. Dieulafoy, welchen ich zwar nie zu diesem Zwecke, aber wohl schon mit gutem Erfolg um Empyeme zu entfernen angewandt habe. Andere, die ihn angewandt haben, rühmen das Verfahren als leicht, sicher und erfolgreich. Für die Blase nimmt man einen ganz feinen Trokar, sticht ihn über der Symphyse ein und befestigt die Spritze

---

*) Das Misslingen hatte wahrscheinlich folgenden Grund: In Folge eines Stichs durch die Symphyse, die bei einem älteren Manne eine feste Knochenmasse bildet, wird der Trokar so stumpf, dass er die dahinter liegenden weichen Gewebe und die Blase nicht mehr durchdringt, sondern sie vor sich herdrängt. Das war wenigstens bei drei zu diesem Zwecke gemachten Operationen an der Leiche der Fall.

daran, worauf der Urin herauszuziehen ist. Die Verletzung des Peritonäums bei der Punktion ist nicht zu fürchten, denn ich habe mit demselben Instrument Tympanitis bei Peritonitis beseitigt. Natürlich würde bei der nächsten Entleerung ein frischer Stich nothwendig sein, vorausgesetzt, dass die Blase unterdesen nicht ihre Function wiedergewonnen hat. Der Stich dieses so feinen Trokars, den ich auch mehrere Male, wie Sie wissen, zur Entleerung grosser chronischer Abscesse benützt habe, ist nicht zu fürchten und die Operation kann öfters wiederholt werden.

Geht also der Katheter nicht hinein, so bleibt zweierlei übrig, wenn die Symptome dringend sind: Der Blasenstich von der Bauch-

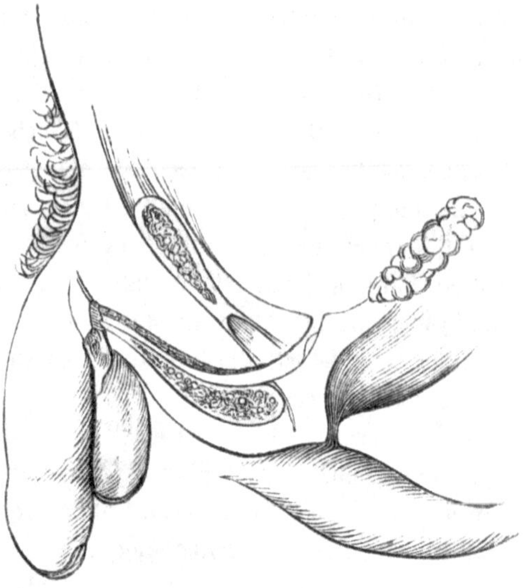

Figur 30. Ein Durchschnitt des Beckens, welcher Blase und Rektum zeigt.

wand oder vom Rektum aus. Siehe Fig. 30. 1) Der Blasenstich vom Rektum aus. Man führt den Finger (natürlich einen langen) in den Darm bis gerade hinter die Prostata, während die andere Hand über der Symphyse liegt, so dass die Fluktuation bei dem Druck derselben durch den Finger im Mastdarm deutlich gefühlt werden kann. Jetzt ist man vollständig sicher, was man zu thun hat. Man stösst den Trokar, geleitet durch den fest auf der Stelle gehaltenen Finger, schnell aber vorsichtig in die Blase. Dies ist immer ein sehr ängstlicher Moment und es ist wahrlich keine Kleinigkeit, dieses lange Instrument mitten in den Körper getrieben zu haben, ohne dass Urin ausfliesst. Am besten ist es, wenn der Kranke sich auf den Rand eines Bettes setzt, so dass der Rücken auf Kissen ruht, und die Beine auf zwei Stühle ausspreizt. Ein Assistent legt eine Hand auf jede Seite über der Symphyse, um die Blase zu fixiren und nach dem Mastdarm hinab zu drücken. Sollte die Kanüle später herausgleiten, so kann sie nicht mehr in dieselbe Oeffnung gebracht werden, weil die Muskelfasern der Blase letztere sofort schliessen. Es ist daher ein neuer Einstich zu machen, was zwar nicht viel zu bedeuten hat, aber besser vermieden wird.

2) Für die Operation von der Bauchwand her (über der Symphyse) sind die Gewebe in der Mittellinie bis zur Linea alba zu trennen, dann ist sorgfältig weiter in die Tiefe zu gehen, bis man auf die fluktuirende Blase stösst, welche nachdem sie wie vorher fixirt ist, durch sanftes Einstossen des Trokars eröffnet wird. Die silberne Kanüle kann 2 bis 3 Tage liegen bleiben und ist dann mit einem Gummikatheter zu vertauschen. Nimmt man nun an, es sei wahrscheinlich, dass der Patient diese künstliche Erleichterung durch die Kanüle eine Zeit lang erfordere, so wird man natürlich die Gegend über der Symphyse vorziehen, weil sie hier viel leichter ist als vom Mastdarm aus, wo die Kanüle die Funktionen desselben behindert und manche andere Bedenken im Wege stehen. Ich habe Kranke gekannt, die 10 bis 15 Jahre lang allen Urin durch eine Bauchblasenkanüle abgesondert haben und ein thätiges und angenehmes Leben dabei führten, obgleich der natürliche Durchgang vollständig verlegt war. Einer von diesen, der zuvor viel gelitten hatte und sich jetzt vollkommen wohl befand, sagte mir, er wisse nicht, ob diese Art des Wasserabschlagens nicht besser wäre als die natürliche.

Nun das ist Geschmacksache. Dieser Gegenstand, besonders die Behandlung bei prostatischer Retention, wird eine weitere Besprechung in Vorlesung 19 finden.

Neunte Vorlesung.

Urininfiltration und Urinfisteln.

Dem Thema „Urinfisteln“ möchte ich eine kurze Besprechung der Urininfiltration voranschicken, die nahe verwandt mit Retention ist. Bei einem Kranken nämlich, der an Retention in Folge von Striktur leidet und durch schlechte Behandlung, Vernachlässigung oder sonst wie keine Entleerung seiner Blase gefunden hat, wird der Blasenstich selbst oft überflüssig, weil der Urin sich bereits einen Weg aus der Blase gebahnt hat. Die Natur hat hier selbst etwas zur Heilung gethan, zwar roh und ungeschickt, aber sie hat doch eine Anstrengung gemacht um das Leben zu erhalten. Ohne Zweifel verlieren viele, welche an Striktur oder Retention leiden, dadurch, dass sie keine chirurgische Hülfe haben, ihr Leben; manchmal aber werden einige dadurch gerettet, dass Urininfiltration eintritt. Es giebt nämlich hinter der Striktur eine Stelle der Harnröhre, vielleicht während einer heftigen Anstrengung, nach, und durch den auf diese Weise gemachten Riss wird ein Theil Urin mit grosser Macht in das Zellgewebe getrieben. Die anatomischen Verhältnisse der Fascien erklären uns, wohin sich dieser Urinstrom ergiessen muss, nämlich in das Scrotum, aufwärts in die Leistengegend über dem Poupart'schen Band und den Unterleib hinauf. Wenn nun der Riss, wie dies gewöhnlich geschieht, in dem bulbösen Theil der Harnröhre, wo die Wände des Kanals schwach sind, entsteht, so kann der Urin weder zurück hinter das Scrotum oder nach der hinteren Seite des Perinäums gelangen, noch auch in die Schenkelgegend, weil er durch das Poupart-sche Band aufgehalten wird. Ich habe gesehen, dass der Urin bis zum Thorax hinauf stieg und habe schon dort in schlimmen Fällen von Infiltration entleerende Einschnitte gemacht. Ist einmal Urininfiltration vorhanden, so wird natürlich nach jeder Anstrengung die Blase zu entleeren, mehr Flüssigkeit mit Macht eingetrieben, so dass die Zelleninterstitien zerrissen werden und die Flüssigkeit gewöhnlich ihren Weg aufwärts findet.

Im allgemeinen lässt sich dem Kranken gleich ansehen, was er hat, obwohl es möglich ist, Infiltration mit gewöhnlichem Oedem des Scrotums zu verwechseln, da jene sehr allmälig und tückisch auftreten kann. In gewöhnlichen Fällen findet man ein hartes Perinäum, einen grossen rothen und gespannten Hodensack, einen geschwollenen Penis und eine Röthe, die sich vielleicht bis über die Symphyse hinaus ausdehnt, und die Anamnese ergiebt, dass wahrscheinlich erhebliche Beschwerden beim Uriniren vorhanden waren, denen plötzliche Erleichterung folgte. Hat jemand einige Tage lang Retention gehabt und es tritt plötzlich Infiltration ein, so spürt er augenblickliche Erleichterung, der schreckliche Urindrang verschwindet sofort, so bald die Flüssigkeit ihren Weg in den Hodensack findet. Aber es treten bald neue Schmerzen, die zwar nicht sehr heftig zu sein brauchen, auf und was noch schlimmer ist, constitutionelle Symptome; die giftige Flüssigkeit zerstört schnell das Zellgewebe so dass Gangrän entsteht. Nach etwa 48 Stunden erscheinen brandige Flecke und der Urin mag seinen Weg in das corpus cavernosum finden, wobei ein dunkler Fleck auf der Eichel erscheint, ein Zeichen, dass das Gewebe des Penis selbst infiltrirt ist. Ohne diesen Zustand, den man selbst gesehen haben muss, (er kann auch so ziemlich an einem gerade in der Klinik liegenden Kranken beobachtet werden), weiter zu beschreiben, möchte ich nur ermahnen, in einem solchen Falle das Messer nicht zu scheuen. Für den Katheter ist keine Gelegenheit mehr, denn der Urin ist in das Zellgewebe eingedrungen und muss möglichst gründlich herausgelassen werden. Dazu ist auf jeder Seite des Perinäums und Scrotums ein tiefer Einschnitt zu machen; er braucht nicht auf 2 oder 3 Zoll Tiefe beschränkt zu werden, da man so zu sagen in Urin und nicht in Fleisch schneidet. Das Gewebe ist so ausserordentlich ausgedehnt, dass man nur wenig Fleisch durchschneidet, und doch wird der Einschnitt, so tief und lang er auch erscheinen mag, nachdem das Wasser ausgelaufen, relativ klein sein. Die Blutung ist gewöhnlich ziemlich stark und man zapft durch 3 oder 4 Einschnitte bald einen Schoppen Blut ab, aber ebenso rinnt auch der Urin aus und sobald die Spannung weicht, können die Gefässe sich besser zusammenziehen. Spritzende Gefässe werden natürlich sofort unterbunden. Am Penis ist auf beiden Seiten einzuschneiden, weil Incisionen in der Mittellinie keine genügenden Communicationswege für den Abfluss des Urins schaffen. Wenn ich auch rathe, nicht zu gewaltige Einschnitte zu machen, so ist es doch besser, etwas zu viel zu thun als zu karg im Gebrauche des Messers zu sein. Nach tüchtigen Incisionen werden schon am nächsten Tage, wenn der Fall gut abläuft, der Hodensack und die sämmtlichen Theile viel weniger geschwollen und entzündet sein. Es besteht jetzt eine direkte Communication durch das Zellgewebe von der Blase aus, und was den Riss hinter den Striktur betrifft, so fährt man gewöhnlich besser, den Katheter nicht zu gebrauchen und das Wasser abtröpfeln zu lassen. Es geschicht dann dasselbe wie beim Blasenstich. Während der Urin auf einem andern Wege abfliesst, fängt die Harnröhre an zu heilen und in 3 oder 4 Tagen lässt sich wahrscheinlich ein Katheter No. 3 oder No. 4 ohne Schwierigkeit einführen. Wenn der Fall nicht schon zu weit vorgeschritten ist und die Gangrän nicht allzusehr um sich gegriffen hat, erfolgt bei diesen anfänglich so schlimm darniederliegenden Patienten oft auffallend rasche Wiederherstellung. Der ganze Hodensack mag sich abgestossen haben und die Hoden unbedeckt in der Wunde liegen, und doch kann alles gut heilen.

Dies führt uns zum nächsten Gegenstande. Nach dem Abfluss des Urins durch diese künstlichen Kanäle heilen manche von ihnen nicht zu, sondern bleiben offen und bilden die sogenannten Urinfisteln. Die letzten drei Fälle, welche vor acht Tagen in der Klinik lagen, waren ausnahmsweise hartnäckig. In dem einen waren die Fisteln durch Infiltration entstanden, bei den beiden anderen durch die gewöhnlichere Ursache, nämlich Striktur der Harnröhre.

Von Infiltration habe ich schon gesprochen, wie entsteht aber eine Fistel durch Striktur? Bei einigen Kranken, die eine Zeit lang Striktur hatten und gar nicht oder nur schlecht behandelt wurden, bildet sich nicht selten ein chronischer Abscess, vielleicht im Perinäum zwischen der Harnröhre und der äusseren Bedeckung. Mit der Zeit öffnet sich dieser nach aussen und einige Tage später fliesst etwas Urin aus und dies geschieht jedesmal beim Uriniren. Wird dem Kranken keine Behandlung zu Theil, so bildet sich eine andere, und so können mehrere Höhlungen und Fistelöffnungen in der Umgebung und an verschiedenen Theilen entstehen, durch die sämmtlich Urin ausfliesst. Es können diese Fisteln an vielen Stellen auftreten, so am Penis, Hodensack, Perinäum, in der Leistengegend und im Mastdarm, an den zwei letzteren Stellen sind sie aber sehr selten. Wir wollen die vier ersten für sich allein betrachten, da die Fisteln, welche sich in den Mastdarm öffnen, eine ganz verschiedene Behandlung erfordern. In Bezug auf ihren specifischen Charakter werde ich sie in 3 Klassen eintheilen, von denen sich Beispiele an jedem der genannten Orte finden können.

Erstens einfache Fistelgänge zwischen der Harnröhre und der äusseren Bedeckung.

Zweitens kann die Umgebung der Fisteln entzündlich indurirt sein, wodurch die Heilung schwieriger wird.

Drittens kann es in Folge brandiger Zerstörung zu Substanzverlust kommen, so dass sich sogar ein Theil der Harnröhre ablöst, und diese Fälle sind die schwierigsten. Daher unterscheiden sich diese Fisteln naturgemäss als einfache, indurirte und solche mit Substanzverlust.

I. Hinsichtlich der „einfachen Harnfisteln" beschränke ich mich auf eine kurze Besprechung. An welchem Theile der Harnröhre die einfache Fistel auch auftritt, sie heilt fast immer, wenn die zugehörige Striktur dilatirt wird. Man dilatire die Striktur und in 9 unter 10 Fällen wird die Fistel heilen. Kranke besonders in der Privatpraxis sind oft ausserordentlich ängstlich wegen einer Oeffnung im Perinäum oder sonst wo, durch welche Urin ausfliesst, man kann ihnen aber gewöhnlich dreist versichern, dass nach Dilatation der Striktur der unnatürliche Gang von selbst zuheilen wird. Ein anderer wichtiger Punkt kommt hier in Betracht, nämlich wie viel Urin durch die Fistel und wie viel in der gewöhnlichen Weise durch die Harnröhre abgeht. Unstreitig hängt die Schwere des Falls sehr von dem relativen Verhältniss des auf diesen beiden Wegen abgehenden Urins ab. Gewöhnlich geht ungefähr $^3/_4$ des Urins durch den natürlichen Weg und $^1/_4$ oder $^1/_5$

durch den falschen ab. Wenn eine grosse Quantität, z. B. $^3/_4$ durch die unnatürliche Oeffnung ausfliesst, dann ist wahrscheinlich eine beträchtliche Striktur vorhanden. Dessenungeachtet wird man nach Dilatation der Striktur sehen, dass das Ausfliessen des Urins durch die Fistel allmälig abnimmt, bis es ganz aufhört und die Oeffnung zuheilt. Letzteres ist aber nur dadurch zu erreichen, dass die Striktur völlig dilatirt wird.

II. Fisteln mit starker Entzündung und Verhärtung am Perinäum können in grösserer Zahl vorhanden sein, es können sich sogar 5 oder 6 Oeffnungen finden. Ich habe einen Mann mit einem Dutzend gekannt, so dass der Urin statt in einem Strome wie aus einer Giesskanne ausfloss. Aber selbst dieser Zustand bessert sich nach Dilatation der Striktur sehr und kann vollständig heilen, wenn es auch nicht immer der Fall ist. Dann hatten wir weniger schrecklich aussehende Beispiele mit vielleicht nur 2 oder 3 Oeffnungen, durch welche der grössere Theil des Urins längere Zeit ausgeflossen ist, bei welchen aber trotz völliger Dilatation keine Besserung hinsichtlich des Urinabflusses durch die Fisteln eintrat. Ein Katheter No. 12 konnte eingeführt werden und doch blieb die Heilung aus. Wenn auch der Zustand des Perinäums sich erheblich besserte, so floss doch mehr als die Hälfte des Urins hartnäckig durch die Oeffnungen im Perinäum aus. Gewöhnlich nahm man unter solchen Umständen zu operativen Eingriffen irgend welcher Art seine Zuflucht oder man bediente sich, wenn diese hinausgeschoben oder verworfen wurden, eines langsameren Mittels. Das aufgestellte Princip ist — ich habe es selbst mit Erfolg angewandt — unbedingt die Fistelöffnungen ordentlich frei zu legen, sei es mit dem Messer, durch Aetzkali, oder andere Mittel, so dass der Urin frei abfliessen und nicht wieder frische Induration verursachen kann. Zunächst versucht man eine adhäsive Entzündung in dem Fistelgang hervorzurufen und zwar durch Einführung eines glühenden Drahtes oder durch Bestreichen mit Kantharidentinctur oder einer starken Höllensteinlösung. Ohne Zweifel gelingt diese Behandlung manchmal, aber es ist besten Falls doch ein lästiger Process. Dann liess man auch zur Heilung solcher Fisteln einen Gummikatheter Wochen ja Monate lang in der

Harnröhre liegen, um den Urin nicht in Berührung mit der Harnröhre und den Fisteln zu bringen. Das misslingt aber gewöhnlich, weil der Urin immer seinen Weg aus der Blase am Katheter vorbei in die Harnröhre findet und durch Capillarattraction weiter in die Fisteln gelangt. So wurde der Zweck, den man auf diese Weise zu erreichen glaubte, nie erreicht und konnte nie erreicht werden. Der praktische Chirurg entdeckt bald, dass das Liegenlassen des Katheters nie den Durchgang allen Urins durch denselben sichert; etwas wird immer neben vorbei gehen und den Zweck vereiteln. Ich lehre desshalb den Kranken selbst den Gebrauch des Katheters, und das ist bei weitem die rascheste und sicherste Methode. Vor 10 oder 15 Jahren würde ich bei den zwei Fällen, die hier in der Klinik liegen, Aetzkali oder Galvanokaustik oder etwas Derartiges angewandt haben, aber jetzt heilten die Fisteln dadurch, dass ich den Urin stets durch den Katheter entleerte und damit gänzlich verhinderte, durch die Fistelgänge abzufliessen. Man lehrt den Kranken einen Gummikatheter No. 7 oder 8 zu gebrauchen, was leicht genug ist; er soll dann denselben Tag und Nacht so oft einführen als er harnen muss. Nie darf er den Urin von selbst ausfliessen lassen — ungefähr 5 oder 6 Wochen lang — sogar nicht wenn er Stuhlgang hat; es wird dies verhütet, wenn er den Katheter immer unmittelbar vorher anwendet. Diese Methode ist bei jedem der 3 oben genannten Fälle ohne Schwierigkeit und mit vollständigem Erfolg angewandt worden, denn bei jedem ist jetzt das Perinäum geheilt und der Gebrauch des Katheters nicht mehr nöthig.

III. Ueber die dritte Art der Fisteln, die mit Substanzverlust, gehe ich kürzer weg, weil eine ausführliche Betrachtung derselben eine lange Aufzählung vieler verschiedener chirurgischer Proceduren nöthig machen würde. Wo ein solcher Substanzverlust vorliegt, ist gewöhnlich eine plastische Operation erforderlich um die vorhandene Lücke auszufüllen. Eine kleine Oeffnung kann durch Ausbrennen mit einem glühenden Draht, dem Galvanokauter, oder auf irgend eine Weise, welche eine Contraction der Gewebe bewirkt, bedeutend zusammengezogen werden. Man weiss aus Erfahrung, dass Brandnarben sich beträchtlich contrahiren und macht sich das hierbei zu Nutzen. Wenn die weichen Theile jedoch sehr zerstört sind, ist zur Heilung meistens irgend eine plastische Operation erforderlich. Wenn ein Theil der Harnröhre zerstört ist, sieht man beim Einführen eines Metallkatheters vielleicht $^1/_4$, $^1/_3$ oder sogar $^1/_2$ Zoll desselben bloss in der Wunde liegen. Die erfolgreiche Behandlung solcher Fälle erfordert grosse Sorgfalt und Geschicklichkeit. Selten wie sie sind, werden sie noch seltener vollständig geheilt.

In dem Hospital hatte ich nur 3 oder 4 solcher Fälle, in welchen die Kranken durch plastische Operationen völlig geheilt wurden. Im vorigen Winter lag ein Mann hier, der gerade zwischen dem Winkel des Penis und dem Hodensack eine Oeffnung hatte, durch die man den Katheter wenigstens $^1/_3$ Zoll weit sah, und bei dem der ganze Boden der Harnröhre zerstört war. Die Operation in diesem Falle war eine der glücklichsten, die ich je sah. Eine einmalige Operation stellte die Harnröhre bis auf eine Oeffnung nicht grösser als ein Nadelstich wieder her; sie bestand darin, nach Anfrischung der Ränder ringsherum aus dem Hodensack einen Lappen zu bilden, welcher zur vollständigen Bedeckung der Wunde in die Höhe gezogen und mit den angefrischten Wundrändern durch eine Anzahl feiner Nähte vereinigt wurde. Die Fistel heilte vollständig. Dazu war eine Vorbereitungskur nöthig, ohne welche die Sache misslungen wäre. Ich lernte nämlich den Kranken ein oder zwei Wochen vor der Operation dazu an, den Katheter selbst einzuführen, um so jeden Tropfen Urin herauszuziehen, und erst als er das gründlich verstand, machte ich die Operation. Einen Monat lang liess er nie einen einzigen Tropfen Urin auf andere Weise als durch den Katheter abgehen. Das Liegenlassen des letzteren hätte hier nicht genügt, weil der Urin, wie schon gesagt, immer seinen Weg früher oder später neben vorbei findet. Zum Glück befolgte der Kranke die ihm gegebene Anweisung buchstäblich, so dass kein Grund vorhanden war, wesshalb die Wunde nicht ebenso gut hier heilen sollte als irgendwo anders. Die ganz kleine Oeffnung, welche zurückblieb, wurde mit dem glühenden Draht vollständig geschlossen und die Harnröhre kann jetzt wieder alle ihre Funktionen verrichten. Bekanntlich hat die Harnröhre neben der Funktion des Harnens noch eine andere sehr wichtige. Wie man auch über diese denkt, sicher ist sie von sehr grosser Bedeutung, z. B. in Fällen wo die Vererbung eines berühmten Familiennamens, Titels oder Standes davon abhängt. Mag dies nun der Fall sein oder nicht, sicher hält Jedermann sie für eine für sich selbst sehr wichtige Funktion, mögen Andere darüber denken wie sie wollen, und in diesem Falle wäre der Kranke ohne Heilung seiner Fistel impotent geblieben.

Zur Erschöpfung des Gegenstandes hätte ich noch ein oder zwei Vorlesungen nöthig, um über die verschiedenen Operationen zu berichten, welche an verschiedenen Stellen gemacht worden. Ich habe den eben besprochenen Fall genommen, weil er ein typischer und einer der schwierigsten ist. Beim Penis nämlich, der bald schlaff bald erigirt ist, kann der Erfolg jeder Operation durch Erectionen illusorisch werden, und überdies ist nur die dünne Haut zur Operation zu verwenden. Am Perinäum dagegen findet sich eine Fleischschicht von mehreren Zoll Dicke, so dass man Lappen von jeder Grösse und Dicke bilden kann.

Noch ein Wort über die Urinfisteln, die sich in den Mastdarm öffnen, denen ich vorhin einen besonderen Platz einräumte. In der Klinik ist augenblicklich ein Patient, der sich selbst ein Bougie von der Harnröhre aus in den Mastdarm stiess. Gewöhnlicher entsteht aber die Fistel durch den Durchbruch eines prostatischen Abscesses. Es dringt in diesen Fällen beim Harnen jedesmal Urin in den Mastdarm, oft ein sehr misslicher, sogar Schmerz verursachender Umstand. Der Mastdarm wird excoriirt und der Kranke hat sehr häufigen Stuhldrang. Jeder dieser Fälle erfordert indessen seine eigne Behandlung, wesshalb ich nur kurz dabei verweilen will und lediglich das Resultat meiner eigenen Erfahrung gebe, da so viel ich weiss nichts Ausführliches darüber veröffentlicht ist. So selten diese Fälle sind, so wichtig sind sie jedoch. Einen Fall heilte ich lediglich durch Lage. Er betraf einen jungen Officier, den ich in der Privatpraxis sah — in dem Hospital habe ich keinen ganz ähnlichen behandelt und desshalb nehme ich diesen; — jedesmal beim Harnen liefen ihm 3 oder 4 Esslöffel voll Urin in den Darm, woselbst er früher einige Abscesse gehabt hatte. Nach einer durchaus unzulänglichen Behandlung durch andere Mittel fiel es mir ein dem Kranken zu sagen, sich auf's Gesicht zu legen, wenn er harnen müsse, und nie einen Tropfen Urin in anderer Lage abzulassen. In wenigen Wochen war er vollständig geheilt, ein Glück für ihn und für mich. Dieses Verfahren ist geeigneten Falls immerhin der Nachahmung werth, wiewohl es mich in 2 späteren Fällen im Stich liess. Seine Wirksamkeit glaubte ich darin zu finden, dass die Schwerkraft den Urin nach seinem natürlichen Ausweg hin drängen würde, was auch geschah. Nichts drang in den Mastdarm und nach 6 Wochen war der Kranke wohl. Ich traf ihn einige Jahre nachher und er war vollständig geheilt. Heute würde ich dem Manne die vorhin besprochene Application des Katheters angerathen haben und, wie ich sicher glaube, mit gutem Erfolg. In Fällen ohne Substanzverlust gelingt dieses Verfahren gewöhnlich, bei Substanzverlust aber und was noch schlimmer ist, wenn eine directe Blasenmastdarmfistel vorliegt, bleibt nichts übrig als die erste Untersuchung recht gründlich vorzunehmen. Man führt in der Rückenlage des Patienten — wie beim Steinschnitt — einen kleinen entenschnabelförmigen Scheidenspiegel in den Mastdarm, (ein Sim'sches Halbspeculum), um genügendes Licht in die Tiefe zu werfen, und wenn die Grösse der Fistel eine plastische Operation erfordert, würde ich sofort dasselbe Verfahren einschlagen, welches bei Blasenscheidenfistel gemacht wird, d. h. die Ränder anfrischen und sie mit Silberdraht vereinigen. Es ist freilich schwieriger, da der Mastdarm weniger Raum bietet als die Vagina. In dieser ist Raumüberfluss, aber in einem Falle habe ich die betreffende Operation auch bei einem Manne gemacht. Sie war wohl schwierig aber doch ausführbar, und ich halte dies Verfahren für das beste in Fällen mit Substanzverlust. Eine sehr kleine Fistelöffnung kann aber vielleicht durch Galvanokaustik beträchtlich verkleinert, wenn nicht geschlossen werden, wie es mir schon wiederholt gelungen ist.

Urinfisteln bleiben auch manchmal nach Lithotomie zurück. Vor noch nicht langer Zeit hatte ich einen jungen Mann hier, der einige Jahre zuvor auswärts glücklich — mit Ausnahme einer Verletzung des Rektums — lithotomirt worden war. Es blieb eine Fistel zurück und der Patient wurde mir zugeschickt, um dieselbe wenn möglich zu schliessen. Ich liess ihn die Lage wie bei Lithotomie einnehmen, chloroformirte ihn, entleerte durch einen Katheter die Blase und entdeckte vermittelst des obengenannten Halbspeculums eine Oeffnung an dem oberen linken Theil des Darms von einer Katheterweite No. 9. Nun wurde ein dicker doppelter, mit einer starken Batterie verbundener Draht in den Fistelgang eingeführt, der Strom geschlossen und die Seiten tüchtig mit dem heissen Draht touchirt. Dies wurde alle 7 oder 10 Tage einmal wiederholt, worauf die Quantität des durch den Darm abfliessenden Urins beständig abnahm. Trotzdem gelang es mir nie, den Gang gänzlich zu schliessen, obgleich ich den durch den Darm abfliessenden Urin bis auf ein Minimum reducirte und den Kranken in eine ganz erträgliche Lage versetzte. Das unfreiwillige nächtliche Bettnässen, welches in diesen unseligen Fällen so misslich ist, hörte auf.

Zehnte Vorlesung.

Ueber Blasensteine.

Ich denke heute eine ungefähre, wenn möglich alle Hauptpunkte umfassende Uebersicht eines ausgedehnten und wichtigen Themas zu geben, — ich meine Blasenstein beim Manne.

Ueber Stein bei Kindern werde ich nur wenig, und über Stein beim Weibe nichts sagen.

In welcher Altersklasse ist Stein am gewöhnlichsten? Entgegengesetzt dem, was in Büchern über diesen Gegenstand steht, am häufigsten bei Individuen von 50 bis 70 Jahren.

In Büchern findet sich die Behauptung, er sei am häufigsten bei Kindern. Das ist vielleicht richtig, wenn man die Zahl der Fälle bei Kindern denen bei älteren Männern gegenüberstellt (und dann ist es noch nicht sicher), aber es ist durchaus unrichtig, wenn man die Zahl der Fälle einer Klasse im Vergleich mit allen gerade lebenden Individuen dieser Klasse betrachtet.

Man kann wohl sagen, dass die günstigste Periode für Stein zwischen dem 55. und 75. Jahre liegt, dann kommt die Zeit unter der Pubertät und zuletzt das mittlere Alter, wo er am seltensten vorkommt. Numerisch betrachtet, gilt die allgemeine Regel, dass von allen Fällen im Hospital die Hälfte unter 13 Jahren getroffen wird. Ich kann auf keine genaueren Untersuchungen verweisen als jene, die von mir selbst vor einigen Jahren mit grosser Mühe gemacht wurden. Von 1827 solcher Fälle, worüber ich Notizen habe und deren Einzelheiten mir bekannt sind, betraf die Hälfte Kinder unter 13 Jahren. Dies sind aber sämmtlich Hospitalfälle, in der Privatpraxis stellt sich die Sache wesentlich anders, so werden z. B. Steinoperationen bei Kindern der mittleren und höheren Klasse ausserordentlich selten ausgeführt. Ich kenne keine Krankheit, welche in den verschiedenen Ständen in so bestimmter und auffallender Weise auftritt wie diese.

Stein ist bei Kindern der ärmeren Klasse so gewöhnlich, dass in Guy's Hospital, umgeben von einer dichten Bevölkerung der am schlechtesten genährten Klassen der Gemeinde, geradezu die Hälfte der Fälle auf die Kinder kommt. Im Alter dagegen ist er unter derselben Klasse sehr selten und man wird kaum einen älteren Londoner Arbeiter mit Stein treffen. Andererseits findet er sich bei älteren Leuten der besseren Klassen sehr häufig, bei Kindern dagegen fast nie. Dies hat man ganz übersehen, aber das Vorkommen des Steins in dieser Periode und Klasse des Lebens ist häufiger als die meisten glauben*).

Was nun die Verschiedenheiten der Nieren- und Blasensteine betrifft, so sind diese nicht zahlreich und zu ihrer Beschreibung genügen einige Details. Drei Klassen des Steins sind für die Praxis und seine Entfernung hauptsächlich von Wichtigkeit. Am häufigsten finden sich Steine aus Harnsäure und ihren Verbindungen, dann Steine aus Phosphorsäure in Verbindung mit Ammoniak und alkalischen Erden und zuletzt Steine aus oxalsaurem Kalk. Diese Eintheilung in 3 Hauptklassen ist für alle prak-

*) Siehe weitere Bemerkungen über diesen Gegenstand in Vorl. 18.

tischen Zwecke genügend. Davon bilden nun Steine aus Harnsäure und harnsauren Salzen ungefähr $^{3}/_{5}$ der Fälle, und den Rest ($^{2}/_{5}$) phosphorsaure Concremente, entweder in oder ohne Verbindung mit Harnsäure; in letzterem Falle werden sie „gemischte" genannt. Schliesslich kommen ungefähr drei Procent der ganzen Anzahl auf oxalsauren Kalk. Reine Cystin- oder Phosphatsteine finden sich sehr selten und ich habe nur je einen davon operirt.

Was ist nun die gewöhnliche Geschichte des Steins? Das Auftreten eines solchen von einiger Grösse in der Blase ist natürlich nicht das erste Stadium der Krankheit. Der Vorläufer des Steins ist — ich spreche jetzt von denen aus Harnsäure — um mich populär auszudrücken, feiner Sand oder Gries, d. h. es ist ein Uebermass von harnsauren Salzen vorhanden, welche vielleicht beständig da sind; später sind es möglicher Weise charakteristische pfefferkornähnliche Crystalle von Harnsäure und diese vereinigen sich dann zu kleinen runden Steinchen in den Nieren, ungefähr von der Grösse eines Schrotes oder noch grösser, wovon ich hier einige gute Proben habe. —

Ein saures Steinconcrement bildet sich immer in den Nieren und es ist ein glückliches Ergebniss, wenn es in die Blase hinabsteigt. Manchmal wird es nämlich in den Nieren zurückgehalten und verursacht als Nierenstein grosse Leiden, gegen welche die Chirurgie wenig thun kann, wenngleich innere Mittel in etwa von Nutzen sein können. Gelangt der Stein aber in die Blase, so wird er gewöhnlich — 19 mal in 20 Fällen — ohne Operation abgehen. Unter heftigem Kreuz- und Hüftweh, unter Schmerzen in der Inguinalgegend und den Hoden, die etliche Stunden währen und meistens von Erbrechen begleitet sind, steigt er aus der Niere hinab in die Blase. Ist er in diese gelangt, so wird er gewöhnlich nach 1 oder 2 Tagen oder schon früher mit dem Urin ausgetrieben und die Sache ist jedenfalls vorläufig beendigt. Nur muss einem solchen Kranken gesagt werden, dass dieser Vorfall eine starke Disposition zur Steinbildung verräth und dass er gleich alles, was in seinen Kräften steht, thun soll, um eine sehr wahrscheinliche weitere Bildung zu verhindern (vergleiche Vorlesung 15). Kann die Blase aber den Stein nicht austreiben, so wächst er bald durch schichtweise Ablagerung der Harnsäure um den ursprünglichen Kern und es bildet sich allmälig ein sehr harter aber doch noch ziemlich leicht zerbrechlicher Stein. Alle Steine, welche sich hier in dieser Schachtel befinden, sind durch natürliche Anstrengung abgegangen; es ist bemerkenswerth, wie grosse Steine in manchen Fällen ausgeschieden werden. Haben sie aber eine gewisse Grösse erlangt, so ist ihre Entfernung nur auf operativem Wege möglich.

Steine aus phosphorsauren Salzen bilden sich selten in den Nieren, sondern gewöhnlich in der Blase. In dem Schleim einer kranken Blase scheidet sich in reichlicher Menge phosphorsaurer Kalk aus, welcher durch Verbindung mit der beständig im Urin vorhandenen phosphorsauren Magnesia und mit dem aus dem zersetzten Urin stammenden Ammoniak die phosphorsaure Ammoniak-Magnesia oder Tripel-Phosphate bildet. Diese letztere Verbindung bildet nun wieder zusammen mit phosphorsaurem Kalk den sehr gewöhnlich vorkommenden sogenannten „schmelzbaren Stein“. Seine Struktur ist nicht fest und er kann leicht zertrümmert werden.

Der Stein aus oxalsaurem Kalk oder Maulbeerstein entsteht nicht in der Blase, sondern in den Nieren, er ist der härteste und an der äusseren Fläche rauheste von allen.

Was nun die Symptome des Steins betrifft, so sind diese wieder durch jene 4 bekannten und stets verwerthbaren Fragen zu ermitteln. Ein Patient klagt vielleicht, er habe seit einem oder zwei Jahren etwas „Harnsand“ in seinem Urin bemerkt, und zeigt einige kleine Steine vor. Während der letzten Monate ist vielleicht nichts mehr abgegangen, aber zunehmende Beschwerden beim Uriniren erregen starken Verdacht.

Zuerst erkundigt man sich nach der Häufigkeit des Urinirens und hört, dass der Kranke seit einiger Zeit an häufigem Urindrang leidet, der sich am Tage und bei Bewegung bemerklicher macht als des Nachts, ein guter diagnostischer Anhaltspunkt, da bei Hypertrophie der Prostata das Umgekehrte der Fall ist.

Die nächste Frage dreht sich um den Schmerz. Ein Steinkranker hat fast immer Schmerzen und zwar an der Basis der

Eichel, einen Zoll oder noch weniger von der Harnröhrenmündung, ein zwar nicht ausschliesslich für Blasenstein charakteristisches Symptom, da es sich auch bei chronischer Prostatitis und bei einigen andern Affectionen der Blase findet, aber bei Stein fast nie fehlt und gewöhnlich heftig auftritt. Es handelt sich weiter darum, wann der Schmerz auftritt, ob vor, während oder nach dem Harnen, und es wird sich finden, dass er sich während und nach demselben bemerklich macht, während bekanntlich bei Hypertrophie der Prostata und in allen Fällen von Retention der Schmerz dem Uriniren vorhergeht und durch dasselbe gehoben wird. Ein Steinkranker jammert nach dem Uriniren, weil der Stein dann in Berührung mit den Blasenwänden geräth und gegen den Blasenhals angedrängt wird, wodurch etwa 4 oder 5 Minuten lang heftiger Schmerz und Urindrang entsteht, bis der wieder neu eindringende Urin die Blasenhäute von dem Stein trennt.

Als dritte Frage kommt die Beschaffenheit des Urins. In 9 Fällen unter 10 finden sich eitriger Schleim und vielleicht auch Blutstreifen, da der Urin bei Stein fast immer mehr oder weniger trüb oder schleimigeitrig ist.

Die vierte und letzte Frage soll Aufschluss über etwaigen Blutabgang bringen. Fast ohne Ausnahme ist dann und wann Blut abgegangen, welches mit dem blossen Auge zu sehen ist, und fast immer sind unter dem Mikroskope einige Blutkörperchen zu entdecken, selbst wenn der Urin nicht blutig gefärbt erscheint.

Hauptsächlich aber verstärkt Bewegung und Anstrengung, wie Reiten, Fahren in einem holperigen Wagen etc. die Beschwerden erheblich und macht den Urin blutig, obwohl die Blutung bei

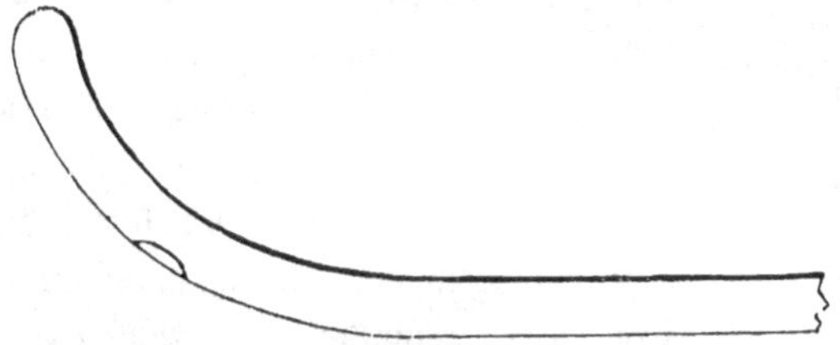

Figur 31.

Stein selten so bedeutend wie zuweilen bei einer Erkrankung der Prostata oder einer Geschwulst in der Blase ist. Alle Symptome des Steins werden mit einem Wort durch jede energische körperliche Bewegung gesteigert. Daher soll ein Patient mit derartigen Erscheinungen immer sondirt werden.

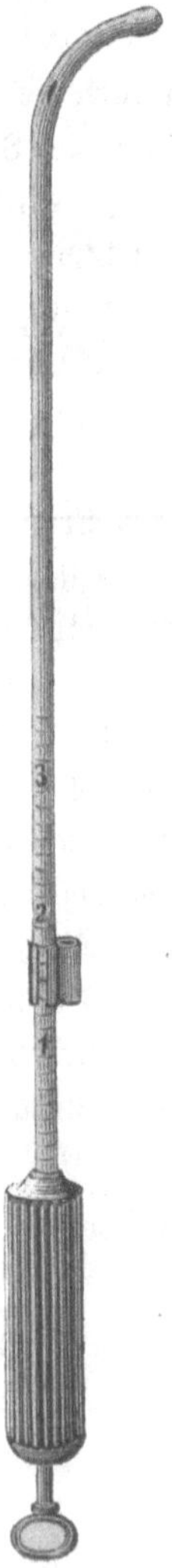

Figur 32. Sonde mit Schieber und Skala um die Grösse eines Steins zu bestimmen. Der Griff, welcher dem meines Lithotriptors gleicht aber kleiner ist, gestattet grosse Leichtigkeit im Sondiren.

Dazu dient eine dünne Sonde mit einem kurz gebogenen Schnabel, die man nach jeder Richtung hin drehen kann; denn eine mit einer grossen — der bei Katheter üblichen — Biegung lässt sich in der Blase nicht nach allen Seiten hin drehen und macht eine genügende Erforschung derselben unmöglich.

Als ich in den Saal trat, frug ich, wie man bemerkt haben wird, nach den Hospitalsonden, und nicht ohne Grund, denn viele der früher hier üblichen Hospitalsonden mit ihrer grossen Biegung können als Beispiele dienen, wie eine Sonde nicht sein soll. Niemand kann sie in der Blase drehen und es ist reiner Zufall, wenn man damit einen kleinen Stein hinter einer vergrösserten Prostata findet. Sie haben genau die Form des gewöhnlichen Katheters und können nur noch als Sehenswürdigkeiten in einem Museum für chirurgische Instrumente dienen. Man wird natürlich fragen: Warum sind solche Sonden hier und wer hat sie benützt? Sie waren früher im Gebrauch und unsere berühmten Vorgänger fanden damit eine ganze Anzahl Steine. Freilich fanden sie auch viele nicht, und davor wünsche ich gerade meine Zuhörer zu bewahren. Ja ich behaupte sogar, dass durch die in England leider noch jetzt gebräuchlichen Methoden mehr Steine beim Sondiren nicht gefunden als gefunden werden, und das muss der Fall sein, wenn man mit einer

Sonde von der Gestalt eines gewöhnlichen Katheters untersucht. Aber mit diesem Instrumente mit kurzem Schnabel (Figur 32) kann leicht in jeder Richtung sondirt werden. Einen grossen Stein kann man natürlich mit jedem Instrumente finden, aber die Hauptsache ist, kleine Steine zu finden. Einen grossen Stein kann Jeder finden, aber die Kunst besteht darin, einen kleinen zu finden, und darauf kommt es auch vor Allem an; denn der kleine Stein wird immer grösser und grösser und dann kann seine Entfernung fürchterlich werden, was weit weniger der Fall ist, so lange er noch klein ist. Während man dem Kranken die Entfernung eines kleinen Steins ohne Lebensgefahr versprechen kann, ist die Entfernung eines grossen oft mit bedeutenden Gefahren verbunden. Die Auffindung der Steine, so lange sie noch klein sind, kann nicht hoch genug angeschlagen werden *), sie ist aber nur möglich bei der richtigen Anwendung einer geeigneten Sonde.

Wie ist nun dieses Instrument anzuwenden? Es darf nicht wie ein gewöhnlicher Katheter eingeführt werden. Mit diesem steht man bei uns in England gewöhnlich an der linken Seite des Kranken und gelangt durch eine leichte Schwenkung in die Blase, mit der Sonde aber steht man an der rechten Seite und verfährt etwas anders, wie ich es an einem Patienten in Vorlesung 12 demonstriren werde, wesshalb ich mir meine Bemerkungen darüber bis dahin aufspare.

Aber das blosse Auffinden des Steins genügt nicht, es sind auch noch einige andere Punkte zu berücksichtigen, weil davon die Methode seiner Entfernung abhängen wird. Zuerst ist es wesentlich, die Grösse des Steins zu kennen, bevor man entscheidet, was man damit anfängt. Aus dem hörbaren Anstossen der Sonde und dem sich der Hand mittheilenden Gefühl lässt sich einigermassen auf die Grösse des Steins schliessen, wenigstens ist daraus sicher zu bestimmen, ob er gross oder klein ist, was aber für unsern Zweck nicht hinreicht.

Es giebt noch ein genaueres und zugleich einfaches Verfahren zur Bestimmung der Grösse des Steins, das für die meisten Fälle genügt; ich selbst habe es lange angewandt und hauptsächlich in der

---

*) Siehe auch Vorlesung 18.

neuesten Zeit unter den Collegen eingebürgert. Es verursacht der Blase weit weniger Reiz als zweiblätterige Instrumente, wie ich sie früher zum Messen anwandte, oder ein Lithotriptor, welcher dasselbe Ding in vergrössertem Massstabe ist. Es ist eine gewöhnliche Sonde, nur mit einem kleinen verschiebbaren Ring oder Schieber versehen, womit die Grösse des Steins ziemlich genau zu bestimmen ist, wie meine Zuhörer häufig in der Klinik gesehen haben. Die Art der Anwendung ist folgende. Man führt die Sonde ein und sucht mit der Spitze, die in fortwährender Berührung mit dem Stein ist, vorsichtig tastend die hintere Grenze desselben, wie er gerade in der Blase liegt, zu erreichen, schiebt alsdann den Schieber bis zur Harnröhrenmündung vor und leitet die Sonde in derselben zarten Weise über den Stein zurück bis zu seiner vorderen Grenze, die wahrscheinlich dicht am Blasenhals liegt. Die Entfernung des Schiebers von der Spitze des Penis giebt nun den Durchmesser des Steins in der verfolgten Richtung an. Der Vorgang ist durchaus schmerzlos und nicht reizend, wenn nur die Handhabung der Sonde, wie sie immer sein sollte, leicht und zart ist.

Dann giebt es, wie schon erwähnt, noch ein anderes Verfahren. Man kann einen Lithotriptor einführen, was sehr zweckmässig aber freilich für den Kranken etwas beschwerlicher ist, den Stein in 2 oder 3 Richtungen fassen und auf diese Weise seine Durchmesser bestimmen.

Ausserdem ist Aufschluss über seine Beschaffenheit zu gewinnen. Phosphatsteine geben einen ganz anderen Klang als die anderen. Derjenige, den ich hier vor mir habe, ist trocken und wird desshalb den betreffenden Klang nicht geben. Nass sind diese Steine schwammig, weich und von rauher Aussenseite, so dass sie beim Anschlagen immer einen dumpfen Ton geben, während die Harnsäuresteine immer einen hellen Ton geben. Dann ist auch auf die Beschaffenheit des Urins zu achten: Reagirt derselbe sauer und enthält Sedimente von harnsauren Salzen, so kann auf einen Stein von harnsauren Salzen geschlossen werden; doch sind in diesem Falle wahrscheinlich vorher kleine Steinchen abgegangen. Wahrscheinlich kann auch der Kranke seine Blase durch eigene Anstrengung vollständig entleeren.

Wenn der Urin dagegen sehr alkalisch und reich an phosphorsauren Salzen ist, der Kranke ausserdem seine Blase nur mit dem Katheter entleeren kann, so ist zu schliessen, dass ein Stein von phosphorsauren Salzen vorliegt, oder dass er doch auf alle Fälle damit incrustirt ist.

Ich habe von Steinen aus harnsauren und phosphorsauren Salzen gesprochen. Der Stein kann aber auch aus oxalsaurem Kalk bestehen, was zu bestimmen sehr wichtig ist. Die Prüfung des Urins, ob sich viel oxalsaurer Kalk niederschlägt, ist nicht zu versäumen. Erhellt nun, dass dies früher zeitweilig vorkam, so ist man geneigt zu vermuthen, dass ein Stein von oxalsaurem Kalk da ist. Derselbe kann aber mit phosphorsauren Salzen bedeckt sein und man kann dadurch über seine wahre Beschaffenheit getäuscht werden. Ich will einen hierauf bezüglichen Fall angeben. Ich hatte es bei einem Privatkranken mit einem grossen Blasenstein zu thun, zertrümmerte den Stein viermal und brachte grosse Quantitäten phosphorsaurer Trümmer heraus. Jedesmal fiel es mir auf, dass mein Lithotriptor nie durch den Stein ging. Er ging immer ein Stück weit und dann kam eine harte Masse; nach 4 Sitzungen konnte ich nichts mehr zertrümmern. Es war klar, dass hier ein sehr harter Stein im Mittelpunkt war, von dem ich eine dicke Kruste phosphorsaurer Salze hinweggeschafft hatte. Mein stärkster Lithotriptor prallte an der Härte dieses Steins ab. Aus Erfahrung kenne ich das Zurückprallen des Lithotriptors von einem Stein aus oxalsaurem Kalk so gut, das ich mich ohne Bedenken für die Anwesenheit eines solchen aussprach. Demgemäss machte ich den Steinschnitt und entfernte einen Stein von oxalsaurem Kalk. In einem solchen Falle würde man nicht oxalsauren Kalk, sondern phosphorsaure Salze im Urin haben. In den härtesten Stein von harnsauren Salzen lassen sich mit dem Lithotriptor unter gleichen Umständen durch eine Schraubendrehung Eindrücke machen, seine Zähne werden sich einbeissen, aber bei einem Stein aus oxalsaurem Kalk ist es gerade, als ob man ein Stück Eisen fasste; das Instrument macht wenig oder gar keinen Eindruck.

Was die Zahl der Steine betrifft, so kommt gewöhnlich nur einer vor, gelegentlich auch mehrere. Es ist eben ein Kranker hier, der 2 ziemlich grosse Steine von harnsauren Salzen in der Blase hat, welche ich durch Lithotritie entfernen werde. Um die Zahl der Steine zu bestimmen, fasst man einen in den Lithotriptor und bewegt letzteren leicht nach jeder Richtung hin, um nach anderen zu suchen. Stösst man auf jeder Seite auf einen, so sind wenigstens 3 vorhanden. Noch ist auf eine Täuschung, die hierbei unterlaufen kann, aufmerksam zu machen. Wenn man den einen Stein zwischen den Blättern des Lithotriptors hat und das Instrument hin und her bewegt, um nach einem anderen zu suchen, so entsteht leicht eine Empfindung, als ob man einen anderen Stein berührte, dadurch nämlich, dass der Stein nicht ganz fest zwischen den Blättern des Lithotriptors steckt und desshalb zwischen ihnen hin und her schlottert. Daraus schloss man schon, wie ich weiss, fälschlich auf die Gegenwart eines zweiten Steins.

Manchmal existiren eine ganze Anzahl kleiner Steine, von der Grösse einer Erbse bis einer Nuss, so dass das rasselnde Geräusch von mehreren gehört und gefühlt wird. Diese Fälle sind für die Operation günstig, wenn man sie mit denen vergleicht, wo nur ein Stein vorhanden ist, vorausgesetzt, dass letzterer dasselbe Gewicht hat, wie jene zusammen. Beim Zertrümmern des grossen Steins entstehen grosse, harte und scharfe Bruchstücke, während die kleinen Steine schon als Bruchstücke, die aber weniger Reiz verursachen, betrachtet werden können; zu ihrer Zertrümmerung und Entfernung ist viel weniger mechanische Arbeit nothwendig. Im Interesse des Kranken würde ich lieber 6 Drachmen solcher kleinen Steine entfernen, als einen einzigen von 4 Drachmen Gewicht.

Sind diese Punkte aufgeklärt, so dreht sich die nächste wichtige Frage um die Operation, ob Lithotritie oder Lithotomie am Platze ist.

Es giebt nur zwei Arten den Stein zu entfernen. Entweder ist eine Oeffnung zu machen, die gross genug ist, um ihn zu entfernen, oder er ist in ganz kleine Stücke zu zerbrechen, welche durch den natürlichen Weg ausgeschieden werden können. Früher war es weniger wichtig, eine Diagnose aller dieser Punkte zu machen, da man nur eine Operation kannte, nämlich den Schnitt.

Damals wurde der Patient immer lithotomirt, einerlei ob der Stein gross oder klein war, weil man eben nicht anders konnte. Jetzt stehen uns zwei Methoden zur Steinentfernung zur Verfügung, so dass es von erheblicher Wichtigkeit ist, die richtige zu wählen, denn — ich kann die Wichtigkeit der Sache nicht genug betonen — wer ohne eine ziemlich genaue vorherige Bestimmung der Beschaffenheit des Steins und ohne Feststellung der passenden Methode operirt, wird wahrscheinlich mehr Schaden anrichten, als wenn er jeden Kranken ohne Unterschied durch Schnitt operirte. Lithotomie bei ganz kleinen und Lithotritie bei recht grossen Steinen wird eine grössere Sterblichkeit ergeben, als wenn in allen Fällen nur lithotomirt worden wäre. Als die Lithotritie zuerst eingeführt wurde, war sie noch eine ziemlich plumpe, ungeschickte Operation, und als die Fälle nicht scharf ausgewählt wurden, als die Chirurgen ohne vorherige Diagnose aller dieser Punkte operirten, als sie da zertrümmerten wo geschnitten werden musste, und da schnitten, wo hätte zertrümmert werden können, war die Sterblichkeit bei Steinoperationen grösser als vorher, wo in jedem Falle geschnitten wurde. Einen stärkeren Beweis für die Nothwendigkeit, die Indicationen der Operation scharf abzumessen, kann ich nicht geben.

Ich will nun, ohne die Zeit meiner Zuhörer allzulange in Anspruch zu nehmen, kurz die Grundsätze aufstellen, welche im Allgemeinen bei der Wahl der Operation leiten sollen.

Bei allen Individuen unter der Pubertät sollen mit sehr wenigen Ausnahmen die Steine durch Schnitt entfernt werden. Bei Steinen, die bei einem Knaben unter 14 oder 15 Jahren vorkommen, ist zu lithotomiren, ausser wenn die Steine sehr klein sind und etwa in einer Sitzung zertrümmert werden können; denn Lithotritie ist keine sehr leichte oder erfolgreiche Operation bei Kindern, da die Harnröhre eng und die Blase sehr reizbar ist, während wie wohl bekannt Lithotomie in diesen Fällen recht gute Resultate giebt. Wir bedürfen keiner besseren Operationsmethode und können uns, so zu sagen, mit einer, die gut ist, begnügen. Lithotomie bei Kindern ergiebt unter 15 oder 16 Fällen nicht mehr als einen Sterbefall. Ich glaube desshalb, dass man in der Regel hier am besten lithotomirt. Wenn jedoch bei einem 3- oder 4jährigen oder älteren Kinde ein Stein von der Grösse eines Orangenkerns gefunden wird, so kann man ihn unter Chloroform in einer oder höchstens zwei Sitzungen sehr wahrscheinlich mit Erfolg zertrümmern, wobei es rathsam ist, einen sehr dünnen Lithotriptor zu nehmen.

Es bleiben nun noch alle Fälle über der Pubertät, und hier ist nur ausnahmsweise zu lithotomiren. Ich sage allgemein, dass überhaupt in allen Fällen über der Pubertät mit einigen wenigen Ausnahmen zu lithotritiren ist.

Die erste Ausnahme bilden Steine von oxalsaurem Kalk von etwa über einem Zoll Durchmesser. Sind sie kleiner, so können sie zertrümmert werden. Diese Fälle sind übrigens selten, ich habe deren fünf oder sechs zertrümmert, davon zwei hier im Hospital. Wie gesagt, ein Stein von oxalsaurem Kalk von der Grösse einer Bohne bis zu einem Zoll Durchmesser kann gewöhnlich zertrümmert werden. Ist er grösser, so bringt man mit keinem Instrument, das man irgendwie durch die Harnröhre einzuführen wagt, etwas fertig, und die Bruchstücke würden, wenn auch das Zertrümmern gelänge, so hart sein, dass die Operation doch von zweifelhaftem Werth sein würde. Dies ist also die erste Ausnahme von der Regel, dass bei Erwachsenen immer lithotritirt werden soll.

Zweitens ist ein grosser Harnsäurestein oder ein sehr grosser Phosphatstein gewöhnlich besser durch Schnitt als durch Zertrümmerung zu entfernen. Gemeinhin ist es möglich, fast jeden Stein zu zertrümmern, bestehe er aus harnsauren oder phosphorsauren Salzen oder sei er ein „gemischter“. Erwägt man aber die Anzahl der erforderlichen Sitzungen und die Grösse des daraus entstehenden Reizes, so wird die einfache Entfernung durch Schnitt besser sein, falls der Stein etwa vollständig zwei Zoll in seinem längsten Durchmesser hat. Wie gesagt, ein Stein mit 2 Zoll Durchmesser, sei es ein phosphorsaurer oder harnsaurer, ist besser durch Schnitt zu entfernen. Ohne Zweifel kann ein noch grösserer Stein aus phosphorsauren Salzen zertrümmert werden; hier ist ein sehr grosser von $2^1/_2$ Unzen Gewicht. Der Phosphatstein ist leicht zerreiblich, so dass sich viel grössere Phosphat- als Harnsäuresteine durch Lithotritie entfernen lassen. So viel über die ausnahmsweise Entfernung des Steins durch Schnitt, so weit sie von der Beschaffenheit des Steins selbst abhängt.

Welche krankhaften localen Veränderungen der Harnorgane nöthigen nun zur Lithotomie und zum Verwerfen der Lithotritie? Diese Ausnahmen sind in Wirklichkeit sehr selten, obwohl früher Krankheiten der Harnorgane jeder Art und jeden Grades als Contraindication der Lithotritie angesehen wurden. Mir wurde es hauptsächlich zu Theil zu beweisen, dass dies ein Irrthum war.

Zuerst will ich die Affectionen anführen, die keine Contraindication abgeben, obgleich es in Büchern gelehrt und auch allgemein behauptet wird; die Lithotripsie selbst ist nämlich rascher fortgeschritten als die Literatur darüber.

So sagt man, bei Strictur sei Lithotritie unmöglich, bei ausgesprochener Hypertrophie der Prostata sei sie schwierig und besser zu unterlassen, ebenso wie bei Atonie der Blase, wo der Urin nicht durch natürliche Anstrengungen entleert und die Bruchstücke nicht ausgeschieden werden könnten. Ferner soll die Lithotritie bei sehr reizbarer Blase d. h. bei sehr häufigem und schmerzhaftem Urindrang eine äusserst undankbare Operation sein, die vollends bei einer schweren Affection der Blase gar nicht in Betracht käme, und bei Nierenkrankheiten endlich gefährlicher sei, als die Lithotomie.

1. Was zuerst Striktur der Harnröhre betrifft, so geht dabei unsere Kunst den Stein zu zertrümmern, nicht weit, aber bei kleinen Steinen ist die Lithotritie hier mit Erfolg zu unternehmen. Neulich habe ich sogar bei einer freilich nicht sehr engen organischen Striktur einen harnsauren Stein zertrümmert und zwar mit ziemlich dünnen Instrumenten, die eigens zu dem Zwecke gemacht waren. Noch vor kurzem habe ich in 2 Fällen mit erheblichen Strikturen in folgender Weise lithotritirt: Ich liess einen Katheter einige Tage liegen und dehnte dadurch die Striktur bis No. 11 aus. Dann wurde der Kranke chloroformirt, ein dünner Lithotriptor eingeführt und so viel als möglich von dem Stein entfernt, worauf der Katheter wieder eingeführt wurde und abermals 3 oder 4 Tage liegen blieb, bis eine andere Sitzung möglich war, und so ging es

weiter bis zur Entfernung des letzten Bruchstückchens. Diese Methode gelang vollständig in 2 Fällen, in denen die Steine klein waren und die Patienten eine so fürchterliche Operation wie Lithotomie nicht hätten aushalten können.

2) Bei deutlicher Hypertrophie der Prostata mache ich ebensowenig einen Unterschied und würde hier ebenso rasch als bei einem jüngeren Kranken, der nicht daran leidet, zertrümmern. Wenn hypertrophirte Prostata bei einem Manne vorkommt, bei dem schon Instrumente angewandt worden sind, so wird er an dieselben gewöhnt und manchmal also noch leichter zu operiren sein als ein gesunder, der nicht daran gewöhnt ist. Muss der Kranke häufig katheterisirt werden, so ist der Fall viel riscanter, bietet aber keine Contraindikation gegen Lithotritie. In einigen Ausnahmefällen dagegen möchte es besser sein den Stein mit Eröffnung der Blase über der Symphyse zu entfernen und eine Kanüle zurückzulassen (vgl. Vorlesung 19).

3) Bei Atonie der Blase, wo spontane Entleerung unmöglich ist und der Urin vermittelst des Katheters entfernt werden muss, lithotritire ich sogar lieber aus dem eben angegebenen Grunde, d. h. weil die Blase und die Harnröhre an die Instrumente gewöhnt sind. Ausserdem ist es durchaus nicht schwierig, alle Bruchstücke bis auf das letzte zu entfernen, Dank unserer jetzigen vollkommenen Methode.

4) Grosse Reizbarkeit oder Empfindlichkeit der Blase ist keineswegs ein Grund gegen die Lithotritie. Man meint, in einer Blase, die nicht 3, 4 oder 5 Unzen Urin halten könne, sei kein Platz für die Handhabung des Lithotriptors und man müsse desshalb lithotomiren. Gegen jenen Grund habe ich nichts zu sagen, da die Reizbarkeit der Blase von der Gegenwart des Steines herrührt, aber sobald man anfängt den Stein hinwegzuschaffen, lässt oft der Reiz nach. Ausserdem ist es nicht nothwendig 4 Unzen Wasser in der Blase zu haben, eine Unze ist vollständig genug. Zur Ausführung der Lithotritie ist es nicht erforderlich, 4 oder 5 Unzen Wasser in der Blase zu haben. Das mag bei den alten schwerfälligen Instrumenten der Fall gewesen sein, aber bei den neueren

hat man nicht nöthig, die Blase vor einer Berührung mit ihnen zu schützen. Als man Instrumente benützte, die die Blasenwände leicht fassten, war es ohne Zweifel wünschenswerth, eine Quantität Wasser in der Blase zu haben; aber mit den modernen, mit denen man die Blase nicht fasst, hat es nicht die geringste Schwierigkeit, bei nur einer Unze Wasser zu operiren. Ob die Blase leer ist oder eine grosse Quantität Wasser enthält, ist mir gleichgültig, vorausgesetzt dass sie nicht zu voll ist. Nichts ist schlimmer als wenn zu viel Wasser darin ist, weil der Stein sich dann hin und her wälzt und man gleichsam Verstecken spielen muss um ihn zu fassen. Eine leere Blase ist besser als eine mit $^1/_2$ Schoppen Wasser darin.

5) Bei vorgeschrittener Blasenerkrankung muss jeder einzelne Fall entsprechend behandelt werden. Findet sich Stein bei beträchtlicher Blasengeschwulst, ein sehr seltener Fall, so muss bezweifelt werden, ob überhaupt irgend eine Operation passt. Einmal erleichterte ich einem armen Kranken mit Blasenkrebs durch Zertrümmerung eines Phosphatsteines die wenigen Wochen, die er noch zu leben hatte. An Lithotomie konnte man hier sicher nicht denken.

6) Welche von beiden Operationen schliesslich bei den verschiedenen Formen von Nierenerkrankung den Vorzug hat, das werden wir in einer besonderen Vorlesung (22) betrachten. Hier mag die Bemerkung genügen, dass das jetzige Verfahren bei Lithotritie in den meisten Fällen sicherer als Lithotomie ist. Vor einigen Jahren würde sicher letztere vorzuziehen gewesen sein.

Ausnahmen sind also sehr selten und die Fälle nur dann schwierig oder gefährlich, wenn der Stein gross ist; es ist wirklich selten, dass man bei Erwachsenen nicht lithotritiren könnte, vorausgesetzt, dass man die gehörige Sorgfalt und Aufmerksamkeit anwendet. Wenn die jetzigen Chirurgen so fortschreiten, wie sie es müssen, und eine grössere Kenntniss und Technik erlangen als ihre Vorgänger, wenn sie besser bekannt mit dem Gegenstande werden, wie sie es naturgemäss werden müssen, wie ja auch unsere Söhne mehr wissen werden als wir selbst und unsere Enkel mehr als sie, so werden auch jene Ausnahmen immer seltener und seltener werden. Denn, wenn der Stein schon frühzeitig, so lange er noch klein ist, entdeckt wird, kann er mit einer fast **sicheren Aussicht** auf Erfolg zertrümmert werden, so dass Lithotomie für Erwachsene in einiger Zeit verschwinden muss, ausgenommen in Fällen, welche durch den Kranken selbst vernachlässigt oder von den Aerzten übersehen worden sind.

Ein ziemlich grosser harnsaurer Stein ist das Product mehrerer Jahre; ein grosser phosphorsaurer entsteht vielleicht in 2 bis 3 Jahren; einer von oxalsaurem Kalk ungefähr in 7 bis 10 Jahren. Es ist sehr schlimm, wenn der Stein erst so spät entdeckt wird, dass er nicht mehr durch Lithotritie entfernt werden kann. Wenn die gehörige Einsicht und Beaufsichtigung des Kranken vorhanden ist, würde ein Stein immer entdeckt werden zu einer Zeit, wo er noch mit fast sicherem Erfolg zertrümmert werden kann, so dass in Zukunft nur diejenigen Fälle den Steinschnitt erforderten, in denen der Kranke sich selbst vernachlässigt und trotz jahrelanger Schmerzen nie einen Arzt consultirt hat. Aber diese Fälle werden zuletzt in der That sehr selten sein. Ich hoffe, dass die jüngere Generation den Tag erleben wird, an dem Lithotomie bei Erwachsenen eine der seltensten chirurgischen Operationen sein wird. Ich glaube nicht, dass ich es erleben werde, aber das erwarte ich doch noch zu sehen, dass sie von Jahr zu Jahr seltener wird. Ich kann nicht sagen, dass ich mit ungetrübter Freude auf diesen Zeitpunkt hinschaue, denn sie ist eine grossartige Operation, die alle Geschicklichkeit, Selbstbeherrschung und Kraft eines erfahrenen und tüchtigen Mannes erfordert. Sie ist eins der besten praktischen Zeugnisse für die Trefflichkeit eines Chirurgen, und wenn wir sie von diesem Standpunkt aus betrachten, so kann man ihr Verschwinden nicht wünschen. Aber sie wird ganz sicher verschwinden, und da dies zum Wohle der Menschheit geschieht, müssen wir damit zufrieden sein.

Nächste Woche werde ich zwei Steinkranke auf diesen Tisch legen lassen und meine Vorlesung über Lithotritie durch die Ausführung der Operation illustriren.

Eilfte Vorlesung.

Lithotritie, ihre Geschichte und die bei der Operation zur Anwendung kommenden Instrumente.

Ich werde zwei Kranke mit Blasenstein auf den Operationstisch legen lassen, der eine ist 62, der andere 65 Jahre alt. Der Stein des einen hat ungefähr einen Zoll im Durchmesser, der andere hat zwei Steine, von denen jeder ungefähr $^3/_4$ Zoll im Durchmesser hat; bei beiden besteht der Stein aus Harnsäure.

Wenn nun ein Kranker nie zuvor ein Instrument in der Blase gehabt hat und die Harnröhre nicht weit ist, so mag es gut sein, vorher zwei oder dreimal ein Bougie einzuführen; dies ist indessen selten nöthig. In den vorliegenden Fällen ist die Harnröhre nicht sehr empfindlich, sie ist weit und eine Vorbereitung also überflüssig.

Dann ist es auch wünschenswerth, dass der Gesundheitszustand des Kranken nicht schlechter sei als gewöhnlich. Man beginnt die Operation nicht, wenn Fieber besteht oder eine Störung von Seiten des Magens oder Darmkanals vorhanden ist. Man sorgt überhaupt dafür, dass die localen Organe sowohl wie der ganze Organismus in einem so günstigen Zustande sind, wie es von vornherein möglich ist. Patienten, die zu grösserer Thätigkeit genöthigt gewesen sind und wie z. B. Arbeiter fast unmittelbar von der Arbeit weg ins Spital kommen, ist vor der Operation etwa eine mehrtägige Ruhe im Bett zu verordnen.

Hat man sich für das Zertrümmern des Steins entschieden, so handelt es sich um die betreffenden Instrumente dazu. Am besten macht man sich mit dem Lithotriptor und seinem Gebrauch bekannt, wenn man die verschiedenen Stadien, welche das Instrument bis zu seiner jetzigen Vollendung durchlaufen hat, kurz durchgeht. Der Lithotriptor hier mit cylinderförmigen Handgriff kann als Typus eines modernen Instrumentes gelten. Mehr als 50 Jahre sind verflossen, seit Lithotritie zum ersten Male ausgeführt wurde und zwar nach einer Methode, die weit verschieden von der heutigen ist.

Zuerst will ich sagen, dass die Lithotritie als Operation den französischen Chirurgen zu danken ist, besonders Civiale, nicht zu vergessen der Leistungen von Leroy d'Etiolles, Amussat und Anderen, die zu ihrer systematischen Entwickelung wesentlich beigetragen haben. Mein alter Freund Civiale, welcher 1867 in hohem und ehrenvollem Alter starb, war der erste Chirurg, der einen Stein mit Erfolg zertrümmerte und zwar im Jahre 1824, mit Instrumenten, die 1817 von ihm angegeben worden waren. Etwas derartiges wurde ohne Zweifel gelegentlich auch von Patienten an sich selbst verrichtet. In einem Falle hatte sich ein Mann einen kleinen Stein in der Blase mit einer schmalen Feile zerrieben, ein Vorgang, welcher als Lithotritie angesehen wurde. Aber der erste, der eine systematische Operation an Kranken angab und vornahm, war Civiale, und er operirte seine beiden ersten Kranken vor einer Commission der Akademie der Medizin mit dem Instrumente, welches ich hier in der Hand habe. Man sieht, wie verschieden es von den jetzt gebräuchlichen ist. Es ist ein grades Instrument mit einem centralen Spitzbohrer und 3 zangenartigen Armen, welche sich nach ihrem Einführen in die Blase öffnen liessen. (Die Art seiner Anwendung wird demonstrirt.)

Hier ist der Vorgang ein ganz anderer wie bei der heutigen Methode — es wurden in den Stein, den die zangenartigen Arme festhielten, durch den Centralbohrer in verschiedenen Richtungen Löcher gebohrt, bis er in Stücke zerfiel, und mit jedem dieser Stücke verfuhr man in gleicher Weise, bis alles in kleine Trümmer verwandelt war. Diese Operation war trotz der schwerfälligen Methode und der Schwierigkeit ihrer Ausführung bis zu einem gewissen Grade erfolgreich. Ich kann hier nicht alle die verschiedenen Entwürfe jener Zeit beschreiben, doch die hauptsächlichste Veränderung war die Construktion eines Instruments, bei welchem die Gewalt durch den Druck zwischen zwei Blättern vermittelt wird, die winklig zum Schaft gebogen sind. Das war ein grosser Schritt vorwärts, den wir dem verstorbenen Weiss von London zu verdanken haben, zu einer Zeit, als Civiale seine erste Lithotritie ausführte (1824). Dieses System verdrängte bald den Perforator und besitzt, obwohl verschiedene Modificationen seit dieser Zeit daran angebracht wurden, noch heute die Gunst aller Operateure. Während Civiale's Methode ursprünglich im Perforiren und Zerreiben des Steins bestand, wurde die Lithotritie durch das Instrument von Weiss das, was sie heute noch ist, ein Zertrümmerungsprozess.

Die nächsten Verbesserungen betrafen das andere Ende des Instruments, den Griff — d. h. den Mechanismus, der den Zweck hat, die Kraft von der Hand des Chirurgen auf die zertrümmernden Blätter zu übertragen. Man versuchte hier Verschiedenes: Der Patient wurde z. B. auf einem besonders dazu hergerichteten Bett festgeschnallt, der Lithotriptor in einem Schraubstock befestigt und die Kraft durch Hammerschläge bewirkt. (Baron Heurteloup 1832.) Ein Schraubenmechanismus war damals oder auch schon früher in Gebrauch und wie man sagt zuerst nach der Angabe von Hodgson von Birmingham. In der Folge modifizirte Costello den Mechanismus des Schraubenlithotriptors, welcher zu jener Zeit ein ausserordentlich plumpes und schwerfälliges Instrument war. L'Estrange von Dublin gab ebenfalls eine nützliche Veränderung an. Dann habe ich noch den Apparat zu erwähnen, der mit allen diesen Verbesserungen versehen lange nach dieser Zeit (1840—55) hier benützt wurde. Er arbeitet mit einer Daumschraube und ist recht schwerfällig, obgleich B. Brodie damit seine Erfolge erntete. (Seine Handhabung wird demonstrirt.) Man sieht, wie lange Zeit und wie viele Manipulationen in der Blase mit demselben erforderlich sind, und viel ist selbst in 5 Minuten damit nicht zu leisten. Inzwischen und zu einer frühen Periode erfand und adoptirte W. Fergusson Zahnstange und Rad, eine bedeutende Verbesserung, da sie grössere Schnelligkeit und Leichtigkeit in der Anwendung ermöglicht.

Die nächste grosse Verbesserung wurde durch Civiale und Charrière von Paris gemacht. Bei diesem neuen Instrumente befähigt ein geistreicher Mechanismus am Handgriff den Operateur, die schiebende Bewegung durch Drehung einer Scheibe sofort in eine Schraubenbewegung umzusetzen und umgekehrt. Diese

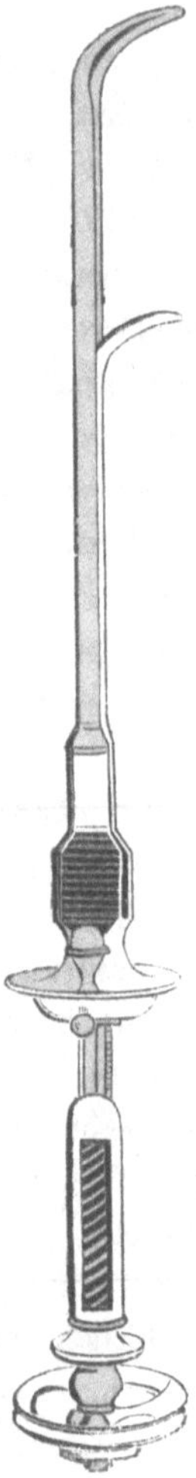

Figur 33. Lithotriptor nach Civiale und Charrière.

Verbesserung ersparte alle Zeit, die durch das Zurückschrauben verloren wurde, welches bei den früheren Instrumenten, wenn sie geschlossen waren, zum Oeffnen nothwendig war (Figur 33).

Schliesslich komme ich zu dem Instrumente, welches ich hier vor mir habe und welches theils nach meinen eigenen Angaben, theils nach denen der Herren Weiss verfertigt ist; es ist zudem dasselbe, welches ich hier immer gebrauche. Es ist jetzt in ganz Europa allgemein im Gebrauch; natürlich sind von Instrumentenmachern und Anderen Veränderungen daran gemacht worden, welche aber, soviel ich weiss, seine Leistungsfähigkeit nur verminderten und offenbar nur durch die Unkenntniss seiner Gebrauchsweise entstanden sind. Der cylindrische Griff, welchen ich einführte und den ich für wesentlich halte, ist jedoch bei allen Abänderungen beibehalten worden, und das ist der beste Beweis für seinen Werth (Fig. 34).

Wodurch unterscheidet er sich aber vor anderen? Dieser Lithotriptor zeichnet sich besonders dadurch vor anderen Instrumenten aus, dass man damit bei dem Suchen nach kleinen Steinen oder Bruchstücken rasche und zugleich zarte Bewegungen ausführen kann, was bei einem Instrumente ohne cylindrischen Griff unmöglich sein würde. Ausserdem lässt sich damit in kürzerer Zeit operiren und es beleidigt die Blase weniger. Diese Manipulations- und Zeitersparniss ist aber eine wesentliche Verbesse-

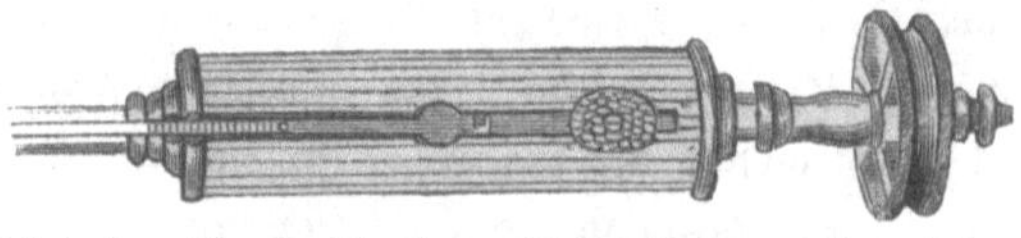

Figur 34. Zeigt den Handgriff dieses Lithotriptors; ein solcher ermöglicht mit grosser Leichtigkeit zu operiren.

rung unserer Operation. Es ist ein grosser Unterschied für den Kranken, ob das Instrument 1 oder 3 Minuten in der Blase bleibt. Bringt man sich selbst ein Bougie in die Blase und zieht es sofort zurück, so wird man sehr wenig Beschwerde davon haben; man lasse es aber einmal 3 oder 4 Minuten lang drin und — wird bald den Unterschied merken; mit jeder weiteren halben Minute nimmt der Schmerz zu. Die blosse Anwesenheit des Instruments in der Blase erregt Reiz, der bis zu einem gewissen Grade in genauem Verhältniss zu seinem Aufenthalt daselbst steht. Was daher die Zeit der Operation abkürzt und die Bewegungen und die Erschütterung vermindert, garantirt nothwendig auch eine grössere Aussicht auf Erfolg.

Gehen wir jetzt zur Operation selbst über. Ich kenne keine solche, bei der man so sehr die kleinsten Einzelheiten beachten muss, die doch alle von der grössten Wichtigkeit sind. Zu einer erfolgreichen Durchführung ist es nothwendig, dass der Chirurg nicht nur auf die blosse einfache Operation, sondern auf alle für die Behandlung des betreffenden Falles nöthigen Einzelheiten achte. Wird der Patient nicht sorgfältig beobachtet, so wäre die Lithotritie besser ganz unterblieben. Entweder geschehe sie nach gewissen Grundsätzen und mit sorgfältiger Beachtung der Einzelheiten oder man möge statt ihrer die Lithotomie vornehmen. Natürlich schreckt man vor dem Studium der Einzelheiten zurück und es ist desshalb nothwendig, die massgebenden Grundsätze derselben herauszufinden; diese sind aber glücklicher Weise sehr einfach.

Welches ist das durch Lithotritie zu lösende Problem? Es ist die Wegschaffung eines Steins ohne Beschädigung der Harnwege, weder durch das Instrument noch durch die Bruchstücke des Steines selbst. Darnach haben wir zu streben, und ist das erreicht, so ist der Erfolg sicher.

Bei der Operation durch Schnitt ist dies natürlich nicht möglich. Hier wird dem Kranken gleich von Anfang an eine bedeutende Verletzung zugefügt und zwar in Gestalt einer grossen und tiefen Wunde und das bleibt immerhin ein Risiko. Sehen wir einmal in wie weit wir hoffen können, das Problem durch Lithotritie zu lösen. Aller irgend mögliche Schaden entspringt wie schon bemerkt, aus zwei Quellen: dem Steine selbst und dem Instrument, das ihn wegschaffen soll.

Also zuerst der Stein selbst. In seinem natürlichen Zustande verursacht er der Blase keinen gefährlichen Schaden, wenn er auch viel Schmerz und zuletzt chronische Leiden erregt. Ist er aber in grosse eckige Bruchstücke mit scharfen Kanten zerbrochen, so ist er der Blase gefährlich und kann leicht heftige Cystitis erregen. Gemäss meinem Prinzip rathe ich desshalb, jedes einzelne Bruchstück gleich zu pulverisiren, aber nicht gleich alle Bruchstücke auf einmal anzugreifen und ohne Unterschied in scharfe Stückchen zu zerbrechen. Dann dürfen diese Bruchstückchen nicht sofort, wenn sie gemacht und also noch scharf sind, durch die Harnröhre weggehen, ausser wenn ihre Wegschaffung gleich bei der Operation durchaus wünschenswerth erscheint, wie das oft vorkommen kann. Können eckige Bruchstücke noch 2 oder 3 Tage in der Blase bleiben, so werden sie etwas vom Wasser abgeschliffen werden und leichter durchgehen. Zu gleicher Zeit wird auch die Harnröhre weniger wund und in einem zum Durchgang derselben besseren Zustand sein. Ausserdem soll der Kranke während dieser Zeit ganz ruhig im Bett gehalten werden, so dass sich die Bruchstücke nicht mehr als nöthig bewegen. Manchmal mag es gut sein, den Urinabgang durch diluirende und harntreibende Mittel anzuregen.

Zweitens kann das Instrument und die Art wie man mit demselben manipulirt, der Blase sowohl wie der Harnröhre viel Schaden zufügen. Es ist desshalb meine Absicht gewesen, die Zahl der hierbei zur Anwendung kommenden Instrumente, die verschiedenen Manipulationen mit denselben und die Operationszeit selbst so viel wie möglich zu vermindern. Ich habe gezeigt, wie ich in Uebereinstimmung mit diesem Grundsatz versucht habe, ein Instrument herzustellen, welches den möglich geringsten Reiz verursachen sollte; und ich will nur hinzufügen, dass wenn wir ein Instrument haben können, welches noch weniger Beschwerde verursacht, dies ein bedeutender Schritt (pro tanto) vorwärts sein wird.

Was nun zuerst die Verminderung der zur Verwendung kommenden Instrumente betrifft, so wurde früher als Grundsatz aufgestellt, dass man mit einem Lithotriptor nur dann in der Blase eines Kranken manipuliren dürfe, wenn diese eine bestimmte Quantität Urin oder anderer Flüssigkeit enthalte. Daher wurde der Urin immer vor der Einführung des Lithotriptors herausgezogen und 4 oder 5 Unzen Wasser injicirt. Ich habe gezeigt, dass diese vorhergehenden Injektionen durchaus unnöthig sind; ich wende sie nie an, noch lasse ich den Kranken vorher den Urin zurückhalten, noch kümmere ich mich darum, wann er urinirt hat. Es wird behauptet, dass, wenn nur eine geringe Quantität Wasser in der Blase sei, man leicht bei dem Versuche den Stein zu fassen, die Blasenhäute verletzen könne. Es ist aber in dieser Hinsicht keine Schwierigkeit vorhanden, weil die jetzigen Instrumente so construirt sind, dass man mit ihnen, selbst wenn man es wollte, kaum die Blasenwände fassen könnte. Als man noch Instrumente hatte, bei welchen die Kanten der Blätter genau auf einander schlossen, war es anders. Aber die Branchen der der neueren Instrumente thun das nie, daher die Sicherheit derselben.

Dann kann man noch in anderer Weise mechanischen Insult bewirken. Es war gebräuchlich und ist es glaube ich bei einigen Chirurgen noch, grössere Bruchstücke des Steines durch die Harnröhre herauszuziehen. Der Chirurg fasste sie mit der Zange oder mit etwas anderem und glaubte wirklich etwas gethan zu haben, worauf er stolz sein könne, wenn er ein Steinchen von der Grösse einer Bohne aus der Blase herausbrachte. Um einen solchen Stein herauszuziehen, muss man ihn doch zuerst zu fassen suchen. Nun, wenn man ihn einmal gefasst hat, warum giebt man nicht eine Schraubendrehung und pulverisirt ihn? Warum maltraitirt man derart den Blasenhals und die Harnröhre und zerrt mit Gewalt durch einen 6 bis 7 Zoll langen zarten und empfindlichen Kanal ein scharfes eckiges Steinfragment? Weit davon entfernt, dies als vollendete chirurgische Technik zu halten, betrachte ich es als etwas, was speciell vermieden werden muss. Man ziehe also nie ein Instrument zurück, welches ein Steinfragment oder Trümmer enthält, die zu gross sind, um leicht durch die Harnröhre zu gehen. Unser Zweck ist hauptsächlich, den Stein in ganz kleine Stückchen zu zerbrechen, die dann unschädlich und leicht genug durchgehen.

Dann war man auch gewöhnt, nach dem Zertrümmern dem Kranken in aufrechter Stellung wiederholt und heftig mehrere Unzen Wasser in die Blase zu injiciren, um die eben gemachten Bruchstücke zu entfernen. Das verursacht oft mehr Reiz als der Gebrauch des Lithotriptors selbst, und ich halte es aus dem schon genannten Grunde für ein nutzloses und voreiliges Verfahren. Man sieht also, dass es nichts ist mit den vorhergehenden sowohl wie mit diesen nachfolgenden Injektionen, noch mit dem Herausziehen von Steinfragmenten. In der Regel soll man das meiste mit dem Lithotriptor selbst verrichten. Ein gutes Instrument mit flachen Blättern wird $^7/_8$ der Arbeit thun. In vielen Fällen mögen noch andere Mittel, z. B. Clover's Apparat angewandt werden, welcher noch der beste von allen ist und den ich jetzt öfter als früher anwende und zwar mit Nutzen.

Bei Aufzählung dieser einfachen Grundsätze der Lithotritie habe ich dieselben nothwendiger Weise durch eine theilweise Beschreibung der Ausführung der Operation illustriren müssen. Ich will nun damit fortfahren und noch auf Einiges in der Construktion des Lithotriptors selbst aufmerksam machen, bevor ich die Anwendung desselben demonstrire.

Was die Branchen des Instruments betrifft, durch welche der Stein gefasst und zermalmt wird, so gibt es zwei specifische Formen derselben, gefensterte und nicht gefensterte. Bei einem grossen und harten Stein fing man gewöhnlich mit dem gefensterten Instrumente an, bei welchem der Schnabel des weiblichen Arms gänzlich durchbrochen ist und den männlichen durchgehen lässt. Diese Construktion macht das Instrument immer mehr oder weniger gefährlich, da seine Kanten genau aufeinander stossen und in einander schliessen, die Zähne des männlichen Arms scharf sind und man wegen der Dicke der Branchen mehr Platz zum Fassen eines Steines in der Blase nöthig hat; ferner macht es nothwendiger Weise harte, scharfe und eckige Bruchstücke. Es sollte so selten wie möglich angewandt werden (Figur 35). Ich gebrauche es jetzt nie mehr, obgleich ich es

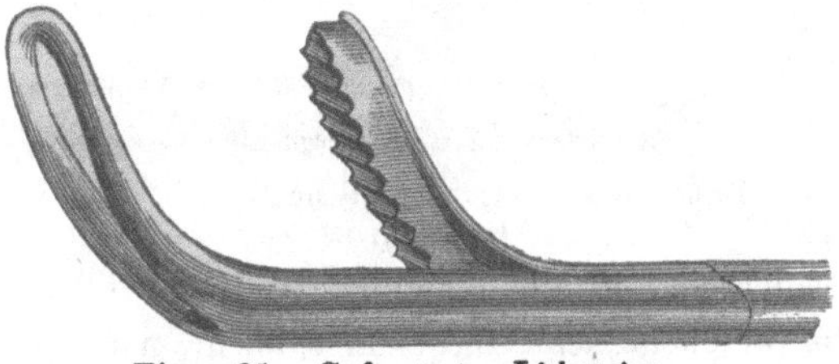

Figur 35. Gefensterter Lithotriptor.

manche Jahre vorher that. Gewiss seit 8 Jahren habe ich es nicht einmal mehr angewandt.

Der nicht gefensterte Lithotriptor hat starke aber flache Branchen, so dass nur wenig mehr Raum nothwendig ist, um den Stein zu fassen, als dieser selbst einnimmt. Ist das Instrument geschlossen, so stossen die Ränder der Branchen, welche ordentlich gekrümmt sind, nicht zusammen; die männliche ist nicht so breit als die weibliche, so dass rund herum ein Spalt bleibt, durch welchen eingeschlossene Trümmer, wenn deren zu viel sind, hinausgedrückt werden können. Das Zermalmen eines Steines zwischen solchen Branchen bewirkt eher kleine als grosse Trümmer. Es gibt 2 verschiedene Arten dieses Instruments, die beide einen verschiedenen Zweck haben. 1) Die männliche Branche kann schmäler als gewöhnlich und ein wenig keilförmig *) sein, in welchem Falle es für grössere und härtere Steine bestimmt ist und grössere Bruchstücke macht (Figur 36). Es ersetzt vollständig das gefensterte, wovon ich eben sprach, muss aber selbstverständlich stärker sein,

*) An der vorderen Seite des männlichen Blattes ist nur die geringste Annäherung an die Keilform gestattet. Bei einem Winkel von etwa 90 Grad ist schon grosse Gefahr vorhanden; es kann zwar, und das ist wahr, fast durch jeden Stein getrieben werden, aber die Bruchstücke werden selbst in einer Flüssigkeit mit erstaunlicher Gewalt nach rechts und links geschleudert und verletzen die Blasenhäute. Ein stumpfer Winkel von nicht weniger als höchstens 150 Grad kann mit Sicherheit zugelassen werden und das ist bei einem Stein von mittlerer Grösse bei der ersten Sitzung ein unzweifelhafter Vortheil.

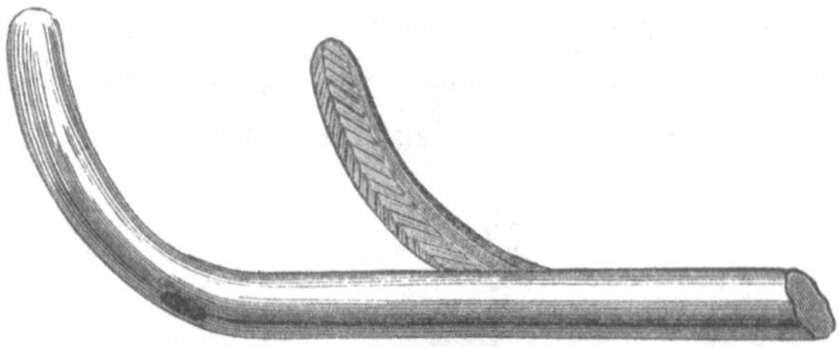

Figur 36. Lithotriptor dessen männliche Branche ganz schwach keilförmig ist.

als das gewöhnliche. 2) Die männliche Branche kann fast ebenso breit als die weibliche sein; dieses Instrument macht kleine Trümmer und dient zur Vollendung der Arbeit des ersten (Fig. 37 und 38). Je breiter die Branchen sind, desto mehr Trümmer können

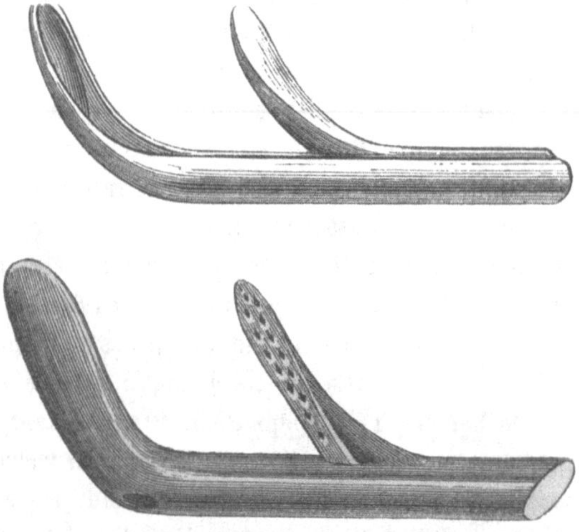

Figur 37 und 38. Lithotriptoren mit flachen Branchen.

sie natürlich fassen. Eine kleine Oeffnung im Winkel der weiblichen Branche, so gross, als es ohne die Festigkeit des Instruments zu beeinträchtigen angeht, lässt einige Trümmer durchpassiren; an dieser Stelle können zwischen den Branchen steckende Trümmer auch am meisten hinderlich werden. Durch rasche rotirende Bewegungen der Scheibe am Griff (wenn die Schraube im Zug ist) nach rückwärts und vorwärts werden viele Trümmer an den Seiten hinausgedrückt. Ein anderer Vortheil dieses Instruments besteht darin, dass es viel feine Trümmer fasst, ohne dass die Branchen weit von einander abstehen; es lassen sich so also einige Trümmer mit Sicherheit durch die Harnröhre entfernen.

Diese Instrumente sollen vom feinsten Stahl aus einem ganzen Block geschnitten (nicht geschmiedet) sein, so dass sie vollständig zuverlässig sind. Das Schraubengewinde muss dieselbe Stärke und Hebelkraft und folglich dieselbe Leistungsfähigkeit wie die Branchen haben. Diese zwei Lithotriptoren, einer mit schmaler und einer mit breiter männlicher Branche, genügen für alle Fälle bei Erwachsenen, welche lithotritirt werden sollen. Ich möchte hier noch etwas anführen, was wohl der Erwähnung werth ist. Wenn der Chirurg beim Zertrümmern eines harten oder grossen Steines zufällig zuviel Gewalt anwendet, so kann bei einem gut construirten Lithotriptor schlimmsten Falls die männliche Branche an der Biegung abbrechen. Das sollte die schwächste Stelle des Instrumentes sein und wenn die männliche Branche hier abbricht, so bleibt ein kleines etwa $^3/_4$ Zoll langes Stück Stahl in der Blase liegen. Aber ein erfahrener Operateur wird das leicht genug mit dem Lithotriptor mit flachen Branchen, deren männliche etwas breit ist, entfernen.

Nicht gefensterte Instrumente (mit flachen Branchen) werden daher, wenn sie richtig gehandhabt werden, jeden Stein zertrümmern, der zertrümmert werden sollte, und was darüber ist, sollte regelmässig lithotomirt werden. Ich habe z. B. vor noch nicht langem (1872) einen oxalsauren Kalkstein von völlig 1 Zoll Durchmesser mit vollständigem Erfolg zertrümmert. Derselbe war natürlich sehr hart, musste aber einer raschen Schraubendrehung nachgeben und dann wurden die kleineren Bruchstücke einzeln zertrümmert. Hätte ich nicht grosses Vertrauen zu dem Instrument, ich würde es nicht versucht haben und ich glaube auch nicht, dass es mit einem derartigen französischen Lithotriptor gelungen wäre, denn diese sind im Vergleich zu ihrer Grösse nicht so stark, als die unserer besten Instrumentenmacher.

Die eigentliche Ausführung der Operation werden wir in der nächsten Vorlesung betrachten und demonstriren.

Zwölfte Vorlesung.

Die einzelnen Momente der Operation.

Wir kommen nun zur Ausführung der Operation.

Es wird ein Kranker hereingebracht, in der Rückenlage auf den Tisch gelegt und ein festgestopftes plattes, ungefähr 3 Zoll dickes Kissen unter das Becken geschoben; die Schultern ruhen flach auf dem Tisch, der Kopf wird nur durch ein kleines Kissen gestützt.

Ich habe schon gesagt, dass die Einführnng des Lithotriptors von der des Katheters verschieden ist. Wir in England stehen bei der Einführung des Katheters bekanntlich auf der linken Seite des Kranken, in Frankreich steht der Chirurg auf der rechten Seite. Wenn man den Metallkatheter im Liegen des Patienten einführt, so hält man ihn etwas horizontal, zieht den Penis leicht darüber und gelangt so durch eine leichte Drehung des Instruments in die Blase.

Die Einführung des Lithotriptors ist anders, man kann dabei rechts oder links vom Kranken stehen, doch ist es besser rechts, da es die zur Operation geeignete Seite ist und da das Herumgehen um den Kranken nach der Einführung des Lithotriptors ungeschickt erscheint und Zeit raubt. Also auf der rechten Seite stehend, so dass man dem Kranken etwas die linke Schulter zudreht, lässt man den Lithotriptor sanft und zart hineingleiten, bis der Schaft beinahe vertikale Richtung hat. Hier angelangt, lässt man ihn einige Sekunden in dieser Lage, um ihn so durch sein eigenes Gewicht in dieser vertikalen Richtung weiter vordringen und unter deu Schambogen gleiten zu lassen. Ist dieses geschehen, so drückt man den Griff leicht nieder, worauf der Schnabel sofort in die Blase gleitet. Mit der gehörigen Geschicklichkeit ist kein Instrument leichter einzuführen als der Lithotriptor.

Ich habe denselben also eingeführt und habe jetzt den Stein zu finden und zu fassen. Um dieses zu thun, halte ich das Instrument auf diese Weise (Fig. 39), öffne einfach die Branchen und schliesse sie wieder, der Stein ist dazwischen. Ich berühre

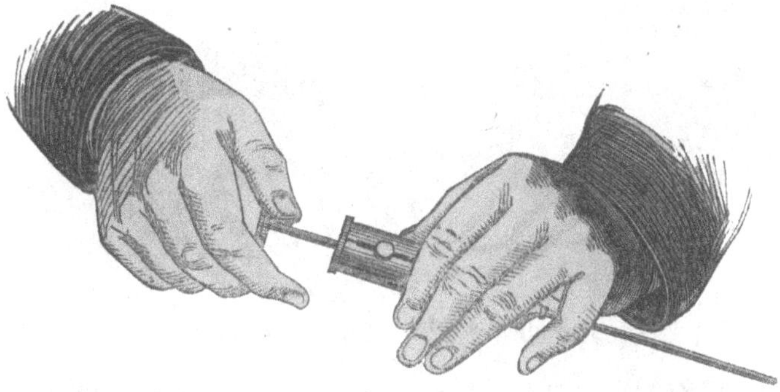

Figur 39. Handhabung des Lithotriptors beim Suchen in der Blase.

den kleinen Knopf hier, welcher die schiebende Bewegung in eine Schraubenbewegung verändert, drehe den Griff und zertrümmere. Dann verschiebe ich den Knopf wieder, öffne wieder und schliesse, und jetzt habe ich ein Bruchstück dazwischen und indem ich das Manöver wiederhole, zertrümmere ich wieder. Fig. 40 zeigt die Lage des Kranken, Fig. 41 die Thätigkeit beider Hände im Fest-

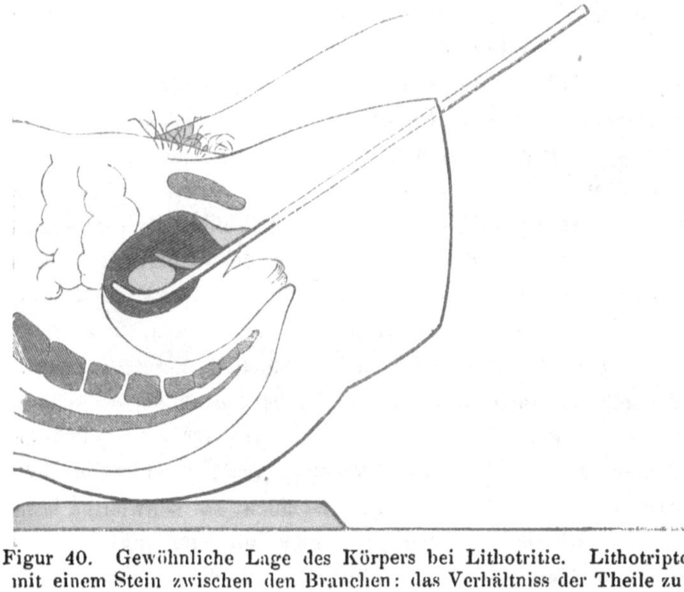

Figur 40. Gewöhnliche Lage des Körpers bei Lithotritie. Lithotriptor geöffnet mit einem Stein zwischen den Branchen: das Verhältniss der Theile zu einander.

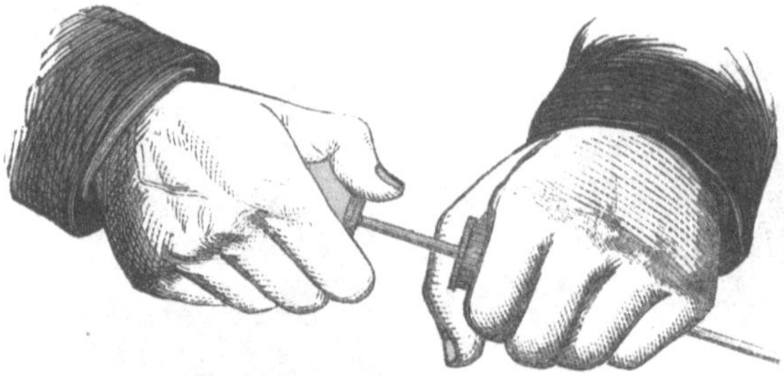

Figur 41. Das Festhalten des Lithotriptors beim Zertrümmern.

halten und Zertrümmern. Das ergiebt eine grosse Quantität Trümmer. Es ist weniger als eine Minute verstrichen, ich ziehe den Lithotriptor sanft und leicht zurück, und hier ist etwas Schutt zwischen den Branchen, der wie man sieht aus Harnsäure besteht. Wir haben keine Spur von Blut und der Kranke hat sich nicht über Schmerz beklagt. Etwas angenehmes ist es freilich auch nicht für ihn, aber man braucht doch kein Chloroform dazu wie z. B. beim Zahnausziehen. Nehmen wir jetzt einen anderen Kranken; (dieser wird auf den Tisch gelegt der andere entfernt sich); bei ihm gingen schon 2 Sitzungen vorher und er ist mit der Prozedur bekannt. Ich führe das Instrument gerade so ein wie vorher, öffne und schliesse die Branchen und finde nichts. Ich drehe es nach rechts und links und finde nichts. Ich drücke nun den Handgriff des Lithotriptors nach abwärts, drehe ihn herum, so dass die Branchen umgekehrt und nach unten zu stehen, öffne und schliesse und fasse ein kleines Bruchstück tief hinter der Prostata (Fig. 42). Nachdem ich den Lithotriptor wieder herumgedreht, so dass die Branchen nach oben stehen, und das Stück in dieser Lage zertrümmert habe, drehe ich ihn wieder herum, finde ein etwas grösseres Bruchstück, und nachdem ich auch dieses zertrümmert, ziehe ich das Instrument zurück. Es ist dies immer schmerzhafter für den Kranken, als wenn der Stein in der gewöhnlichen Lage gefunden wird und es erfordert mehr Zeit, vielleicht 2 Minuten statt einer. Freilich kommen auch so schwierige Fälle (wenn man sie schwierig nennen will) nicht oft vor.

Ich möchte hier einen sehr nützlichen Wink geben. Wenn

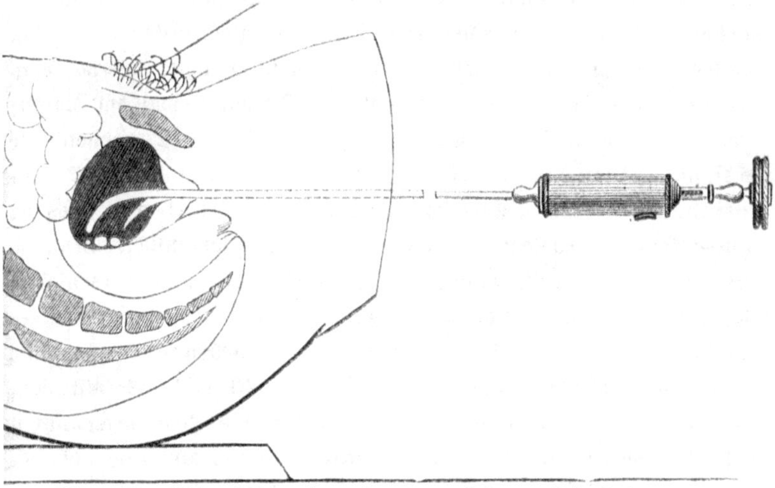

Figur 42. Lithotriptor mit nach unten gekehrtem Schnabel zum Aufsuchen kleiner Bruchstücke.

ein Stein oder ein grösseres Bruchstück gefunden und zertrümmert ist, so hält man den Lithotriptor genau an derselben Stelle. Wenn es auch einige Mühe gekostet hat den Stein zu finden, so wird man ihn doch jetzt einige Male hintereinander an derselben Stelle finden. Es erinnert mich das an das Barschfangen. Wer einen gefangen hat, kann vielleicht noch 20 oder 30 in demselben Loche fangen, wenn er nur da bleiben will und nicht weiter an den seichten Stellen herumfischt. Ebenso ist es bei Lithotritie. Man wird sicher den Stein fassen und zertrümmern können, wenn man sich nur bemüht den Lithotriptor genau an demselben Platz zu halten. Es gibt in der That in jeder Blase einen gewissen Herd (area), so zu sagen ein Lieblingsaufenthalt für Bruchstücke von Stein. Findet man diesen jedesmal heraus, so wird man auch jedesmal zertrümmern können, findet man ihn aber nicht, so mag man oft einige Schwierigkeiten beim Auffinden haben. Dieser Platz wird natürlich mit der Lage oder Stellung des Kranken immer etwas wechseln. In aufrechter Stellung wird diese Stelle z. B. nicht dieselbe sein wie im Liegen. Es ist am besten das Becken 2 oder 3 Zoll zu heben, damit das Operationsfeld nicht zu dicht am Blasenhals liegt. Dieser ist nämlich ein sehr empfindlicher Theil und man sollte sich immer möglichst davon entfernt halten. Wenn man sich nicht in Acht nimmt, stösst man nämlich beim Ausziehen der männlichen Branche leicht am Blasenhals an. Man soll es sich überhauqt zum Grundsatz machen, die männliche Branche nie heftig, sondern behutsam und zart auszuziehen, um so gleichsam den Blasenhals zu „fühlen“. Das ist ausserdem ein schlechter Lithotriptor, dessen männliche Branche sich nicht mit vollkommener Leichtigkeit hin- und herschieben lässt, so dass man schon die leiseste Berührung des Blasenhalses merken sollte, wenn beim Oeffnen der Branchen die männliche gegen ihn hin gezogen wird. Die Figuren 40 und 42 (mit dem Lithotriptor in der Blase) zeigen, was ich mit dem sogenannten Operationsherd meine. Liegt der Kranke ohne untergeschobenes Kissen, so wird jener näher am Blasenhals sein als wenn das Becken ordentlich gehoben ist. In dem Falle, den wir eben vor uns hatten mit vergrösserter Prostata, wurde der Stein nach der Einführung des Lithotriptors nicht eher gefunden, bis der Schnabel des Instrumentes gegen den Boden der Blase gekehrt wurde. Bei vergrösserter Prostata ist es desshalb noch wichtiger, ein dickes Kissen unter das Becken zu legen, um die Bruchstücke nach dem hinteren Theil der Blase zu treiben, so dass also der Herd möglichst weit vom Blasenhals entfernt ist.

Wie oft soll man aber den Lithotriptor bei jeder Sitzung einführen, wieviel Trümmer jedes Mal hinwegschaffen, und wie gross soll der Zeitraum zwischen den einzelnen Sitzungen sein? Die Antworten auf diese Fragen, welche verschiedene Betrachtungen in sich schliessen, können gleich zusammen gegeben werden. 1) Wie oft der Lithotriptor bei jeder Sitzung einzuführen ist, hängt zum Theil von der eigenen Geschicklichkeit ab. A mag ihn 3mal einführen, jedesmal zertrümmern und auch jedesmal leicht Trümmer entfernen und doch dem Kranken weniger Reiz verursachen als B, der ihn nur einmal einführt aber ungeschickt. 2) Der eine Kranke kann 3 Einführungen besser ertragen als der andere eine, indem bei dem einen die Harnwege immer mehr oder weniger empfindlicher sind als bei dem anderen. 3) Geht alles gut, wird die Blase wenig beleidigt und ist nur geringes Fieber aufgetreten oder auch das nicht einmal, so wiederhole ich gewöhnlich am dritten oder vierten Tage die Sitzung, lasse also jedes Mal eine Pause von 2 oder 3 Tagen eintreten. Es gibt aber auch besondere Umstände, welche es zuweilen nöthig machen, die Operation zu beschleunigen und die Blase sobald als möglich zu entleeren. Die scharfen Bruchstücke der letzten Sitzung erregen z. B. bedeutenden Schmerz und Cystitis, der Urin wird von Tag zu Tag dicker und schleimiger und der Schleim zeigt eine immer deutlichere blutige Färbung. In diesem Falle operire ich sofort und entferne soviel als ich mit Sicherheit kann, wobei ich gewöhnlich den Kranken chloroformire. Es ist ein erklärlicher aber gewaltiger Fehler, hier zu warten und die Cystitis durch die gewöhnlichen Mittel zu behandeln, denn sie werden nutzlos sein so lange die causa movens nicht beseitigt ist. Man muss die grossen Bruchstücke zertrümmern und sorgfältig möglichst viel hinwegschaffen, worauf der Urin sofort wieder heller und der Kranke besser wird. Ich halte dieses rasche und energische Eingreifen für sehr wichtig. Wahrscheinlich wird in 2 oder 3 Tagen der Urin wieder dicker sein, so dass man dieselbe Operation wiederholen muss, wodurch nun vielleicht alles oder doch fast alles was Reiz verursacht, entfernt wird.

4) Kann der Kranke nicht durch natürliche Anstrengung, sondern nur durch den Katheter seine Blase entleeren, und ist er in Folge dessen nicht im Stande die Trümmer auszuscheiden, so muss man ausgiebig zertrümmern und alles hinwegschaffen. Geschieht dies nur in der richtigen Weise, so kann man es ohne Furcht thun, da unter diesen Umständen die Harnröhre an Instrumente gewöhnt ist.

Bei einem jungen, frisch und gesund aussehenden Patienten vom Lande, der kaum einen Tag krank war, bis zuletzt arbeitete, und nie ein Instrument in der Harnröhre hatte, muss man sehr vorsichtig sein und das Instrument im Anfang nicht zu häufig einführen. Abgesehen von ganz hinfälligen Kranken mit vorgeschrittener chronischer Pyelitis oder einer Nierenerkrankung, wird gewöhnlich ein solcher die bei Lithotritie nothwendigen operativen Eingriffe am schlechtesten ertragen, wenn man im Anfang nicht sehr vorsichtig ist.

In der Regel beginnt man also zuerst mit einer einmaligen Einführung des Lithotriptors, zertrümmert innerhalb 2 Minuten — so lange will ich das Verweilen des Instruments in der Blase zugeben, obwohl ich selbst nicht so viel gebrauche — 4 oder 5 mal, und zieht dann eine mässige Quantität Trümmer in den Branchen zurück, d. h. so viele als leicht durch die Harnröhre gehen. Man thue das aber langsam, um die Schleimhaut der Harnröhre nicht zu ritzen oder zu zerreissen. Die Harnröhrenmündung ist oft eng, so dass die Operation desshalb an dieser Stelle am meisten Schmerz verursachen kann; ist das der Fall, so macht man mit dem kleinen Bistouri cachée einen erweiternden Einschnitt.

Um auf eine oft an mich gestellte Frage zu antworten, will ich hier bemerken, dass, um die zum Operiren nothwendige Uebung zu erlangen, es ohne Zweifel vortheilhaft ist, sich mit der richtigen Handhabung des Lithotriptors durch Uebung an der Leiche vertraut zu machen. Das Gefühl, welches die Hand durch die Bewegungen des Instruments und des Steines empfindet, ist jedoch an dem Patienten und der Leiche sehr verschieden. Bei der letzteren fühlt man nur einen Stein, der durch seine Schwerkraft auf dem Boden eines schlaffen Sackes, der ohne eigenes Leben ist, keine Bewegungsfähigkeit hat und nur mechanischen Gesetzen gehorcht, fest gehalten wird. Hier wird der Fremdkörper immer an derselben Stelle gefunden und kann nicht entgehen. Ganz verschieden ist das Gefühl, wenn man einen solchen Körper in der Blase eines Lebenden trifft. Der Stein folgt keineswegs immer der Schwerkraft und liegt nicht, wie man glaubt, auf dem Boden der Blase. Manchmal ist das ganz anders. Die Blase hat eigene Bewegungen, welche ohne Zweifel durch eine excessive Störung von Seiten der Instrumente hervorgerufen oder in Thätigkeit gesetzt werden, und in Folge davon wird der gesuchte Stein, wie man sich leicht denken kann, zuweilen aus seiner Lage geschoben. Dies ist ein Grund, wesshalb der Stein rascher und sicherer gefasst wird, wenn der Lithotriptor ruhig und leicht eingeführt und die Blase durch keine vorhergehenden Injektionen beleidigt wird; wenn, um mich des Ausdrucks zu bedienen, ihre Empfindlichkeit nicht geweckt und keine Reflexbewegungen angeregt werden.

Soviel über die Operation selbst. Nicht weniger Sorgfalt erfordert der Kranke in der Zeit zwischen den einzelnen Sitzungen. Wie ich schon einmal sagte, sollen die Bruchstücke nicht so rasch durch die Harnröhre fortgeschafft werden, sondern auf dem Boden der Blase bleiben. Ich halte zu dem Zweck den Kranken ungefähr 36 Stunden lang nach der Operation gewöhnlich im Bett und zwar in der Rückenlage. Auf alle Fälle soll er während dieser Zeit in dieser Lage uriniren, so dass die scharfen, eckigen Bruchstücke auf dem Boden der Blase bleiben und nicht in die Harnröhre getrieben werden. Dieses wurde und wird noch jetzt gewöhnlich sehr vernachlässigt und die Folge davon ist, dass der Kranke, wenn er heftigen Urindrang spürt, aufsteht und sich anstrengt; die scharfen Bruchstücke werden durch die Anstrengung in den Blasenhals getrieben und die Folgen davon sind Blutung, Schmerz und manchmal auch Entzündung der Prostata oder der Hoden. Bleibt aber der Kranke in der Rückenlage, so werden die scharfen Bruchstücke vom Wasser abgeschliffen, und zu gleicher Zeit heilt auch die Harnröhre, die gereizt und durch die Berührung mit dem Instrument vielleicht ein wenig geschwollen ist. So kommen Bruchstücke und Harnröhre in einen für den Durchgang besseren Zustand. Ich glaube, dies ist noch nirgendwo anders gelehrt worden; so einfach es ist, so wichtig ist es auch. Man lasse nie jemanden zwischen der ersten und zweiten Sitzung, während also die Bruchstücke alle noch gross und scharf sind, im Stehen uriniren; nach der zweiten oder dritten geht es schon eher. Doch sollte der Operirte womöglich nach jeder Sitzung 48 Stunden lang in der Rückenlage uriniren. Ich bin jetzt (1876) mehr denn je von der Wichtigkeit der absoluten Ruhe und dem Liegenbleiben (auf dem Rücken) im Bett nach den einzelnen Sitzungen überzeugt, um die lokalen und constitutionellen Störungen, welche durch das Abgehen der Bruchstücke mehr oder weniger entstehen, zu vermeiden.

Unmittelbar nach einer Sitzung mag ein heisser Leinsamenumschlag auf den Bauch gelegt werden, er verschafft dem Kranken Linderung. Eine öftere Wiederholung desselben oder die Application heisser Flanellappen auf die Theile hebt Schmerz und Reiz immer bedeutend. Der Darm soll den Tag vor oder am Morgen der Sitzung entleert werden, so dass der Kranke nicht gleich nach derselben aufzustehen und sich anzustrengen braucht.

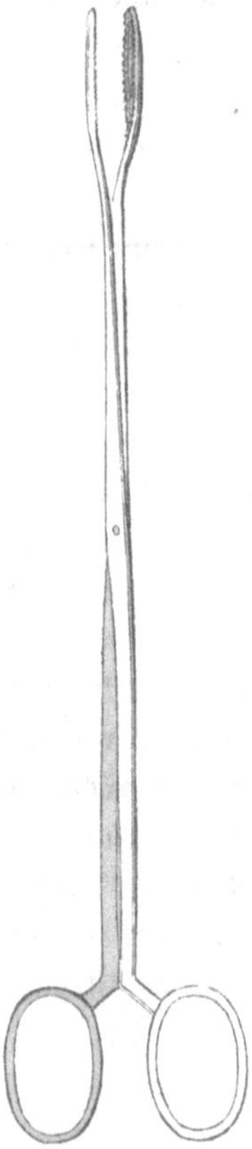

Figur 43. Lange Harnröhrenzange zum Herausziehen von Steinfragmenten.

Ein sehr missliches wenn auch seltenes Ereigniss ist die Einkeilung eines Steinfragments. Wer nach meiner Methode operirt, dem kommt es jedoch merkwürdig selten vor. Ich habe nie in meinem Leben eine Harnröhre zu durchschneiden gehabt, um ein Steinfragment zu entfernen. Gelegentlich habe ich eines mit der Zange entfernt, aber auch das sehr selten; und trotz aller complicirten Erfindungen weiss ich nichts besseres als die gewöhnliche lange Zange (Fig. 43). Die 3 letzten Jahre habe ich sogar diese nicht gebraucht. Je gründlicher man den Stein zertrümmert, je weniger ist die Zange nothwendig. Hier ist eine Flasche, die einen nach meiner Ansicht gut zertrümmerten Stein enthält. Es ist fast Staub, etwas ganz anderes als das in der anderen Flasche, worin eine ganze Anzahl grosser Bruchstücke sind, die wahrscheinlich nur sehr schwierig durchgingen. Es ist ein altes Sprichwort: „Einen Zimmermann kann man an seinen Spähnen erkennen“; sicher kann man so ziemlich die Geschicklichkeit eines Operateurs aus den Trümmern, die er macht, erkennen.

Angenommen der Stein sei je nach seiner Grösse in 4, 5 oder 6 Sitzungen beinahe, wenn nicht gänzlich, entfernt worden, so bleibt noch etwas wichtiges übrig. Man hat der Lithotritie vorgeworfen — und es war vielleicht früher etwas wahres an der Behauptung, aber für die Operation von heut zu Tage, wenn sie gut gemacht wird, hat sie keine Geltung mehr — dass man nie ganz sicher sein könnte, das letzte Bruchstück entfernt zu haben. Man könne leicht eines in der Blase zurücklassen, um das sich dann wieder ein neuer Stein bilden würde. Aber das letzte Bruchstück lässt sich beinahe ebenso leicht entfernen wie jedes andere, wenn man nur richtig zu Werk geht. Im allgemeinen wird in 4 unter 5 Fällen das letzte Bruchstück ebenso abgehen wie die anderen, nämlich durch die natürlichen Anstrengungen des Kranken. Aber nehmen wir an, man hätte wegen der Fortdauer des Schmerzes etc. Grund zu glauben, es sei noch ein kleines Stück, aber zu gross, um durchzugehen, zurückgeblieben, so nimmt man ein Instrument mit kurzem, stark gekrümmtem Schnabel, mit welchem mit nach unten gerichtetem Schnabel leicht zu untersuchen und der ganze Boden der Blase mit vollkommener Sicherheit zu durchforschen ist; hier ist der cylindrische Griff von grossem Werth.

Es ist recht leicht damit selbst an einem Bruchstück, das nicht dicker als eine gespaltene Erbse ist, einen hörbaren Ton zu erzeugen, wie ich unzählige Male hier in der Klinik und auch anderwärts bewiesen habe, indem ich das kleine sondirte Bruchstückchen nachher ganz herausgebracht habe. Der Griff des Lithotriptors wird niedergedrückt, der Schnabel nach unten in die Gegend hinter der Prostata gedreht und der Zeigefinger der linken Hand einen Zoll vor dem Griff auf den Schaft gehalten. Die den cylindrischen Griff leicht haltende rechte Hand macht ganz leichte und rasche rotirende Bewegungen abwechselnd nach rechts und links, während sich der Schaft auf der Spitze des linken Zeigefingers wie auf einem Dreh- oder Stützpunkte bewegt (Fig. 44); aber soviel ich weiss, ist das nur mit einem derartigen Griff möglich.

Angenommen man hat nach einer sorgfältigen Untersuchung nichts gefunden, argwöhnt aber aus den zurückbleibenden Symptomen, dass dabei ein Fragmentchen entgangen ist. Was ist dann

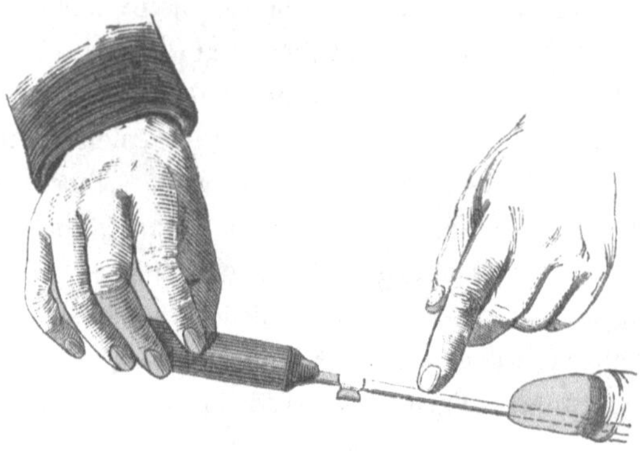

Figur 44. Verfahren beim Aufsuchen des letzten Bruchstücks, der Schnabel des Lithotriptors nach unten gewandt.

zu thun? Rühren diese Symptome von einem zurückgebliebenen Bruchstück her oder von dem Reiz, welchen der lange Aufenthalt des Steines in der Blase oder das Instrument verursacht hat? Ich rathe nun folgendes: Man wartet eine Woche lang ab, ob der Kranke besser wird, oder ob diese Ruhe keine bestimmte Besserung verschafft. In letzterem Falle veranlasst man ihn, sich eine starke Motion zu machen. Hier in London weiss ich nichts besseres als eine lange Omnibusfahrt. Der Kranke möge einen Schilling im Omnibus verfahren, z. B. zwischen Mile End und Kensington, und wenn das den Stein nicht herausfindet, wüsste ich nicht was es thut; wenn er das ertragen kann, besonders wenn die Strassen ausgebessert werden, wenn er sich nach einem solchen Tage nicht schlechter befindet, so hat er sicher kein Steinfragment mehr in der Blase, der Reiz kommt dann von dem Zustand der Blase her und nicht von einem Steinfragment. Ist letzteres vorhanden, so wird sich der Kranke nach einer solchen Fahrt sicher schlechter befinden und es wird vielleicht eine kleine Blutung eintreten. Ich gebe zu, dass es manchmal wenn auch sehr selten schwierig ist, die Ursache des Reizes zu bestimmen und dass eben nichts übrig bleibt, als sie durch Abwarten und Probiren herauszufinden.

Es giebt aber auch noch eine andere sehr gute Art, das letzte Bruchstück sowohl wie diejenigen, welche nicht durch die atürliche Anstrengung herausgetrieben werden, zu entfernen, ich meine nämlich den Clover'schen Apparat. Clover, wohlbekannt durch seine erprobte und äusserst erfolgreiche Anwendungsweise der Anästhetika, hat uns auch eine schätzbare Zugabe zu den Instrumenten für Lithotritie gegeben. Es ist wirklich ein bezaubernder Apparat, der so vortrefflich erscheint, dass man fürchten muss, er werde gebraucht, wo er nicht nöthig ist (Fig. 45). Es gibt Fälle, in denen die Steinfragmente nie ordentlich weggehen, so z. B. wenn ein Kranker nicht von selbst uriniren kann und immer zum Katheter greifen muss. Für diesen Fall ist nun der genannte Apparat gerade sehr geeignet. Nach dem Zertrümmern wird ein weiter Katheter mit grosser Oeffnung eingeführt und die Steinfragmente werden durch die Thätigkeit jenes daran befestigten Kautschukballons aufgesaugt. Doch ist dieser Prozess eine herbe Prüfung für die Blase, und schmerzhafter und zeitraubender als eine gewöhnliche lithotritische Sitzung. Wenn jedoch eine ausgiebige Zertrümmerung nothwendig und der Kranke wie es geschehen soll, betäubt ist, so empfiehlt es sich, die Trümmer und kleinen Bruchstücke zu entfernen und dem Kranken den Schmerz und Reiz zu ersparen, den das natürliche Abgehen derselben hervorrufen wird. Zu diesem Zweck ist gerade der Clover'sche Apparat unschätzbar.

Manchmal tritt häufiges und etwas schmerzhaftes Harnen sehr heimtückisch auf und zwar besonders bei älteren Leuten; es wird leicht übersehen, wesshalb ich ganz besonders darauf aufmerksam mache. Anstatt einem Steinfragment nachzujagen, untersuche man, ob der Kranke seine Blase vollständig entleert. Man lässt ihn allen Urin entleeren, den er zu entleeren vermag, führt einen weichen Cath. coudée ein und merkt sich das zurückgebliebene Quantum. Entleert man jedesmal nur 2 oder 3 Drachmen eines vielleicht etwas wolkigen Urins, so wird man wahrscheinlich dem Kranken Erleichterung verschaffen und den Fall aufklären. Es ist wirklich bemerkenswerth, eine wie kleine Quantität beständig zurückbleibenden Urins genügt um Schmerz und Reiz zu erregen. Wird das bei der Behandlung übersehen, so bleibt allmälig immer mehr zurück,

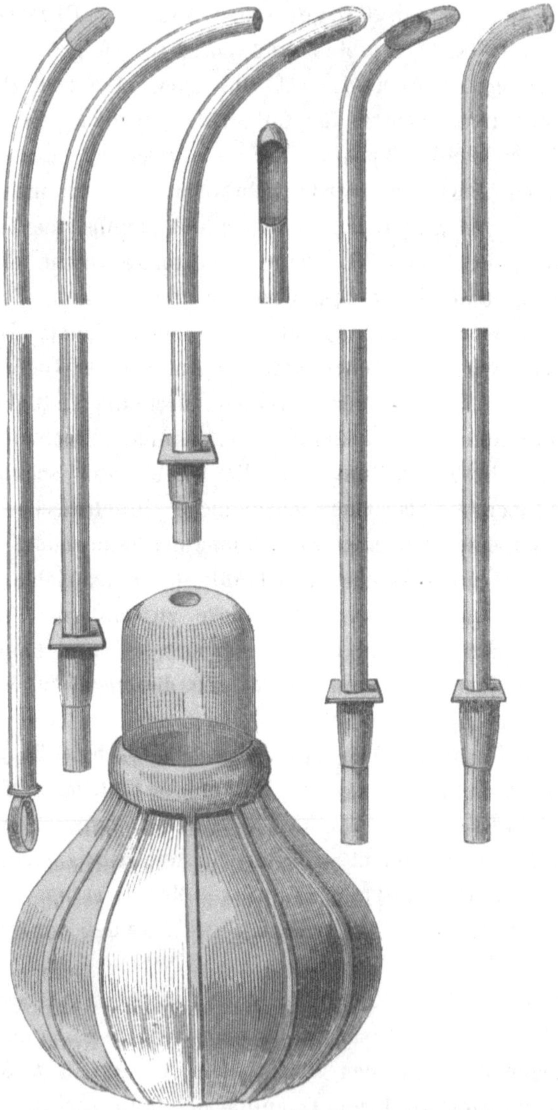

Figur 45. Clover's Aspirator oder Apparat zur Entfernung von Trümmern nach einer lithotritischen Sitzung.

befördert die Bildung eines Phosphatsteines und führt statt etwa zu einem guten Erfolg, nur zu Ungemach.

Noch einige Worte über die Frage, ob Chloroform anzuwenden ist.

Eine kurze Sitzung, wie sie ein kleiner Stein erfordert, sollte nicht so schmerzhaft sein, dass Chloroform nothwendig wäre. Wäre der Schmerz so heftig wie bei der Ausziehung eines festen Backenzahns, so würde ich sicher zu einem anästhetischen Mittel rathen, aber das ist bei weitem nicht der Fall. Ausserdem ist aber das Bewusstsein des Kranken gewissermaassen vortheilhaft besonders für jüngere Operateure und zwar desshalb, weil es eine zarte Handhabung nöthig macht und den Chirurgen die Empfindlichkeit des Kranken bei der Operation beurtheilen lässt. In einem Falle ist die Blase empfindlicher als im andern, und wenn der Kranke sehr leidet, muss die Sitzung abgekürzt werden. Leidet er aber nur wenig, so „schmiedet man das Eisen so lange es warm ist“ und zertrümmert 3 oder 4 mal. Für gewöhnlich genügen 2 verschiedene Einführungen des Lithotriptors. Eine zu lang ausgedehnte Operation, wenn die Blase gereizt ist und schmerzt, heisst in der Regel dem Kranken Ungemach zufügen. Man hat gesagt, man sollte desshalb dem Kranken kein Chloroform geben, weil er dann Schmerzempfindungen äussern könnte, sobald der Chirurg irrthümlich die Blasenhäute statt des Steines fasste. Das ist bei dem jetzigen Verfahren durchaus falsch, wenn es auch vielleicht bei dem älteren in etwa richtig war. Heut zu Tage dürfen die Blasenhäute nie beschädigt werden und mit den geeigneten Instrumenten kann das auch, wie schon auseinandergesetzt worden ist, kaum vorkommen.

Ich muss hier noch kurz gewisse Zufälle, die eintreten können, erwähnen, von denen einige in den späteren Vorlesungen an den geeigneten Slellen betrachtet werden. 1) Fieber, 2) Blutung, 3) Blasenentzündung, 4) Hodenentzündnng, 5) Harnverhaltung (Siehe nächste Vorlesung) und 6) Erschöpfung, welche manchmal tödlich ist.

Was gewöhnlich mit „Fieber“ bezeichnet wird, ist eine Folge von Erscheinungen, die eine besondere Störung des Nervensystems anzeigen; es folgt gewöhnlich nach mechanischen Eingriffen in der Harnröhre. So kann es die Folge einer geringen Ueberausdehnung des Kanals (mit einem Bougie) oder noch häufiger einer beträchtlichen Verletzung sein, während dagegen andererseits viele Verletzungen ohne diese Folge vorübergehen. Bei Lithotritie ist ein Fieberanfall keineswegs selten, obgleich ein Patient manchmal alle Sitzungen durchmacht, ohne dass Fieber eintritt. Zuerst tritt ein Schüttelfrost mit darauf folgender trockener Hitze und Durst ein, zu dem sich oft Schmerzen im Kopf, Rücken und in den Gliedern und grosses Darniederliegen gesellen. Nach einer oder zwei Stunden erfolgt Schweiss und damit merkliche Erleichterung, doch bleibt der Kranke immer mehr oder weniger durch den Anfall geschwächt. Ich rathe nicht, diese Symptome allzu energisch zu behandeln, ich kenne auch keine Medikamente, die hier von grossem Nutzen sind. Ist es dem Kranken kalt, so lässt man ihn ordentlich zudecken und tüchtig Wärmflaschen anwenden; heisser Thee ist besser als das volksthümliche Mittel, Branntwein und Wasser, das wie in so vielen anderen Fällen nicht nur nichts hilft, sondern sogar schadet. Wenn es ihm warm wird, so lässt man die Decken vorsichtig entfernen und reichlich Soda- und Selterswasser oder geröstetes Brod und Wasser geben, um den jetzt auftretenden Durst zu stillen; auch kann als angenehmes Getränk Zitronenlimonade verordnet werden. Zu fester Nahrung wird der Kranke keine Lust haben, bis der Anfall vorbei ist und Puls und Temperatur, welche schnell steigen aber fast eben so rasch wieder fallen, wieder auf die Norm zurückgekehrt sind.

Diese Symptome sind aber keineswegs als „Fieber“ anzusehen in dem Sinne, in welchem der Arzt das Wort zur Bezeichnung einer specifischen Krankheit anwendet. Sie zeigen nur an, dass sich die Natur, um allgemein zu reden, mit grösserer oder geringerer Heftigkeit gegen ein Gift sträubt und es zu eliminiren trachtet. Hauptsächlich ist darauf zu achten, dass der Patient sich unter günstigen hygienischen Bedingungen befinde, und dass seine Kräfte durch eine milde und nahrhafte Diät und sonstige Mittel soviel als möglich wieder gehoben werden.

Blutungen in Folge der Operation sind sehr selten störend und verlangen keine besondere Behandlung. Blasenentzündung bringt gelegentlich kleine Störungen hervor und ist in der gewöhnlichen Weise, wie in diesen Vorlesungen beschrieben ist, zu behandeln. Bei Hodenentzündung ist die Operation eine Zeit lang zu verschieben. Chronische Harnverhaltung, d. h. nur unvollständige, kann sehr tückisch auftreten. Wenn der Urindrang zunimmt und der Urin allmälig schleimig-eitriger wird, so muss man immer, sogar zwischen den Sitzungen, daraufhin untersuchen und einen weichen elastischen Katheter mit aller irgend möglichster Leichtigkeit zur Entleerung einführen. Kann die Blase gar nicht willkürlich entleert werden, so muss das Katheterisiren in 24 Stunden je nach den Umständen ein-, zweimal oder sogar öfter wiederholt werden.

Manchmal, wenn die Kräfte des Kranken überschätzt worden sind oder wiederholte Fieberanfälle dieselben untergraben haben, erliegt derselbe, ohne dass eine andere Ursache ersichtlich ist. Gelegentlich tritt auch Phlebitis auf; in Begleitung derselben oder auch ohne sie können embolische Herde in verschiedenen Theilen des Körpers als das Resultat der Blutvergiftung auftreten. Solche Zustände sind fast durchgehends fatal. Glücklicher Weise sind sie selten und gehören zu den ausnahmsweisen Zufällen, die bei Lithotritie gleichwie bei anderen Operationen vorkommen können.

Dreizehnte Vorlesung.

Einige wichtige Punkte, die bei Lithotritie zu beachten sind.

Zwei oder drei wichtige Punkte sind es, auf die ich hier besonders aufmerksam machen will, weil sie das Ergebniss der wachsenden Erfahrung betreffs der Lithotritie sind und weil ich sie für eine erfolgreiche Behandlung ausserordentlich wichtig halte. Diejenigen, welche die Fortschritte der Lithotritie in den letzten Jahren nicht kennen und nur mit dem Verfahren, wie es vor 15 oder 20 Jahren geübt wurde, bekannt sind, suchen immer wieder die altbekannten Einwürfe hervor oder zollen ihr dasselbe armselige Lob, das damals so gang und gebe war. Ich will nicht behaupten, dass kürzlich etwas besonders Neues hinsichtlich der Instrumente oder der Operationsmethode aufgekommen ist. Die Technik ist vermuthlich seit langem schon fast derart ausgebildet, dass man hier weitere Resultate kaum erwarten kann, aber durch Erfahrung und sorgfältige Beobachtung sind in der Praxis ganz unmerklich und Schritt für Schritt Veränderungen eingetreten, welche, wie ich ohne Bedenken behaupte, die günstigen Erfolge vermehrt und die Resultate für die Zeit nach der Operation noch viel besser gemacht haben. Worin diese bestehen will ich kurz auseinandersetzen.

1) Als erstes Princip für die Behandlung muss man sich einprägen, dass jede Cystitis, die während der Sitzungen auftritt, besonders eine erhebliche, durch sofortiges ausgiebiges Zertrümmern des Steins zu behandeln ist. Seit einigen Jahren betone ich dies in meinen Vorträgen ganz besonders. Ich glaube, dass bei uns in England der Werth dieses Princips bis zu einem gewissen Grade anerkannt wird, je mehr ich aber operire, desto lebhafter bin ich von seiner Wichtigkeit überzeugt und um so öfter wende ich es an. Auswärts wird Cystitis lieber durch Bäder, diluirende Mittel, magere Diät und Medicin behandelt und die nächste Sitzung aufgeschoben, bis der Kranke, wie man behauptet, in einem für die Anwendung von Instrumenten besseren Zustand ist. Der Chirurg fürchtet, dass die Einführung des Lithotriptors in die entzündete Blase die Entzündung steigere, was auch auf den ersten Anblick ganz richtig erscheint. Aber gerade das Gegentheil davon tritt ein. Wenn ich z. B. einen Harnsäurestein einmal oder mit einer Pause von 2 oder 3 Tagen zweimal zertrümmere, so wird 36 oder 48 Stunden nach der Sitzung der Schmerz und Urindrang beträchtlich sein, der Urin selbst eine schleimig-eitrige Beschaffenheit zeigen und eine stark rothe Färbung haben; vielleicht tritt auch geringes Fieber hinzu. Unter diesen Umständen betäube ich den Kranken, zertrümmere

ausgiebig alle grossen und scharfen Bruchstücke und spüle die Trümmer mit dem Clover'schen Aspirator aus. Sechs Stunden später ist der Urin viel klarer, die schleimig-eitrige Beschaffenheit fast verschwunden und der allgemeine Zustand des Kranken bedeutend besser, und zwar wird das sicher in neun unter zehn solcher Fälle eintreten. Ich hatte Gelegenheit, dies vielen auswärtigen Collegen, die jedesmal über das Resultat erstaunt waren, zu demonstriren. In Wirklichkeit ist die Cystitis in diesen Fällen eine rein traumatische, hervorgerufen durch die scharfen und harten, beständig in unmittelbarer Berührung mit der Blasenschleimhaut befindlichen Bruchstücke des Steins, was den Beginn eines ulcerativen Processes zur Folge hat. Zertrümmert und entfernt man diese, so tritt augenblickliche Besserung ein, die Entzündung vermindert sich rasch, der Kranke ist nicht länger in Gefahr und verspürt grosse Erleichterung. Wie sehr die Blase durch die grossen Bruchstücke beleidigt wird, ergibt sich schon daraus, dass eine einfache Dislokation derselben für einige Stunden bedeutende Erleichterung verschafft. Bleiben aber nach der wiederholten Zertrümmerung noch einige grosse Bruchstücke zurück, so treten die früheren Symptome in Cystitis von 2 oder 3 Tagen wieder auf; eine nochmalige Sitzung wird dann aber hinreichen, sie beinahe, wenn nicht gänzlich, zu beseitigen, da damit der Stein zum grössten Theil weggeschafft wird, so dass auf alle Fälle keine grossen Bruchstücke zurückbleiben. Dieses Verfahren ist ausserdem sehr wichtig für den spätern Zustand des Kranken, wie sich nach und nach ergeben wird.

Wenn aber alles gut geht und der Kranke weder Fieber noch Cystitis etc. bekommt, so sollten doch die Pausen zwischen den Sitzungen kurz sein und nicht mehr als zwei oder drei Tage betragen. Man benutzt das Fehlen jeder Reaktion, um sicher und vorsichtig vorzugehen, ohne jedoch das Glück zu versuchen oder die nächste Sitzung einen Tag länger als nothwendig hinauszuschieben. Tritt aber Cystitis auf, so darf man, wie schon bemerkt, noch viel weniger Zeit verlieren, und so wird also in jedem Falle die Operation schnell zu Ende geführt. Selten brauche ich jetzt für alle Sitzungen zusammen mehr als 14 oder 16 Tage, oft genügen 8, 10 oder 12.

Dieses Verfahren wird ohne Zweifel durch die Verbesserung der anästhetischen Mittel erleichtert. Ich habe nie, wie man weiss, gern in der Narkose operirt, wenn sie entbehrt werden konnte, aber seit Kurzem narkotisire ich viel öfter als früher, hauptsächlich desshalb, weil man in der Anwendung der Anästhetika erhebliche Fortschritte gemacht hat. Clover gibt immer zuerst ungefähr 30 Sekunden lang Stickstoffoxydul und dann Aether. Die Raschheit und grössere Sicherheit dieser Methode im Vergleich zum Chloroform und der Umstand dass ihr keine üblen Erscheinungen folgen (dies ist kein geringer Vortheil), haben mich dahin gebracht, jetzt in der Regel und nicht ausnahmsweise zu narkotisiren. Zugleich benütze ich die günstige Gelegenheit, um ergiebiger zu zertrümmern als ich that, wenn der Kranke bei Bewusstsein war. Zulässig und vortheilhaft für den geübten Praktiker, ist dieses Verfahren dem jüngeren doch nicht zu empfehlen. Für ihn ist dieser Erfolg wie überall nur mit der grössten Sorgfalt und Vorsicht zu erreichen. Er darf den Lithotriptor nicht so oft einführen, wie ich es manchmal besonders bei Cystitis, die eine sofortige Erleichterung verlangt, thue und muss sich mit zwei oder höchstens drei Einführungen in einer Sitzung begnügen und sogar so viele nur dann vornehmen, wenn er sie ziemlich leicht ausführen kann.

2) Das zweite wichtige Princip, welches bei der Lithotritie das Verfahren leiten muss, besteht darin, in allen Stadien der Operation zu controliren, ob der Kranke seine Blase durch eigene Anstrengung entleeren kann. Eine nur geringe Vernachlässigung und Unachtsamkeit hierin ist ohne Zweifel die Hauptursache der Störungen, welche gelegentlich bald nach der Entfernung des Steins auftreten und bei einem gewissen Theil der Fälle bei älteren Leuten die Lithotritie in Misscredit gebracht haben. Hier wird der Stein nämlich oft leicht genug und ohne dass ein störender Zwischenfall eintritt entfernt, aber später zeigt es sich, dass das häufige Uriniren nicht gehoben ist und geringe Schmerzen und Beschwerden fortdauern. Der Kranke wird entlassen und erscheint in einigen Monaten oder gar Wochen wieder mit trübem, vielleicht alkalischen

Urin, der Tripelphosphate niederschlägt, und zeigt neue und heftigere Symptome als vorher. Wie mein Freund Cadge, der in letzter Zeit seine schätzenswerthe Erfahrung über diesen Gegenstand veröffentlicht hat, sagt, rühren diese Erscheinungen nicht selten davon her, dass sich ein kleines Steinfragment in der Blase einsackt, welches Reiz erregt, Phosphatsedimente bedingt und die Bildung eines neuen Steins veranlasst, wodurch die Beschwerden andauern und eine wiederholte Zertrümmerung nothwendig wird. Ich stimme mit ihm überein, dass dies manchmal geschieht, und ich sah gleich wie er klare Beweise davon, aber ich behaupte, dass in den meisten Fällen nicht diese, sondern eine andere Ursache vorliegt, der man gut vorbeugen kann. Diese nachträglichen Beschwerden treten bei Kranken auf, die vor der Operation sehr wenig Ungemach verspürten. Der Stein war klein und die Blase in ausgezeichnetem Zustand, so dass kein Grund zu der Annahme vorliegt, dass ein Divertikel in der Blase vorhanden sei. Nichts stützt diese Vermuthung, weil sich diese Divertikel in der Regel nur dann bilden, wenn ein Hinderniss für den Ausfluss des Urins längere Zeit hindurch bestanden hat.

Die specielle Thatsache, welche ich hier mittheilen will, kannte ich vor fünf Jahren noch kaum. Die Nothwendigkeit, bei jeder Lithotritie die Blase sorgfältig auszuspülen, wenn sie nicht von selbst entleert werden kann, ist mir zwar längst bekannt, und ich habe auch schon lange auf den ganz heimtückischen Beginn dieser Blasenschwäche hingewiesen und hervorgehoben, dass sie durch habituelles Katheterisiren behandelt werden muss. Aber erst während der letzten Jahre habe ich gelernt, dass eine sehr kleine nach dem jedesmaligen Harnen habituell zurückbleibende Quantität Urins bei einem älteren Manne, während man ihn einer Lithotritie unterzieht oder eben unterzogen hat, genügt, um Phosphatsedimente und chronische Cystitis zu veranlassen. Man wird kaum glauben, dass eine oder $1\frac{1}{2}$ Drachme zurückbleibenden Urins in den meisten Fällen hinreichen, um diesen von jedem Operateur so gefürchteten und verabscheuten Zustand hervorzurufen*). Wird dieser Zustand früh-

*) Ich lege einer so geringen Quantität Urin bei einem Patienten, der

zeitig entdeckt und diese kleine Quantität Urin rasch und häufig durch den Kranken selbst entfernt, was er mit einem weichen cath. coudée leicht thun kann, so werden diese gefürchteten Symptome fast sicher ausbleiben.

Ueber dies Resultat bin ich nicht weniger erstaunt gewesen als darüber, dass der Kranke, der gegen Schluss oder nach der lithotritischen Behandlung ungefähr stündlich uriniren muss und beim Katheterisiren nur eine oder zwei Drachmen zurückgebliebenen Urins findet, durch Entleerung derselben oft sofort zu einer drei oder mehrstündigen Pause gelangt. Ein solcher Kranker soll wenigstens dreimal täglich katheterisiren, bis er wieder die Fähigkeit erlangt, die Blase durch eigene Anstrengung völlig zu entleeren. Ich gestehe, dass es mir früher nicht der Mühe werth schien, eine so kleine Quantität Urin durch den Katheter zu entleeren, da ich auf theoretische Gründe hin annahm, das könne nicht von Wichtigkeit sein. Jetzt weiss ich, dass seine Entfernung in vielen Fällen entscheidend ist für einen dauernden Erfolg, und dass das Zurückbleiben desselben das theilweise Scheitern der Bemühungen und den Fortbestand der Schmerzen des Kranken verschuldet.

In wiefern wird nun die Lithotritie bei der eben erwähnten Form von Cystitis von dieser wichtigen Frage, welche wir eben besprechen, beeinflusst? In Fällen, in welchen die Behandlung länger dauerte und akute oder chronische Cystitis sich ungehindert entwickeln konnte, tritt die Unfähigkeit der völligen Urinentleerung höchst wahrscheinlich auf. Ist sie aber einmal da und wird ihr nicht gleich von Anfang an Einhalt gethan, so wird sie bei älteren Leuten rasch zu einem bleibenden Uebel. Lässt man es geschehen, dass eine wenn auch noch so geringe Menge Urin beständig in der Blase zurückbleibt, so geht die Fähigkeit sie zu entleeren in einem gewissen Alter oft für immer verloren. Am besten

---

klaren Urin absondert, nicht an chronischer Cystitis leidet und nicht im Begriff steht sich einer Lithotritie zu unterziehen, natürlich nicht die gleiche Wichtigkeit bei. Bleiben bei einem älteren Mann 1—2 Drachmen Urin in der Blase zurück, so lässt sich vermuthen, dass er zu irgend einer späteren Zeit, aber sicherlich vorläufig noch nicht, den Katheter appliciren muss.

verhindert man das und die daraus entstehende Bildung von Phosphatsedimenten, wenn man die Cystitis, die im Verlauf einer Lithotritie auftritt, in der beschriebenen Weise zu vermeiden oder abzukürzen sucht; ferner muss man, wenn die geringste Blasenschwäche entdeckt wird, den Kranken lehren gegen Ende der operativen Behandlung oder unmittelbar nach Abschluss derselben die Blase selbst zu entleeren. Ein für allemal will ich hier bemerken, dass ich die Wichtigkeit dieser Rathschläge nicht zu stark betonen kann.

Ist es unglücklicherweise zu einer Disposition zu Phosphatsedimenten gekommen, so können wir oft dem Kranken helfen, indem wir ihn lehren, die Blase vermittelst eines gewöhnlichen Katheters und einer Spritze durch Injektionen einer schwachen essigsauren Bleilösung oder sehr stark verdünnten Salpetersäure etc. auszuspülen. In der letzten Zeit habe ich eine andere sehr vortheilhafte Methode adoptirt. Ich lasse den Kranken, (mag er nun zur Entleerung der Blase den Katheter habituell anwenden oder nicht), jeden zweiten oder dritten Tag folgenden Apparat anwenden.

1) Ein schwarzer elastischer Katheter No. 11 oder No. 12 mit dünnen und innen glatten Wänden, um den Durchgang der Trümmer zu erleichtern, (eine grosse Verbesserung an dem gewöhnlichen französischen elastischen Katheter, der dicke Wände hat, die innen gewöhnlich rauh sind), und mit grossem ovalen Loch an der Seite der leicht nach oben gekrümmten Spitze versehen (coudée) (Fig. 46 A).

2) Ein acht Unzen haltender Kautschukballon mit einem Metallende, welches über das äussere Ende des Katheters passt und nicht in dasselbe. Diese Zusammenfügung bewirkt offenbar, dass ein kräftiger ununterbrochener Strom in die Blase eindringen und herauskommen kann. Bei der Thätigkeit dieses Apparates ist es, wie man durch Anwendung desselben merken wird, wirklich kaum möglich, dass Trümmer in der Blase zurückbleiben. Er kann auch als Aspirator angewandt werden mit beliebig nach vorwärts und rückwärts wirkendem Strom (Fig. 46C). Zum eignen Gebrauch des Kranken ist er sogar besser als der gewöhnliche vier Unzen haltende Kautschukballon, welchen ich schon lange so anzuwenden wünschte, da die

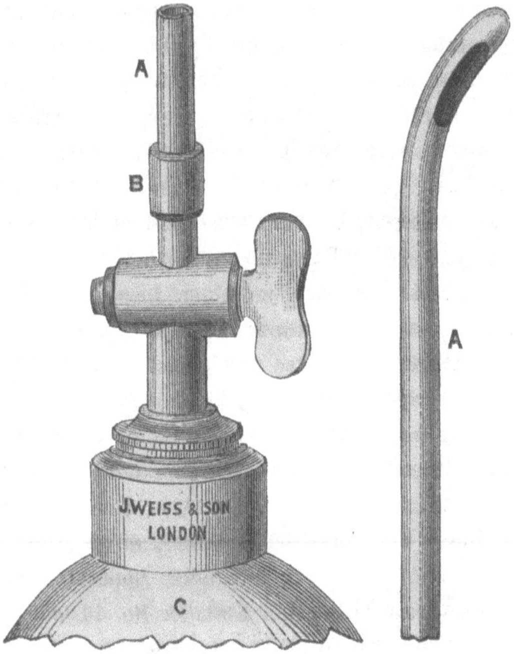

Figur 46. A, der beschriebene Katheter; die Zeichnung gibt einen von No. 9. Gewöhnlich nimmt man aber No. 12. B zeigt den Aufsatz zur Spritze, welcher sich über das Ende des Katheters (A) schieben lässt.

Grösse und Weite des Lumens des Katheters, das an dem Berührungspunkte zwischen Apparat und Katheter nicht verengert ist, gestattet die Flüssigkeit mittelst eines ganz leichten Drucks vorwärts zu treiben.

Ein anderes sehr gutes Mittel gegen diese leichte chronische Cystitis mit Bildung von Phosphatsedimenten in der Blase ist die tägliche oder einen über den anderen Tag wiederholte Injektion einer ganz schwachen Höllensteinlösung, die aber nur kurze Zeit fortgesetzt werden darf. Eine Lösung von ungefähr $^1/_2$ Gran auf 4 bis 6 Unzen destillirtes Wasser ist vollständig stark genug, so dass manchmal eine oder zwei Injektionen genügen, um die schleimig-eitrige Absonderung bedeutend zu vermindern.

In der nächsten Vorlesung werde ich Lithotomie behandeln und eine allgemeine Uebersicht der verschiedenen älteren und modernen Methoden geben.

Vierzehnte Vorlesung.

Lithotomie.

Wir haben in der Vorlesung über Blasenstein gesehen, dass in allen Fällen unter der Pubertät fast ohne Ausnahme zu lithotomiren ist, und dass nur ganz kleine Steine durch Lithotritie entfernt werden sollten; ferner, dass in gewissen Fällen bei Erwachsenen, wenn der Stein sehr gross ist oder andere Schwierigkeiten für die Lithotritie vorliegen, ebenfalls lithotomirt werden sollte. Daher ist also zunächst die Lithotomie, welche sich passend an die Lithotritie anschliesst, zu betrachten.

An den Steinschnitt knüpfte sich von jeher ein grosses Interesse, und es gibt in der That keine Operation, welche den alten Praktiker mehr ansprach, keine, welche den Ehrgeiz junger Chirurgen mehr anstachelt. Nie ist ein junger Arzt so stolz und glücklich, als wenn er sagen kann, er habe soeben seinen ersten Steinschnitt mit Erfolg gemacht.

Andererseits muss der wahre Chirurg, der seine Kunst liebt, immer mit seinen Kenntnissen bei der Hand sein, wenn die Rede auf die Geschichte und die praktische Ausübung der Lithotomie kommt, und ich glaube, dass eine kurze historische Skizze die passendste Einführung in das Studium der praktischen Lithotomie ist. Desshalb will ich eine kurze Uebersicht der verschiedenen Stadien geben, welche die Lithotomie von den frühsten Perioden bis zu ihrem gegenwärtigen Standpunkt durchlaufen hat.

Die ersten geschichtlichen Notizen bezüglich der Lithotomie finden wir in dem Augusteischen Zeitalter, wiewohl sie damals schon einige hundert Jahre unter den Griechen und Römern ausgeübt wurde. Ich werde desshalb zuerst von der Lithotomie in der klassischen Periode sprechen, einer Operationsmethode, welche so viel wir wissen unverändert bis nach dem Mittelalter die herrschende blieb; zweitens von den verbesserten Methoden, welche mit dem Wiederaufleben der Wissenschaften entstanden und zuletzt von den Operationen der letzten Jahrhunderte und des jetzigen, einer Periode, in welcher man die Autorität der

Alten als einzige und genügende Richtschnur für Alles, was durch Beobachtung und Experiment zu bestimmen ist, über Bord warf.

Ich behaupte aber, dass es eine noch frühere Periode gab, und wenn wir in der Chirurgie einen Lyell hätten, der hier forschen wollte, möchte er wohl Spuren einer vorhistorischen Periode finden, denn wo menschliche Ueberreste sind, müssen auch Steine existiren. Es ist mir nicht bekannt, dass Steine von Harnsäure sich lange erhalten. Wir wissen aber, dass die Excrete von Fischen sich tausende und aber tausende von Jahren erhalten haben, und ich zweifle nicht, dass auch einige menschliche Excrete zu finden sind und dass darunter wenigstens Steine von oxalsaurem Kalk existiren müssen. So manche beschäftigen sich mit Erforschung der Urgeschichte des Menschengeschlechts und wenn ich ein solcher Forscher wäre, ich würde sicher nicht unterlassen, unter anderem auch nach Blasensteinen zu suchen. Ob wir je Instrumente finden werden, welche als Mittel zur Entfernung solcher Steine gedient haben können, ist zweifelhaft. Doch wir wollen unsere Zeit nicht mit Spekulationen hinbringen, sondern uns an den Thatsachen genügen lassen, welche wir schon vor ungefähr 2300 Jahren finden. Schon Hippokrates (geboren 460 v. Chr.) spricht davon, obgleich er seine Schüler einen Eid leisten liess, nie den Steinschnitt zu machen, sondern das Denen zu überlassen, zu deren Gewerbe es gehöre. Damals wurde nämlich Lithotomie als ein selbstständiges Gewerbe betrieben und stand bei den Aerzten gerade nicht in grosser Achtung, sondern war in der Hand gewisser herumziehender Steinschneider. Die Operation, wie sie von diesen ausgeübt wurde, hat später Celsus beschrieben, welcher wahrscheinlich im Anfang der christlichen Zeitrechnung in hohem Ruf stand. In seinem siebenten Buche ist die Rede davon; sie wurde „Schneiden auf den Griff“ genannt. Die Methode war einfach wie der Instrumentenbedarf, wesshalb letzterer auch lange nachher „Apparatus minor“ genannt wurde, zum Unterschied von „Apparatus major“, welcher in der zweiten Periode in Schwung kam. Der Operateur legte seinen Kranken, gewöhnlich einen Knaben, einem Manne auf die Kniee. Wurde, was jedoch seltener vorkam, ein Erwachsener operirt, so setzten sich zwei Männer neben einander, ihre Beine bildeten den Operationstisch und mit ihren Armen hielten sie den Kranken fest. Der Operateur brauchte keinerlei Sonde, sondern brachte zwei oder drei Finger in das Rektum und versuchte damit den Stein zu sondiren, was freilich nur ging, wenn derselbe gross war. Gelang ihm dies, so fixirte er oder „griff" ihn mit den Fingerspitzen — daher der Ausdruck „Schneiden auf den Griff" — drückte ihn hinab nach dem Perinäum zu, und schnitt dann halbmondförmig mit einem breiten Scalpell auf ihn ein. Schliesslich beförderte er ihn mit den Fingern oder, wenn das nicht ging, mit einem Haken heraus. Diese rohe und rasche Methode herrschte bis zum 16. Jahrhundert und wurde sogar noch bis zum 17. vielfach in Europa ausgeübt. Gerade in dem letzten Abschnitte des 17. Jahrhunderts, als Frère Jacques auftrat, wurde sie hauptsächlich geübt.

Wir kommen jetzt zu der zweiten, der Renaissance-Periode, in der wenigstens drei verschiedene Operationen gebräuchlich waren. Eigenthümlich genug, ein Mönch aus einem der Orden, welche bisher zumeist die Künste pflegten und übten, tritt hier als der berühmteste Operateur auf.

Zuerst wollen wir die „Marianische Methode" oder den „Apparatus major" betrachten, eine Medianoperation, welche von Johannes de Romanis herstammt, aber nach seinem Schüler Marianus Sanctus benannt ist, welcher seinen ersten Aufsatz darüber 1524 veröffentlichte. „Apparatus major" wurde sie desshalb genannt, weil hierzu eine ganze Anzahl Instrumente nöthig waren, während das „Schneiden auf den Griff" nur ein Messer und einen Haken erforderte. Sie sind nicht hier, aber man kann sie in der Anstalt für Wundärzte sehen. Es wurde bei dieser Methode neben der Raphe ein vertikaler Einschnitt gemacht und die Harnröhre in der Gegend der Pars membranacea auf der Leitungssonde geöffnet. Jetzt wurde ein Dilatator in die Wunde gebracht und ein anderer darüber (männlicher und weiblicher Dilatator), und dann Harnröhre und Blasenhals heftig auseinander gerissen. Der jetzigen Medianoperation gleicht diese nur insofern, als der Einschnitt fast auf der nämlichen Stelle gemacht wird. Etwas barbarischeres als dieses

Verfahren kann man sich kaum denken. Die Steine waren gewöhnlich grösser als sie jetzt zur Beobachtung kommen, der Einschnitt aber klein, so dass man die verschiedenartigsten Maschinen und Instrumente, die oft sehr sinnreich erfunden waren und die Grundlage für viele heute noch gebräuchliche abgaben, zur Dilatation der Wunde und Herausbeförderung des Steins anwandte. Es war eine sehr wenig erfolgreiche Operation und kam in Folge davon allmälig in Vergessenheit. Doch behauptete sie sich stellenweise und für gewisse Fälle bis in das 18. Jahrhundert hinein.

Ferner ist der hohe Steinschnitt zu nennen, eine Operation, welche gegen Ende des 16. Jahrhunderts aufkam; sie hat bis auf unsere Zeit mehr oder weniger Bedeutung behalten. Mehr will ich darüber jetzt nicht sagen, da wir uns hauptsächlich mit dem Schnitt vom Damm aus beschäftigen.

Ich komme jetzt zu einem neuen Verfahren, welches eine rohe Form unseres heutigen Lateralschnittes darstellt. Man schnitt auf einer Sonde, die noch nicht wie jetzt gerinnt war, aber doch, wenn auch in etwas roher Art, als Führer in die Blase diente. Der Operateur stiess ein Messer in die Ischiorectalgrube und weiter in die Blase hinter der Prostata und machte, durch Zurückziehen des Messers nach aussen, den ganzen Schnitt durch einen einzigen Messerzug. Erfunden wie man glaubte von Pierre Franco (im 16. Jahrhundert), war ihr Apostel und Verkündiger der berühmte Frère Jacques, der gegen Ende des 17. Jahrhunderts florirte und 5000 mal den Steinschnitt gemacht haben soll. Wahrscheinlich that er es nicht 500 mal, aber eine Null mehr oder weniger war für die Ungenauigkeit und Leichtgläubigkeit dieser Periode eine Kleinigkeit. Er war wie andere seiner Kunst im Anfang ein herumziehender Operateur und nicht mit allzuviel anatomischen Kenntnissen beschwert, obgleich er später in Paris eifrig Anatomie studirte. Der Schauplatz seiner Thätigkeit war besonders Frankreich. Nach derselben Methode operirte später Rau in Holland.

Es wird interessiren zu hören, was inzwischen bei uns in England geschehen war. Bis zum Ende des 17. Jahrhunderts operirte man nach der alten Methode „nach dem Griff", oder nach der

„Marianischen“, und erst zu Anfang des 18. Jahrhunderts wurde der hohe Steinschnitt ausgeübt, und zwar zuerst von Cheselden, dem berühmten Chirurgen vom St. Thomas Hospital, der als junger Mann aus der Grafschaft Leicester nach London gekommen war. Aber die neuen Erfolge der Methode des Frère Jacques veranlassten ihn diese zu probiren und, gestützt auf Erfahrungen, in der Weise zu modificiren, dass er fast ganz dieselbe Operation und zwar mit den besten Erfolgen ausübte, welche wir jetzt Seitensteinschnitt nennen. Seine Erfolge waren sogar so gross, dass im Jahre 1729, als er die Operation schon mehrere Jahre lang geübt und ungefähr 100 Kranke operirt hatte, der französische Chirurg Morand von Paris geschickt wurde, um ihn operiren zu sehen und darüber zu berichten. Er blieb eine Zeit lang hier, Cheselden brachte eine Anzahl Fälle zusammen und operirte sie vor ihm. Morand kehrte dann zurück und berichtete der französischen Akademie so günstig darüber, dass Cheselden's Operation allgemein als die beste adoptirt wurde. Sie bestand in dem tiefen Schnitt, der möglichst innerhalb der Grenzen der Prostata und nur in ihren linken Lappen fiel, vermittelst eines Scalpells von mässiger Grösse, dessen Führung nach innen die gerinnte Sonde leitete. Einige Jahre später zog sich Cheselden zurück; er hatte 213 Kranke jeglichen Alters operirt und 10 Todesfälle gehabt. Das sind die ersten Zahlen, auf die wir uns in Betreff dieser Operation verlassen können, denn wie ich schon vorhin gesagt, sind die Zahlen der mittelalterlichen Periode ungeheuer und unglaublich. Denn jener berühmte Mönch soll nicht nur 5000 Fälle operirt, sondern dabei auch „kaum einen“ Todesfall gehabt haben. Cheselden, der die Methode verbesserte und Fälle jeglichen Alters operirte, darunter auch sehr viele Kinder (bei denen die Operation durch Schnitt bekanntlich sehr dankbar ist), hatte nur fünf Procent Todesfälle, ein ausserordentliches Resultat und ohne Zweifel das grösste, was noch erreicht worden ist *).

*) Folgendes sind die genauen Resultate: Unter 213 Fällen waren nicht weniger als 167 unter 20 Jahren alt. Nur 14 waren älter als 50 Jahre, und 6 von ihnen starben. Cheselden's Anat. 5 edit. 1740. pp. 322—3.

Auf dieser Stufe blieb die Operation noch einige Jahre bis zum Ende des Jahrhunderts, und dann wurde das Gorgeret Mode. Noch vor einigen Jahren wurde ein Kranker selten ohne dieses Instrument operirt, jetzt werden meine Zuhörer kaum wissen, was das ist. Ursprünglich eine Art von Führungssonde aus dem „Apparatus major", wurden später deren Kanten geschärft, um den tiefen Einschnitt durch die Prostata zu machen. Es war dies die Idee von Cäsar Hawkins, nach dem das Instrument auch benannt wurde, aber später hatte fast

---

Ausserdem gibt es eine andere berühmte Serie von Steinoperationen, die man sehr häufig als diejenige, welche die besten Resultate aufweist, angegeben hat; es sind die von Martineau aus Norwich ausgeführten und in der medic. chir. Verhandlung vol. XI. p. 402, 1821, mitgetheilten Operationen. Die Zahl der Patienten betrug 84 mit nur 2 Todesfällen. Die Operation war natürlich in allen Fällen Lithotomie. Sie fielen in die Jahre 1804—20 incl., ein Zeitraum von 17 Jahren.

Bei näherer Betrachtung ergibt sich, dass hier auch eine sehr grosse Zahl von Kindern mitgerechnet ist, ausserdem 6 Weiber. Zieht man letztere ab, so bleiben 78 Männer, von denen nicht weniger als 34 im Alter unter 15 Jahren standen, so dass nur 44 Erwachsene übrig bleiben. Von diesen 44 hatten nur 12 das 60. Jahr überschritten, nur 24 waren 50 Jahre und darüber alt, letztere hatten ein durchschnittliches Alter von $62^1/_2$ Jahren; unter diesen befanden sich die 2 Todesfälle.

Das ist der gewöhnlichste Irrthum, dass man beim Vergleichen der Tabellen keine Notiz nimmt von dem gewichtigsten Faktor des Alters. Ein Todesfall nach einer Lithotomie bei Kindern ist bekanntlich selten; er ist in der That nur unter den seltensten Umständen zu befürchten. Ebenso ist die Lithotomie während des mittleren Lebensalters eine sehr erfolgreiche Operation, aber im 60. Lebensjahr und später mit beträchtlicher Gefahr verknüpft. Wenn daher keine genaue Angabe über das Alter des Kranken gegeben ist, kann kein gültiger Schluss aus irgend einer Anzahl von Fällen, deren Resultate mitgetheilt werden, gezogen werden. Eine blosse Angabe der Zahl operirter Kranken nebst den Heilungen und Todesfällen ist absolut werthlos und führt oft irre.

Mit den obigen Tabellen wünsche ich nun eine von meinen eigenen zu vergleichen und stelle dazu meine letzten 100 Steinoperationen bei Erwachsenen zusammen, eine runde Zahl, mit der sich leicht rechnen lässt. In dieser Liste ist kein Kranker unter dem 22. Lebensjahre einbegriffen; einer war zufällig gerade so alt. Diesen einen mit eingeschlossen, figuriren in meiner Tabelle nur 4 Kranke, die unter 50 Jahre alt sind, während in Martineau's Tabelle, die 84 Fälle umfasst, nicht weniger als 54 unter diesem Alter standen. Von meinen 100 Fällen kommen 65 auf Kranke, die über 60 Jahre alt sind,

jeder Chirurg sein eigenes Gorgeret, indem er es breiter oder schmäler machte, oder in eine beliebige Form umänderte. Es wurde viel Geheimnisskrämerei damit getrieben, es ist aber einfach ein breites Messer mit einem Schnabel am Ende, welcher in die Rinne der Sonde gehalten wird. Während bei einem tiefen Schnitt mit einem gewöhnlichen Messer die Klinge ein wenig die Sonde verlassen muss, ist dieses zur Erreichung desselben Zweckes bei dem Gorgeret nicht nöthig. Hier ist eins, welches von dem berühmten Anatomen

(in Martineau's Liste figuriren blos 12 über diesem Alter) und das durchschnittliche Alter der sämmtlichen 100 Fälle beträgt nicht weniger als 63½ Jahre (in Martineau's Liste ist das durchschnittliche Alter sämmtlicher Erwachsenen nicht ganz 47 Jahre); folglich ist das Alter in meiner Tabelle weit höher als in der seinigen.

Meine vorliegenden 100 Fälle, die alle ohne Ausnahme von kurz vor Weihnachten 1872 bis zum März 1875 von mir Operirten einschliessen, repräsentirt folglich die Gesammtarbeit von 2¼ Jahren.

96 Fällen betrafen männliche, 4 weibliche Kranke.

Von den 96 Männern wurden 87 lithotritirt und 9 vermittelst des Seitensteinschnitts operirt.

Das durchschnittliche Alter der 87 Lithotritirten ist 63½ Jahre, der älteste von ihnen war 83, der jüngste 22, aber nur 4 waren unter 50 Jahre alt.

Das durchschnittliche Alter der 9 vermittelst Lithotomie Operirten war ebenfalls 63½ Jahre, ihr resp. Alter war 36, 59, 59, 61, 63, 68, 70, 75 und 79 Jahre.

Unter den 87 Lithotritirten waren 4 Todesfälle, ihr resp. Alter war 61, 65, 66, 81 Jahre.

Unter den 9 Lithotomirten waren 2 Todesfälle, 61 resp. 63 Jahre alt.

Das macht also für beide Operationsmethoden im Ganzen 6 Todesfälle auf 96 Fälle mit einem durchschnittlichen Alter von 63½ Jahren.

Da gerade von „Reihen glänzender operativer Erfolge“, wie man sich ausgedrückt hat, die Rede ist, will ich bemerken, dass diese meine Tabelle von 100 Fällen einen so beachtenswerthen Punkt, wie ich nie dergleichen erfahren oder gehört habe, enthält. Ich habe hinter einander 51 ältere Leute operirt, ohne einen Todesfall zu haben, und zwar zwischen dem Juli 1873 und dem Juni 1874. Diese 51 Fälle (7 mehr als Martineau's Gesammtzahl aller Erwachsenen) hatten ein durchschnittliches Alter von 64 Jahren.

Ich gebe dieses kurze Résumé als einen netten Beweis dafür, was durch eine sorgfältige Auswahl dieser beiden Operationsmethoden heutzutage geleistet werden kann.

Das obige wurde veröffentlicht in „The Lancet“ April 1875.

Skarpa herrührt, und einige andere, die von vielen tüchtigen Operateuren benützt wurden und als Typen ihrer Art gelten können.

In Frankreich war zu dieser Zeit das Lithotome caché von Frère Come viel in Gebrauch und zwar zu demselben Zweck, sicher und genau die Ausdehnung des Schnitts durch die Prostata zu bestimmen. Der praktische Unterschied zwischen ihm und dem Gorgeret besteht darin, dass bei letzterem die Zertrennung der Gewebe durch das Durchstossen einer scharfen Klinge von bekannter Breite geschieht, während bei ersterem eine scharfe Klinge an der entferntesten Stelle der zu durchschneidenden Theile bis zu einer bestimmten Ausdehnung geöffnet und nach aussen gezogen wird.

Im Jahre 1816 führte Dupuytren in Paris, nicht zufrieden mit der Lateraloperation, seine bilaterale ein. Das Verfahren bestand darin, die Prostata quer d. h. nach beiden Seiten hin zu spalten, anstatt wie beim Lateralschnitt eine grosse Wunde auf einer Seite derselben anzulegen. Mit der Absicht, genau die Ausdehnung der Wunde zu begrenzen, entwarf er zu dem Zwecke ein specielles Instrument. Dieses, das zweiklingige Lithotom (Bistouri caché), stammt ebenfalls aus der alten chirurgischen Rüstkammer und ist nur eleganter und handlicher gemacht worden. Anstatt wie mit dem Messer oder Gorgeret nach innen zu schneiden, führt man dieses Instrument nach Eröffnung der Harnröhre auf der Leitungssonde in die Blase, lässt die beiden Klingen vorspringen und macht den Schnitt, indem man es nach aussen zieht. Die Klingen sind nach Belieben eng und weit zu stellen.

Im Jahre 1825 oder 1830 kam der Medianschnitt, den man mit Unrecht für eine wieder hervorgesuchte Marianische Operation hielt, in England etwas zur Geltung, und mit ihm ist hauptsächlich der Name Allarton verknüpft. Inzwischen combinirte Civiale in Paris die Median- und Bilateralmethode, die ich beide, wie Sie gesehen, häufig hier ausgeführt habe. Dann machte Nelaton unlängst die prärektale Operation, welche eigentlich nur eine sorgfältig zergliederte Bilateraloperation ist, um jeden Einschnitt in den bulbösen Theil der Harnröhre zu vermeiden.

Ich komme jetzt zu der Art, wie die laterale und medio-bilaterale Operation auszuführen ist und will einige Winke geben, welche zugleich für beide gelten. Wie schon oben gesagt, bei so vielen Einzelheiten versucht man, auf die Grundprincipien zurückzugehen, und trachtet darnach, sich klar das Ziel zu bestimmen, welches man im Auge hat.

Lithotritie bezweckt den Stein ohne Verletzung des Kranken seitens des Steins oder des Instrumentes zu entfernen. Bei Lithotomie ist dagegen eine Wunde nothwendig, wobei es darauf ankommt, diese an einer solchen Stelle anzulegen, wo sie am wenigsten die Blutgefässe, den Darm oder den Blasenhals gefährdet, und den Stein durch den unteren Beckenausgang zu entfernen, ohne die umgebenden Theile viel zu beschädigen. Ist dieses Problem am besten gelöst, dann werden wir die beste Methode der Lithotomie haben. Noch ist es sehr fraglich, ob wir jetzt die beste Methode herausgefunden haben, und doch haben wir schon 2500 Jahre, ohne die vorhistorische Periode zu rechnen, gebraucht, um zu dem gegenwärtigen Standpunkt zu gelangen.

Beigefügte, genau nach einem präparirten Becken gezeichnete Figur (47), welche die Knochen und Bänder des Beckens in der

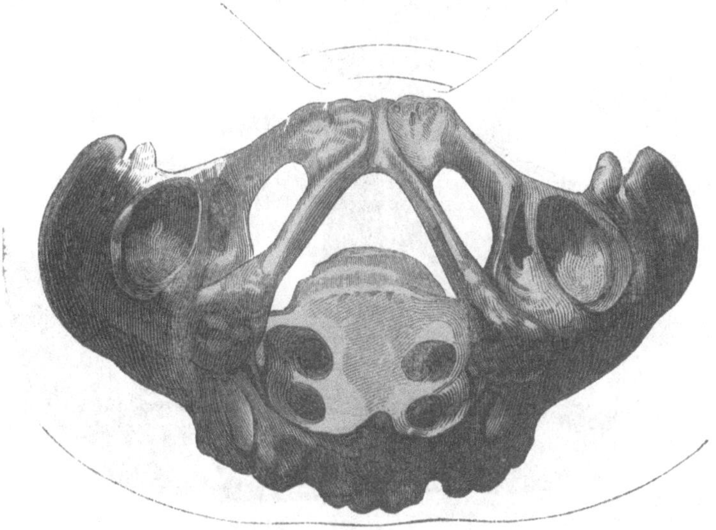

Figur 47. Knochen und Ligamente des Beckens in der Steinschnittlage.

Steinschnittlage darstellt, kann bei der Lösung des aufgestellten Problems unterstützen. Der untere Ausgang, welcher uns zugekehrt ist, ist bei dem Patienten mit weichen Theilen ausgefüllt, und hier ist die Oeffnung zu machen, durch welche man den Stein entfernen muss. In allem jedoch muss man sich hier nach den angrenzenden Knochen richten. Ich habe das immer vor Augen, wenn ich zur Operation schreite. Hier sind ferner Zeichnungen, die zwei stufenweise Präparationen des Beckens zeigen (Fig. 48). Ich setze die anatomische Kenntniss der bei der Operation in's Spiel kommenden Theile voraus und will diese hier nur nennen. Erstens die Arteria pudenda communis, welche sicher geschützt hinter dem Schambeinast liegt. Diese gibt einen Ast nach dem Bulbus hin ab, ein Gefäss, welches im vorderen und oberen Theile des Operationsfeldes zu vermeiden ist. Dann ist etwa in derselben Gegend eine Verletzung des Bulbus der Harnröhre nicht zu leicht zu nehmen, denn sie hat in der That manche Gefahren im Gefolge. Der Bulbus ist eine vielzweigige Ver-

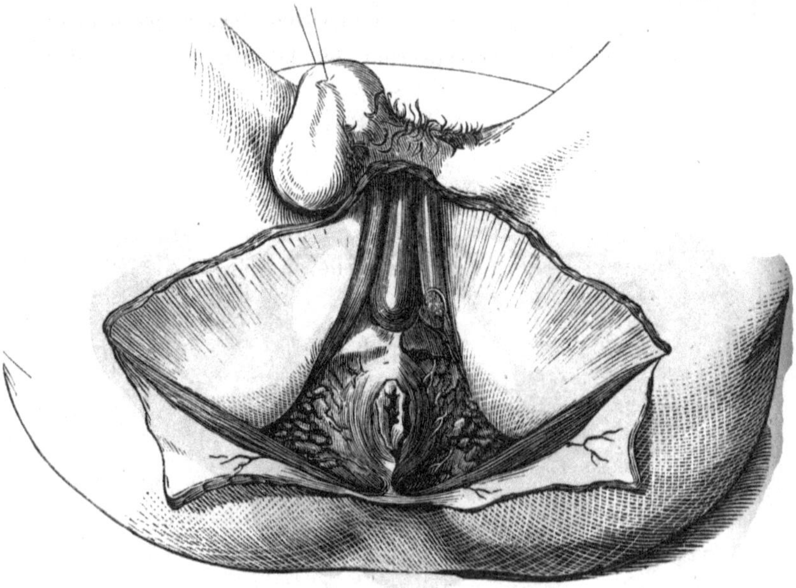

Figur 48. Präparirtes Becken zur Demonstration des Bulbus.

ästelung des eben genannten Gefässes, und schneidet man tief in ihn hinein, so ist das ebenso schlimm, als wenn man das Gefäss selbst durchschnitten hätte, wenn nicht schlimmer. Schliesslich ist in dem mittleren und unteren Theile das Rektum zu vermeiden. Die andere Zeichnung zeigt die Lage der Prostata, welche durch den in der Tiefe geführten Schnitt getrennt werden muss.

Nun ganz kurz die Hauptmomente der Operation. Der Darm des Kranken ist einige Stunden vorher durch ein Klystir gänzlich zu entleeren. Auf die Quantität des Urins in der Blase ist kein Gewicht zu legen. Während Einige es für sehr wichtig halten, dass die Blase voll sei, hatte sie Cheselden lieber leer. Er sagte, dass in diesem Zustande der Stein gern dicht am Blasenhals ge-

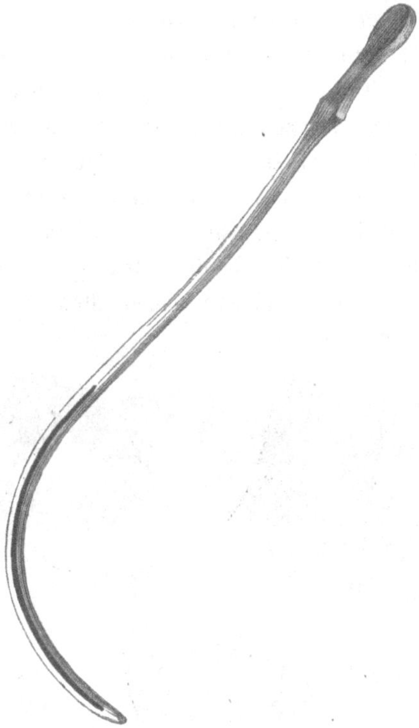

Figur 49. Die Leitungssonde

funden würde. Ich habe gesehen, dass man sich mit diesen Injektionen vor der Operation sehr abquälte — und dennoch entleerte der chloroformirte Kranke gewöhnlich die Blase trotz Umwickelung des Penis und ähnlicher Vorsichtsmassregeln.

Zuerst führt der Operateur eine dicke, tief gerinnte Sonde (Fig. 49) in die Blase und sucht damit sorgfältig den Stein auf. Man lasse sich nie einfallen an die Operation zu gehen, wenn man nicht vollständig sicher ist, dass die Sonde in Contakt mit dem Stein ist. Durch Nichtbeachtung dieser Regel sind oft grässliche Fehlgriffe gemacht worden. Angenommen z. B. die Sonde ist in einem falschen Gang und gar nicht in der Blase — man schaudert bei dem Gedanken an eine Operation unter solchen Umständen. Der Arzt oder Zuschauer vergisst sie nie und für den Kranken ist sie wahrscheinlich tödtlich. Das Anstossen der Sonde muss dem Operateur selbst und einem Zeugen deutlich vernehmbar sein, worauf sie in die Hände des sichersten Assistenten gegeben wird, der unbedingt den Anordnungen des Operateurs und durchaus keinem anderen, wer es auch sein möge, folgen muss. Der Kranke ist dann fest zu binden, am besten vermittelst jener ledernen Fuss- und Handringe, die von Prichard in Bristol erfunden sind. Sie bewahrheiten das Sprichwort: „Fest gebunden sicher gefunden", welches unsere lieben alten Strumpfbänder oft nicht thaten (Figur 50).

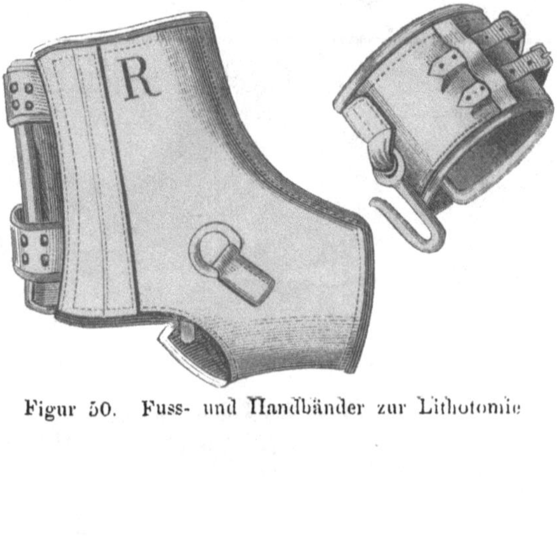

Figur 50. Fuss- und Handbänder zur Lithotomie.

Welches sind nun die Instruktionen für den Assistenten, der die Sonde hält? Sie soll fest am Platze gehalten werden und vor allen Dingen nicht aus der Blase gerathen. Ich glaube nicht, dass man durch irgend eine Liebhaberei, sie nach rechts oder links zu halten oder sie in's Perinäum vorzudrängen, viel gewinnen wird. Sie muss lediglich fest an einem Platze gehalten und dazu gegen einen festen Stützpunkt angedrückt werden. Einen solchen bietet nur der Schambogen, und der Assistent soll demnach die Sonde an diesen andrücken und zwar so, dass der Griff beinahe senkrecht steht. Man untersucht nun noch einmal mit den Fingern das Operationsfeld und die Ränder der Schambeinäste und prüft ebenso den Zustand des Darms, ob er leer und zusammengezogen ist oder nicht.

Ohne auf eine Besprechung der von Verschiedenen ganz verschieden angegebenen Einstichsstelle einzugehen, sollte man in der Regel bei Erwachsenen einen ungefähr $^5/_4$ Zoll vom After und etwas ($^1/_3$ Zoll) links von der Raphe gelegenen Punkt wählen. Nachdem man die linke Hand auf die obere rechte Seite des Perinäums gelegt hat, um die Haut zu fixiren, führt man das Messer mit leicht nach oben gerichteter Spitze und zwar nahe bei oder auf der Sonde dreist ein und macht allmälig den Schnitt seichter bis man ungefähr drei Zoll tiefer unten an der inneren Seite des Tuber ischii herauskommt. Es ist sehr angenehm zu fühlen, dass man die Sonde bei diesem ersten Einschnitt berührt, und es beweist, dass man, was ja auch immer geschehen muss, dicht an ihr vorgegangen ist. Nie soll der Schnitt ängstlich und oberflächlich sein, so dass er nur die Haut durchtrennt. Die Spitze des linken Zeigefingers, welche sofort in die Wunde eingeführt wird, muss die Sonde leicht durch die Gewebe durchfühlen können. Darauf setzt man den Nagel des Zeigefingers in die Rinne derselben und zwar ziemlich weit nach hinten, um so viel als möglich den Bulbus zu vermeiden, und schützt mit dem Körper desselben Fingers gleichzeitig das Rektum. Nun lässt man die Spitze des Messers längs des Fingernagels in die Rinne gleiten und stösst es fest ein (Figur), wobei man fühlen muss, dass das Messer die Gewebe zertrennt und in beständigem Contakt mit der Sonde ist. Und in festem Contakt mit derselben

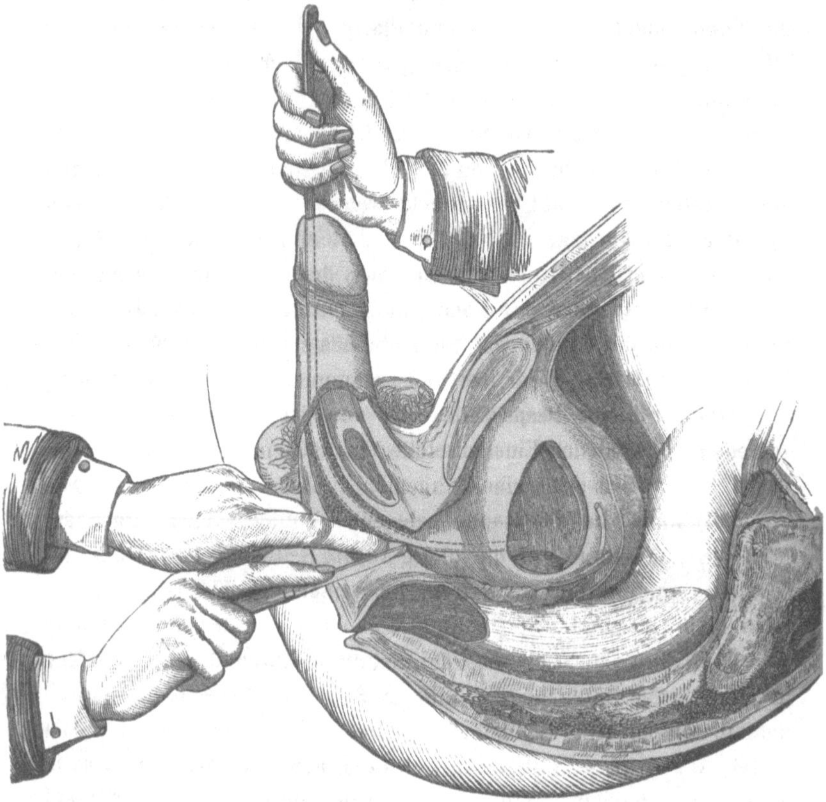

Figur 51. Der Schnitt durch die Prostata.

treibt man die Spitze des Messers fest und sicher weiter vor zur Trennung der Prostata. Mit nach oben gerichteter Spitze geht man sicher, mit nach unten gerichteter kann man leicht ausgleiten und in das Rektum oder Gott weiss wohin gelangen. Man dringt einfach vor, indem man das Messer allmälig in mehr horizontale Richtung bringt und die Spitze desselben immer in der Sondenfurche hält, bis man in die Blase kommt. Die Tiefe des Schnitts hängt natürlich von dem Winkel ab, den das Messer mit der Sonde beim Eindringen in die Blase macht. Hält man das Messer (seiner Länge nach) dicht an der Sonde, so wird man natürlich nur eine

Wunde von der Breite des Messers machen, wird aber der Winkel zwischen ihm und der Sonde grösser, so wird auch der Einschnitt tiefer. Schliesslich zieht man das Messer, ohne die Wunde dabei grösser zu machen, wenn kein Grund dazu vorliegt, zurück; anderenfalls lässt sich, wenn man die Schneide nach aussen und abwärts gegen die weichen Theile gerichtet hält und das Messer recht leicht führt, eine ergiebigere und reinere Wunde machen. Es ist besser, eine tüchtige Oeffnung anzulegen als eine kleine, (bei der Annahme, dass der Stein gross ist), aber allzugross darf sie auch nicht ausfallen.

Man hat wegen der Tiefe des Einschnitts schon sehr viel Rathschläge gegeben, aber es ist offenbar unmöglich, einem Anderen durch Reden verständlich zu machen, welche Tiefe man meint. Im allgemeinen aber machen wir sie eher zu klein als

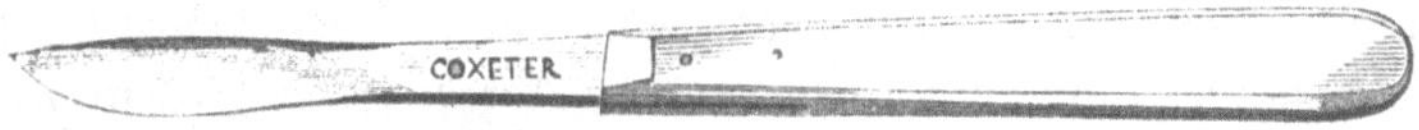

Figur 52. Messer zur Lithotomie.

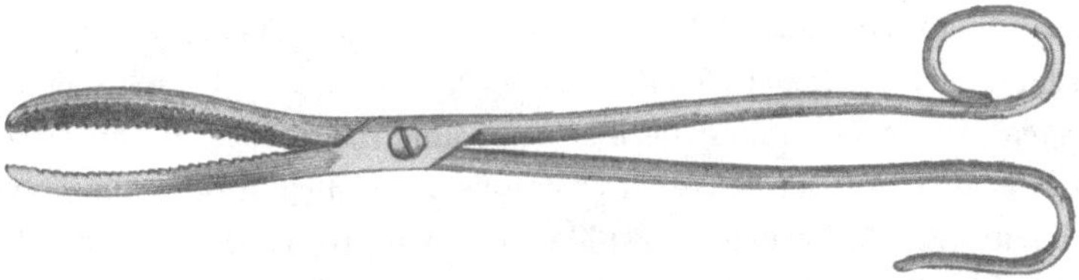

Figur 53. Steinzange dazu.

zu gross, und in Folge dessen wird der Blasenhals von dem Stein und der Zange mehr beleidigt, als er anderenfalls vom Messer auszustehen gehabt hätte. Ich meine das natürlich nur in Bezug auf Erwachsene, denn bei Kindern kann man kaum die Prostata finden; sie wiegt nur wenige Gran und erfordert keine Berücksichtigung. Das Messer geht weit an ihren Grenzen vorbei, und trotzdem sind Kinder am sichersten zu operiren. Natürlich ist in den beiden Altern die Vulnerabilität ganz ungleich, was den von weit verschiedenen Zuständen der Pubertät und Kindheit herrührt.

Doch kehren wir zurück. Ist der Einschnitt beendigt, so folgt der linke Zeigefinger sofort dicht an der Sonde in die Blase nach, und man wird wahrscheinlich sofort den Stein berühren. Jetzt kann der Assistent die Sonde herausziehen. Der Finger dringt fest und tief ein, verhindert vielleicht ziemlich das Ausfliessen des Urins und bewirkt dadurch die erste Dehnung der Theile. Dann führt man die Zange dicht längs der inneren Seite des Fingers sanft in die Blase ein, was eine zweite Dehnung bewirkt. Die Zange, eine Branche flach auf dem Boden der Blase, die andere nach oben gerichtet, wird nun vorsichtig, jedoch weit geöffnet und wieder geschlossen, und der Stein wird wahrscheinlich dazwischen sein. Glaubt man den Stein fest gefasst zu haben, so zieht man die Zange in der Richtung nach unten ganz allmälig heraus und hilft womöglich mit dem linken Zeigefinger nach, um ihn der Länge nach zwischen die Zangenbranchen zu bekommen. Dabei macht man eine dritte und letzte Dehnung der umgebenden Theile. Es ist durchaus nothwendig, in der Richtung nach abwärts nach dem weitesten Theile der untern Beckenapertur hin zu ziehen und nicht etwa in horizontaler Richtung, um die weichen Theile, welche den Schambogen umgeben, nicht zu quetschen. Man soll sich niemals wegen irgend Jemandes beeilen, nur um recht rasch zu operiren. In solchen Momenten muss der Operateur ganz allein für den Patienten da sein und darf keinen Augenblick die Verantwortlichkeit gegen ihn etwa aus Rücksicht auf umstehende Zuschauer ausser Acht lassen.

Ich muss noch hinzufügen, dass man auf einen zweiten Stein untersuchen und spritzende Gefässe unterbinden muss, da eine Nachblutung sehr unangenehm werden kann. Manchmal kann die Blutung beträchtlich sein und das Anlegen der Ligaturen grosse Mühe erfordern. Gelingt es nicht, eine spritzende Arterie in der Wunde zu unterbinden, so hilft oft ein gut gekrümmter spitzer Haken aus. Das damit gefasste Gewebe wird sanft hervorgezogen und unterbunden, worauf der Haken liegen bleiben kann. Ich benutze einen mit abzuschraubendem Griff, der eigens zu dem Zweck gemacht ist und mir bei 2 oder 3 Gelegenheiten sehr gute Dienste geleistet hat. Darauf injicirt man eine oder zwei Spritzen voll kaltes Wasser vermittelst einer langen, an der Spitze knopfförmigen Röhre in die Blase, oder führt bei starker Blutung eine mit einer Art „Unterrock“ versehene Röhre in die Wunde, und stopft jenen fest mit Charpie aus, wodurch die blutende Fläche

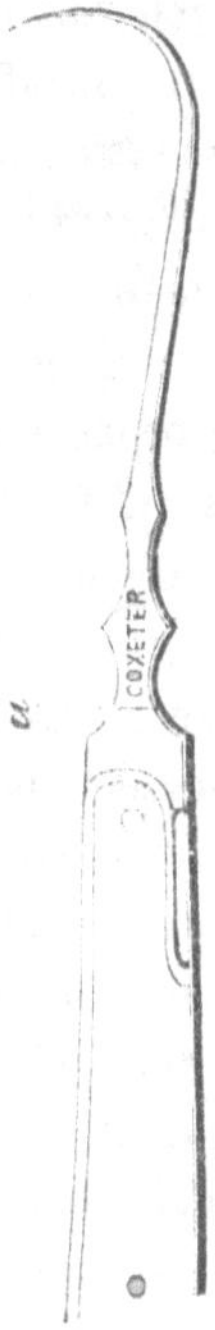

Figur 54. Haken, am Handgriff abzuschrauben.

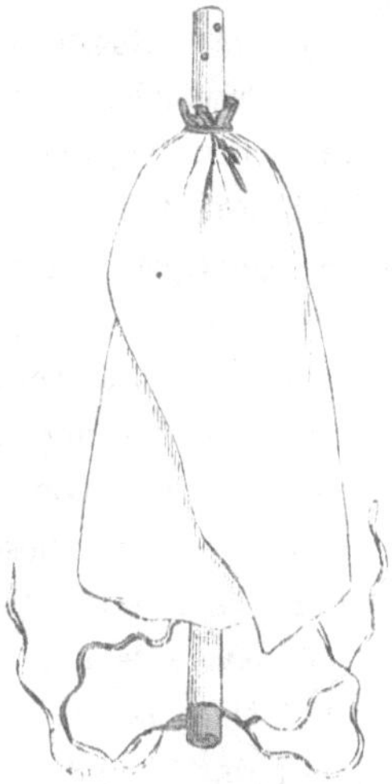

Figur 55. Der „Unterrock“-Tampon.

comprimirt wird (Figur 55). Ich wende diese Tamponade aber nur dann an, wenn die Blutung beträchtlich ist und nicht stehen will, wenn sie dagegen nur gering ist, so habe ich lieber keinen fremden Körper in der Wunde. Nach ungefähr 48 Stunden kann der Tampon entfernt werden, indem man zuerst nach und nach die Charpie und zuletzt die Röhre selbst herausnimmt. Darauf wird der Kranke in's Bett gebracht und in der Rückenlage gehalten, es werden ein oder zwei Kissen unter jeden Hinterbacken geschoben und so die verwundeten Theile der Luft und dem Licht ausgesetzt, um den Urinabfluss beobachten zu können. Je weniger man sich nachher mit ihm befasst, um so besser ist es gewöhnlich. Der einige Stunden nachher gewöhnlich heftig auftretende Schmerz wird durch volle Dosen Morphium oder Opium gelindert. Bei einem erwachsenen Patienten lasse ich gleich nach der Operation gewöhnlich einen Gran des ersteren in Gestalt eines Stuhlzäpfchens in den Darm bringen.

Ich will noch einige Worte über den Median- und Medio-bilateral-Schnitt hinzufügen. Bei dem ersteren wird ein Einschnitt in der Raphe gemacht, ungefähr $2^1/_2$ Zoll vor dem After nach unten zu bis möglichst nahe an seinen Rand, um den nöthigen Raum zu gewinnen. Man schneidet bis auf die Sonde ein, während ein Finger in's Rektum eingeführt ist, um dieses ebenso wie den Bulbus des Corpus spongiosum möglichst zu vermeiden, öffnet die Harnröhre in der Gegend der Pars membranacea und bringt durch diese Oeffnung einen Führer in die Blase. Der Finger rückt nach, erweitert und dann kommt die Zange. Die Operation wurde gewöhnlich so ausgeführt, dass man ein gerades Bistouri, den Rücken des Messers nach unten gerichtet, vor dem Mastdarm in die Furche der Sonde stiess und mit einem Zug nach oben herausschnitt. Ich ziehe die andere Methode vor, da diese Operation offenbar bei grossen Steinen nicht gelingen wird, und um diese handelt es sich doch hier, da wir die kleinen zertrümmern. Um die Operation in allen Fällen anwenden zu können, entstand daher aus dem Medianschnitt der medio-bilaterale. Man macht wie eben beschrieben die Medianoperation bis zu dem Punkte, wo die Harnröhre geöffnet ist. Jetzt führt man aber statt des Führers das zweiklingige Lithotom geschlossen in die Blase, lässt die Klingen vorspringen und zieht das geöffnete Instrument in der Rinne der Sonde nach aussen, wodurch zwei mässige Einschnitte gemacht werden, der eine rechts, der andere links. Auf diese Weise wird natürlich eine grössere Oeffnung angelegt, als durch den einfachen Längsschnitt in die Harnröhre.

Ich habe diese zwei Operationen nun ungefähr 30 mal gemacht und Alles in Allem weiss ich nicht, ob es richtig ist, sie dem alten Lateralschnitt vorzuziehen. Um genau darüber urtheilen zu können, müsste ein Chirurg wenigstens 100 Fälle nach jeder Methode operirt haben. Dennoch will ich zum Schluss ein Wort über das Princip sagen, welches diese Operationen wesentlich unterscheidet.

Sie sind das Ergebniss entgegengesetzter Ueberzeugungen in Betreff der Gefahren des Messers. Es gibt eine Klasse Leute, denen die Anatomie einen heillosen Schreck einflösst und die sich vor dem Schneiden, selbst wenn es absolut nothwendig ist, fürchten. Andere dagegen sind weniger furchtsam — ich sage nicht weniger vorsichtig — und halten eine dreiste und ausgiebige Messerführung für besser als eine ängstliche und sparsame. Alle Chirurgen neigen natürlich mehr oder weniger nach der einen oder anderen Seite. Die sogenannten anatomischen Chirurgen haben die Medianoperationen modificirt, um gewisse Blutgefässe zu vermeiden etc., aber sie opfern auf diese Weise Raum. Es genügen ihre Methoden freilich recht wohl für kleine und mittelgrosse Steine, aber diese werden oder sollten doch jetzt zertrümmert werden, und es ist gar keine blutige Operation dazu nöthig. Diejenige Perinäaloperation, welche den meisten Raum gewährt, ausgenommen die rectovesicale, ist die laterale. Alle genannten anderen sind wesentlich Medianoperationen. Ich muss sagen, dass ich früher, als ich theoretisch urtheilte und seltener lithotritirte als jetzt, zu den Medianmethoden hinneigte, da ich glaubte, dass bei diesen die Blutung geringer sei als bei den andern. Aber ich finde dies in der Praxis anders und bin schliesslich zu der Ansicht gekommen, dass die Blutung hierbei eben so stark ist wie bei dem Lateralschnitt, und zwar schreibe ich dieses dem Bulbus zu. Ich betrachte den Bulbus in jeder Hinsicht als eine grosse Arterie. Schneidet man in dieses schwammige Gewebe (das geschieht zwar nicht immer, aber doch hie und da) so findet eine ebenso starke Blutung statt, als wenn die Arterie des Bulbus selbst durchschnitten wäre, und es ist schwieriger, sie zu stillen. Bei dem Medianschnitt muss der Bulbus mehr oder weniger angeschnitten werden. Es kommt aber darauf an, in die Blase zu gelangen, ohne den Bulbus, seine Arterie und das Rektum zu verwunden; und ich glaube, dass, wenn eine grosse Wunde wegen eines grossen Steins angelegt werden muss, dies in jedem Falle besser durch eine gut ausgeführte Lateraloperation als durch jede andere geschehen kann.

Welche von den beiden Operationen die leichtere ist, kann ich nicht sagen, vielleicht die laterale. Wir müssen aber hier wieder die wichtige Thatsache berücksichtigen, die erst anfängt, sich unter den Fachgenossen einzubürgern, nämlich dass die Lithotomie nur bei ausnahmsweise grossen Steinen bei Erwachsenen erforderlich ist, und dass alle anderen Steine viel sicherer durch die Lithotritie entfernt werden. Und diese Thatsache, deren Erhärtung verhältnissmässig neu ist, unterwirft heute die verschiedenen Methoden der Lithotomie der vollen und ernsten Erwägung der Chirurgen, von einem neuen und ganz verschiedenen Gesichtspunkte aus.

Funfzehnte Vorlesung.

Ueber den Einfluss, welchen Nierenkrankheiten auf die Wahl der Operationsmethode bei Blasenstein haben.

In den letzten 10 Wochen des Jahres 1872 kamen 8 Fälle von Blasenstein in meine Klinik, von denen 7 Erwachsene betrafen, die meistens einem vorgerückten Alter angehörten. Alle Patienten wurden lithotritirt und sämmtlich geheilt entlassen. Der achte Fall betraf einen Knaben von 10 Jahren, den ich lithotomirte und auch er ging geheilt weg. Gegen Ende Januar 1873 fand ich beim Wiederaufnehmen meiner Thätigkeit hier einen eben zugegangenen Kranken, dessen Zustand ein erhebliches Interesse bot. Ich werde desshalb diesen Fall zum Gegenstande dieser Vorlesung machen.

Der Mann war 60 Jahre alt und verspürte vor etwa 3 Jahren die ersten Steinbeschwerden. Vergangenen Sommer wurde er in einem Hospital aufgenommen, woselbst man ihn wegen eines ziemlich grossen Phosphatsteins lithotritirte. Er ging gebessert nach Hause, schied aber gelegentlich Phosphattrümmer aus, was ihn zuweilen nöthigte, einen Katheter zu ihrer Entfernung anzuwenden.

Seine Blase war in einem Zustand, bei dem sich Phosphatsteine rasch bilden.

Status praesens (24. Januar): Tag wie Nacht halbstündlicher Urinabgang mit grosser Anstrengung und grossen Schmerzen; Patient ist genöthigt, dazu immer das Bett zu verlassen. Urin blass, trüb, alkalisch; spezifisches Gewicht 1009; bei der ersten Untersuchung zeigten sich granulirte Cylinder in demselben; allgemeines Befinden äusserst schwach.

Man wird sich erinnern, dass ich in der Klinik ausführlich darüber sprach und feststellte, dass der Patient an einer chronischen Nierenkrankheit litt. Dann verbreitete ich mich über den Einfluss dieses Zustandes auf die einzuschlagende Behandlung, im Falle ein Stein in der Blase wäre, und sagte, dass ich einen sorgfältigen Versuch machen würde, irgend ein Stück von einem Stein oder phosphatische Sedimente, welche die Ursache seiner Leiden sein könnten, zu entfernen. Das that ich nun und entfernte eine kleine Menge davon ohne Schwierigkeit. Am 26. Januar ging eine geringe Menge Detritus ab und der Urin wurde in längeren Zwischenräumen abgesondert. Am 28. entfernte ich ein ganz kleines Stückchen und bei einer kurzen Untersuchung am 31. entdeckte ich nichts mehr. Nun passirte es, dass der Kranke noch an demselben Nachmittag gegen die Verordnung und in Abwesenheit des Wärters das Zimmer verliess und in den Hof in die kalte Luft ging. Am 2. Februar bekam er einen Frostanfall und die Temperatur stieg auf 103 Grade. Am 3. abermaliger Frostanfall. Am 4. war der Kranke schläfrig und sprach unzusammenhängend. Ich verordnete heisse, mit Senfmehl bestreute Breiumschläge auf das Kreuz und liess sie häufig wechseln. Pulsfrequenz ungefähr 100, Temperatur (100° Fahr.), Urinmenge ein wenig vermindert. Dieser Zustand hielt ungefähr 2 Tage an, worauf die Schläfrigkeit nachliess, das Bewusstsein zurückkehrte, die belegte Zunge sich zu reinigen begann und der Patient wieder ordentlich Nahrung zu sich nahm. Wir hatten ihn bekanntlich am 4. ganz aufgegeben und hegten nun die Hoffnung, dass er sich wieder für eine Zeit lang erholen würde. Aber am 8. und 9 fühlte er sich nicht so wohl und der

Urin bekam eine deutlich blutige Färbung. Heisse Breiumschläge auf das Kreuz hatten am 11. und 12. wiederum eine deutliche Besserung zur Folge. Am 13. war der Urin wieder schlechter, der Patient schwächer und nicht im Stande, Nahrung zu sich zu nehmen. Am 17. wiederum Schläfrigkeit und Bewusstlosigkeit, die Temperatur sank unter die Norm, der Puls wurde schwächer, der Urin blutiger. Er verfiel allmählig und starb am Abend des 19.

Die Section ergab folgenden, hier kurz mitgetheilten Befund: — Blase verdickt, graue Verfärbung der Schleimhaut, anhängende Fetzen einer Pseudomembran. Sehr deutlich markirte Wulstung des Blasenhalses, die bis zu den seitlichen Lappen der Prostata reichte; eine tiefe Tasche dahinter, die einige kleine Phosphatconcremente im Gewicht von 12 Gran enthielt. Uretheren etwas erweitert, der linke mehr als der rechte. Nieren von Fett umgeben, gefässreich und indurirt, die Kapsel fest anhängend; beim Ablösen bleibt etwas Nierensubstanz daran hängen, wobei kleine Abscesse eröffnet werden. Oberfläche lappig und fein granulirt. Grösse normal wie bei einer geschrumpften, granulirten Niere, die durch Entzündung vorübergehend vergrössert ist. Oberfläche der rechten stark injicirt, stellenweise hämorrhagisch; die linke weniger. Rindensubstanz in beiden, besonders in der linken, dünn. Der Durchschnitt zeigt eine braune Färbung, mit kleinen, blassgelben Flecken untersät; die Pyramiden intensiv injicirt. Die Nierenbecken erweitert, die auskleidende Membran überall stark injicirt. Mikroskopische Schnitte zeigen die Nierenkanälchen theilweise mit granulirtem Epithel ausgefüllt. Die malpighischen Körperchen von Haufen junger Zellen umgeben, die wie kleine Körperchen aussehen. Die mikroskopische Untersuchung eines Durchschnitts der in Alkohol gehärteten Niere zeigt die Nierenkanälchen der Rindensubstanz von unregelmässiger Grösse: einige erweitert, andere verengert. In den erweiterten Kanälchen war das Ephitel granulirt, die Zellen geschrumpft und atrophisch. Das Ephitel war in einigen Kanälchen ganz verschwunden und das Lumen derselben mit körnigem Detritus angefüllt. Zwischen ihnen fanden sich in allen Theilen der Nieren Haufen von jungen Zellen. Um die malpighischen

Körperchen herum waren diese bis zu 5 oder 6 Schichten angehäuft. Die Struktur der Niere war an einigen Stellen in der unmittelbaren Nähe der kleinen Abscesse nicht mehr zu erkennen und durch Massen von jungen runden Zellen ersetzt.

Bei diesem armen Patienten kam nur die Frage in Betracht, wie die schmerzhaften Complicationen dieses entsetzlichen Uebels am besten zu lindern oder weiterem Umsichgreifen vorzubeugen sei; auf der einen Seite handelte es sich um vorgeschrittenen Morbus Brightii, auf der anderen um eine erkrankte Blase, die zudem noch Phosphatsteine enthielt. Es konnte sich hier nicht um eine Heilung handeln, daran war gar nicht zu denken. Der Stein war vorher entfernt worden, aber der zersetzte Urin bildete zusammen mit dem Blasenschleim täglich Phosphatsedimente, welche sich zusammenballten und in die Harnröhre getrieben wurden, so dass sie heftige Schmerzen erregten. Der vorliegende Fall umschliesst nur eine der mannigfachen Fragen, welche naturgemäss dabei auftauchen. Ich werde daher die Gelegenheit benutzen, um in Kürze ein weites Thema, welches sich daraus entwickelt, zu besprechen, und welches etwa so formulirt werden kann.

Wenn sich Blasenstein zusammen mit irgend einer Nierenerkrankung findet, welchen Einfluss hat dann die letztere auf die Bestimmung der operativen Behandlung des ersteren?

1) Ich muss zuerst erklären, was hier unter dem Ausdruck „Nierenerkrankung“ zu verstehen ist. Dieser Ausdruck ist sehr umfassend und lässt sich in sehr weiter Bedeutung nehmen. Er schliesst natürlich alle krankhaften Affektionen, denen die Niere ausgesetzt ist, in sich. Ich will versuchen, sie in Kürze und im Allgemeinen zu classificiren, werde aber dabei als unserem Gegenstande, soweit es sich nämlich um operative Eingriffe handelt, völlig fremd, die bösartigen Erkrankungen des Organs bei Seite lassen.

a. Die chronischen Veränderungen der Nierenstruktur in Verbindung mit allgemeiner Kachexie, welche mehr die Folge als die Ursache des lokalen Uebels sein mag, und die unter dem Namen „Morbus Brightii“ zusammengefasst werden, machen einen erheblichen Bruchtheil der fraglichen Krankheit aus. Bei Sektionen trifft man auf Nieren, welche sehr verschiedenes Aussehen, Grösse und verschiedene Strukturveränderungen zeigen und doch nur Beispiele, entweder der verschiedenen Arten der Bright'schen Erkrankung, oder in einigen Fällen der verschiedenen Stadien derselben sind. Die meisten gehören den ausgeprägten Formen von „granulirter, geschrumpfter Niere" an, wie das bei unserem Patienten der Fall ist, oder der sogenannten „grossen, glatten, weissen Niere". Nicht zu vergessen ist die viel seltener vorkommende Form von „Speckniere" oder sogenannter „amyloider Nierendegeneration". Die Symptome der Bright'schen Erkrankung sind während des Lebens meisten Theils klar und deutlich ausgesprochen, und ebenso lässt sich nach einiger Beobachtung des Kranken so ziemlich beurtheilen, in welchem Stadium sein Nierenleiden ist.

b. Andere gänzlich verschiedene Veränderungen finden sich in Nieren, welche entweder häufig oder eine beträchtliche Zeit lang der Sitz eines Steins sind.

Die Gegenwart kleiner Fremdkörper, meistens Aggregationen von harnsauren Crystallen, in den Mündungen der Harnkanälchen und rund um dieselben und in den Nierenbecken, verursacht einen Reiz in den Geweben, welcher im Verhältniss steht zu der Menge der abgelagerten Steinchen und der Dauer ihrer Anwesenheit. Es mögen sogar Reizzustände verschiedenen Grades, von einer umschriebenen und vorübergehenden Entzündung der Schleimhaut des Nierenbeckens, in Folge der raschen Bildung einer grossen Menge Steinchen, an, bis zu einer fast gänzlichen Veränderung des Organs in Folge der Anwesenheit eines grossen Nierensteins beobachtet werden. Glücklicher Weise ist das letztere selten, ersteres dagegen sehr gewöhnlich. Ich zweifle daran, ob überhaupt ein Mann viel crystallisirte Harnsäure einige Monate hindurch ohne irgend einen wenn auch sehr geringen Schaden für seine Niere absondern kann. Sicher zeigt während des Processes das Mikroskop fast immer Blut in dem Urin, und man wird zu der Schlussfolgerung geführt, dass, wenn mehrere Jahre hindurch ein periodischer Abgang von harnsauren Steinen stattgefunden, auch die Nieren bis zu einem gewissen Grade eine bleibende krankhafte Veränderung erfahren haben. Anderweitige spezielle Anzeichen dieses Zustandes gibt es nicht. Der allgemeine Gesundheitszustand ist oft sehr gut, und es kommt nicht zu einer Kachexie wie bei den Formen des eben genannten Morbus Brightii. Der Patient sieht im Gegentheil oft frisch und gesund aus. Die Beschaffenheit des Urins ist gut, die Quantität ist reichlich, das spezifische Gewicht gut das durchschnittliche; Eiweiss ist nicht, harnsaure Verbindungen dagegen sind oft im Ueberfluss vorhanden und dann auch Blutkörperchen, freilich nicht in solcher Menge, um die Färbung des Urins für das unbewaffnete Auge zu verändern. Oft wird über Schmerz in den Nieren, dem Kreuz und den Hüften geklagt. Ich habe darauf hingewiesen, dass solche Patienten nach der Applikation von Instrumenten oft beträchtlich fiebern und dass es trotz ihres guten Aussehens mehr denn je geboten ist, mit den Eingriffen gegen ihre Blasensteine vorsichtig zu sein.

c. Ferner nenne ich, ohne weiter darauf einzugehen, Zuckerruhr, welche bei Betrachtung der Nierenkrankheiten nicht unberücksichtigt bleiben darf. Um nicht mehr auf diesen Gegenstand zurückkommen zu müssen, will ich gleich sagen, dass ohne Frage bei dieser und der vorhergehenden Klasse von Krankheiten — wenn sie bei Steinkranken getroffen werden, so handelt es sich in der Regel um ältere Leute — die Lithotritie der Lithotomie sicherlich vorzuziehen ist, wenn der Stein nicht sehr gross ist. Der Operateur soll Instrumente so selten und so zart wie möglich appliciren, und diese Vorsicht ist wesentlich. Ich habe selbst zwei Patienten, welche an ausgesprochener Zuckerruhr litten, und zwar einen davon im Verlauf des letzten Monats, mit Erfolg operirt; beide waren gegen die operativen Eingriffe sehr empfindlich. Die Nieren einer grossen Anzahl älterer Leute mit harnsauren Steinen sind mehr oder weniger einem langen Reiz in Folge der Bildung kleiner Nierensteine ausgesetzt gewesen, und wenn dieser Reizzustand bedeutend ist, so sind alle operativen Eingriffe in der Blase gewagter.

d. Die letzte Klasse der hier zu betrachtenden Nierenkrankheiten resultirt aus krankhaften Zuständen, welche andauernd den

Ausfluss des Urins hemmen; auch sie sind nicht selten und stehen in inniger Beziehung zu unserem Gegenstand.

Vor vielen Jahren habe ich die Vorgänge, von welchen diese krankhaften Veränderungen abhängen, beschrieben. Vorzüglich sind es Striktur der Harnröhre, Vergrösserung der Prostata, grosse Blasensteine und weniger häufig Atonie der Blase, welche hier in Betracht kommen. Der Reihenfolge, in welcher ich letztere Affectionen aufgezählt habe, entspricht auch die Reihenfolge ihrer respektiven Häufigkeit als Ursache jener Krankheiten. Striktur behindert immer den Ausfluss des Urins und um so stärker, je enger sie ist. Eine beträchtliche Vergrösserung der Prostata desgleichen, wenn auch lange nicht mit der Wirkung, wie jene. Blasenstein bewirkt manchmal das nämliche, aber keineswegs in der Regel; wenn es geschieht, so ist es eine Ausnahme, die von gewissen Bedingungen, welche bei verschiedenen Individuen variiren, abhängig ist, wie z. B. von der beständigen Lage des Steins in der Blase, seiner Grösse, seiner Neigung nach dem Blasenhals hin zu rollen u. s. w.

Uebrigens steht es fest, dass in Fällen von lang bestehendem Stein die Autopsie zuweilen nur geringe Veränderungen der Nieren in Folge der Blasenverstopfung zeigen wird, während diese in anderen Fällen hinsichtlich ihrer Ausdehnung und ihres Grades erheblich sein werden. Es möge bemerkt werden, dass solche Veränderungen niemals vorkommen, wenn nicht in Folge von behindertem Harnen, und immer dann, wenn dies schon lange bestanden hat.

Diese Veränderungen bestehen in einer Ausdehnung sämmtlicher Urinwege hinter dem Verstopfungspunkte. Bei Striktur der Harnröhre wird man daher eine Ausdehnung der Harnröhre selbst und ihrer Drüsen finden, ebenso eine Ausstülpung der Blasenschleimhaut zwischen die eingeflochtenen Fasern der Muskelhaut, so dass Divertikel entstehen, ferner eine Ausdehnung der Uretheren, der Nierenbecken, des eigentlichen Nierengewebes und ein Schwund der Nierensubstanz selbst in Folge des Drucks, so dass das Organ aussieht wie zusammengesetzt aus einer Anzahl von Cysten, welche früher wirklich für eine selbständige pathologische Veränderung desselben gehalten wurden. Ich beziehe mich auf ein im Jahre 1854 publicirtes Werk, in welchem ich die Veränderungen, welche durch den Druck einer Flüssigkeit entstehen, ganz detaillirt auseinander gesetzt habe *). Ich will einen Augenblick den mechanischen Vorgang, durch welchen diese Reihe bemerkenswerther Veränderungen bewirkt wird, betrachten. Bekanntlich wirkt der hydraulische Druck nach jeder Richtung hin gleich. Wenn ich also auf eine mit Flüssigkeit gefüllte dehnbare Blase drücke, so wird sich dieser Druck gleichmässig nach jedem Punkte der Oberfläche hin fortpflanzen, und wenn man Röhren in vertikaler Richtung an den gegenüberliegenden Seiten einfügt, so wird die Flüssigkeit in jeder mit gleicher Kraft steigen und ausfliessen. Was geschieht nun in dem dehnbaren Sack, wie ihn die menschliche Blase darstellt, wenn eine Verstopfung in Form von Striktur, vergrösserter Prostata oder Stein vorhanden ist? Natürlich wird die Befriedigung des Harndrangs mehr Kraft, als gewöhnlich nothwendig ist, beanspruchen; der Patient quält sich ab, sein Wasser abzulassen, und muss bei beträchtlichem Hinderniss zuweilen sehr grosse Gewalt anwenden. Es ist sofort ersichtlich, dass dabei der Urin nicht nur nach vorn hin über das Hinderniss hinaus, sondern auch (nach hinten zu) in die Uretheren, welche von der Niere hinten nach der Blase gehen, getrieben wird. Nimmt man an, dass der gewöhnliche Druck, der erforderlich ist, um in gesundem Zustand das Wasser abzulassen, ein Pfund auf den Quadratzoll beträgt (ein beliebiger Maassstab, der zur Erklärung völlig ausreicht) dann mag er bei einem Hinderniss sicherlich auf das 2-, 3-, 5- und mehrfache anwachsen. Es kommt hinzu, dass die Entleerung der Blase anstatt nur fünfmal in 24 Stunden, wobei sie in rascher Weise vor sich geht, 10 oder 20 mal nothwendig werden und der Entleerungsakt viel mehr Zeit in Anspruch nehmen mag. Man braucht nicht auseinanderzusetzen, welche Wirkung das haben wird, und wie nach einer gewissen Zeit (denn die Oeffnungen der Uretheren, welche nicht so weit sind als die innere Mündung der Harnröhre, geben dem Druck nicht so leicht nach) während jeder angestrengten Entleerung Urin rückwärts in die

*) Striktur der Harnröhre. I. Ausgabe, pp. 64—70.

Harnwege getrieben wird, und die Erweiterung allmälig fortschreitet, bis zuletzt selbst die Niere in Folge des beständigen Drucks und der sich nothwendiger Weise dazugesellenden Entzündung ergriffen wird; und so mögen die Uretheren und Nierenbecken als Hülfsreservoir der Blase dienen, und werden auch zuweilen mit zersetztem und ammoniakalischem Urin gefüllt angetroffen. Lange vor diesem Stadium werden diese Theile von Entzündung ergriffen, die unter dem Namen Pyelitis bekannt ist. (Es wird eine Zeichnuug der ausgedehnten Organe gemacht.) Von Einigen wurde dieser Zustand als „chirurgische Niere“ bezeichnet, ein Ausdruck, mit dem Andere die akute suppurative Nephritis, die zuweilen bei lange dauernder Nierenkrankheit die Scene schliesst, bezeichnet haben. Ich sehe mit Vergnügen, dass Dr. Dickinson in der medicinisch-chirurgischen Gesellschaft vorgeschlagen hat, diesen so unlogischen Ausdruck abzuschaffen. Ich habe ihn nie gebraucht und habe starke Einwendungen dagegen. Warum auch „chirurgische Niere“? Sicher nur in dem einen Sinne, dass die Organe nur desshalb in den Zustand gekommen sind, worin sie sich befinden, weil es an chirurgischer Hülfe fehlte. Wäre diese in dem Anfangsstadium, sei es nun Striktur oder Stein gewesen, geleistet worden, so würde ein solcher Zustand nicht entstanden sein. Nirgends hatte das Wort „Ein Stich zur rechten Zeit erspart oft neun spätere“, worunter natürlich ein chirurgischer Stich zu verstehen ist, mehr Geltung. Der pathologische Zustand, in den auf solche Weise ein Organ geräth, kann „mechanische Dilatation“ der Niere und des Urethers genannt werden, weil er hauptsächlich, wiewohl vielleicht nicht ganz allein, durch den beschriebenen physikalischen Vorgang erzeugt wird.

Welche Symptome erregt nun dieser Zustand im Leben? Ich kenne keine, die deutlich und bezeichnend wären. Dieses, ich hätte fast gesagt, demüthigende Eingeständniss machte ich vor fast drei Jahren in der königl. med. und chirurg. Gesellschaft und legte, in der Absicht, die Aufmerksamkeit darauf zu lenken, grossen Nachdruck darauf*). Ich habe lange, aber vergeblich nach Zei-

*) Mit Bezug hierauf sagte ich: — „Man muss zugestehen, dass wir zur Zeit kein unfehlbares Mittel besitzen, um die Existenz dieser Zustände

chen, aus denen ausgebreitete Pyelitis und Dilatation zu erkennen wäre, gesucht. Selbst der Urin eines solchen Kranken gibt keinen Aufschluss für diese Veränderungen. Er hat volles spezifisches Gewicht, wird in reichlicher Menge gelassen, ist ohne Eiweiss, mit Ausnahme des von dem Eiter und Blut herrührenden, und was letztere betrifft: so bilden sie sich gewöhnlich in einer durch die Gegenwart eines Steins gereizten Blase, auch ohne dass eine Nierenerkrankung vorliegt. Wo immer ein Stein von nur etwas beträchtlicher Grösse vorliegt, finden sich solche Produkte, und man ist berechtigt, sie da zu erwarten, wo irgendwie Symptome von Cystitis bestehen; diese ist aber fast immer da, wo sich Dilatation findet. Ferner findet sich nichts, was als destruirte Substanz des Nierengewebes identifizirt werden könnte, keine Harncylinder, nichts als Eiter- und Blutkörperchen, kurz nichts beweisendes. Ebensowenig kommt es in irgend einem Stadium der Krankheit zu hydropischen Ergüssen, noch zu einer andauernden Trockenheit der Haut, noch nothwendiger Weise zu irgend einer ausgesprochenen Temperaturerhöhung, sei es vorübergehend oder

---

während des Lebens nachzuweisen. Es braucht kein Eiweiss im Urin zu sein und auch keineswegs nothwendig Bestandtheile, die bezeichnend wären für eine Nierenaffektion. Häufig enthält der Urin eines Steinkranken Schleim, Eiter und Blut: ob sie aber aus der Blase stammen (natürlich ihre gewöhnliche Quelle in Folge des Reizes, welchen der Blasenstein erregt) oder von weiter oben, kann man unmöglich immer bestimmen, und gewöhnlich fehlen die Harncylinder oder andere pathognomische Anzeichen eines destruktiven Prozesses in den Nieren. Thatsächlich finden sich ziemlich selten physikalische Zeichen oder subjektive Symptome, und doch kann vorgeschrittene Pyelitis und zuweilen sogar chronische Nephritis da sein. . . . . Liessen sich diese Veränderungen vorher mit Sicherheit diagnosticiren, dann wäre zu erwägen, ob Lithotritie oder überhaupt irgend eine Operation auszuführen wäre. Denn es ist kaum zweifelhaft, dass das Vorhandensein dieser organischen Veränderungen fast mit Sicherheit die Ursache des ungünstigen Ausgangs sowohl bei Lithotomie wie bei Lithotritie ist. Unter den 12 Fällen vor uns war in 5 die eine oder andere dieser Veränderungen sicher vorhanden; wäre es möglich gewesen, sie zu erkennen, so wäre die Operation unterblieben und der Patient hätte vielleicht etwas länger gelebt, freilich unter vielen Qualen und und schliesslich hätte er doch bald sterben müssen.“ — Verhandl. der Kgl. med. und chirur. Ges 1870. Vol. IV, pp. 136—37.

andauernd. Auch ist kein Abnehmen des Körpergewichts zu constatiren, der Patient mag im Gegentheil allmälig fetter geworden sein. In dem vorgeschrittenen Stadium ist sein Gesundheitszustand jedoch immer schwach, er fühlt sich angegriffen und ermüdet leicht — Zeichen, welche auf nichts als auf seine offenbare Unfähigkeit, irgend eine starke physische Anstrengung zu ertragen, hinweisen, aber durchaus keine sicheren diagnostischen Anhaltspunkte geben.

Unter dem Scheine einer gewissen Berechtigung hat man auf die Verminderung des Harnstoffes im Urin hingedeutet, welche bei einem destruktiven Prozess in den Nieren auftreten müsse. Praktisch verhält es sich aber anders. Bei starker Pyelitis und Dilatation wird nämlich genügend Harnstoff ausgeschieden. Um einen rohen Vergleich zu gebrauchen, so werden in der Ruhe wahrscheinlich zwei halbe Nieren die für den Organismus nöthigen Ausscheidungen besorgen, ebenso wie unter sehr günstigen Verhältnissen zwei halbe Lungen einem Patienten genügen mögen, und eine ungenügende Ausscheidung von Harnstoff zeigt sich erst dann, wenn die ausscheidende Thätigkeit der beiden halben Nieren in Folge einer Erkältung etc. oder einer nach Operationen in der Harnröhre oder Blase auftretenden Entzündung plötzlich gestört wird. Ergiebt ferner die Untersuchung des Urins eine offenbare Verminderung des Harnstoffs, muss dann der Patient nicht in gewissem Grade an urämischer Intoxikation leiden und irgendwelche klinische Zeichen derselben darbieten? Ist das Fehlen dieser Zeichen nicht der einzig wirkliche Beweis für die genügende Ausscheidung von Harnstoff? Sobald einmal die Bestandtheile des Urins im Blut zurückgehalten werden, dann müssen unmittelbar darauf die Symptome der Intoxikation auftreten. Auf den chemischen Beweis allein darf man sich in der Praxis nicht verlassen. Wenn ein Kranker eine reichliche Menge Urin von 1018—1025 spezifischem Gewicht, ohne Harncylinder und Eiweiss, abgesehen von dem von Blut und Eiter, die dem Urin beigemischt sind, herrührenden, ausscheidet, dann liegt kein Grund zu der

Annahme einer vorgeschrittenen Nierenerkrankung vor, wenn sie nicht durch andere Gründe bewiesen wird.

Ich operire nie einen Steinkranken, ohne mich vorher versichert zu haben, ob der Urin die beschriebene Beschaffenheit hat; wenn ich einen Patienten mit offenkundigem Nierenleiden operire, dann geschieht es mit Wissen und weil es absolut nothwendig sein mag, einen helfenden chirurgischen Eingriff auf alle Fälle hin zu versuchen. Darüber habe ich sogleich zu sprechen. Niemand würde übrigens bereitwilliger chemische Beweismittel zu erlangen suchen, als ich. Ich fürchte nur, es sind keine bekannt, durch welche das Vorhandensein der fraglichen mechanischen Dilatation nachzuweisen wäre.

Ist denn, so sagte man weiter, diese Krankheit nicht durch Palpation oder Percussion nachzuweisen? Ich für meine Person antworte ganz bestimmt: Nein. Von einer fremden Autorität, welche die grösste Achtung verdient, ist kürzlich behauptet worden, es sei möglich. Nachdem ich einige Jahre meine spezielle Aufmerksamkeit darauf gerichtet habe, spreche ich in aller Bescheidenheit meine abweichende Ansicht aus. Schon lange habe ich erkannt, dass unseren Bemühungen, die Sterblichkeit nach Operationen grosser Blasensteine herabzudrücken, der genannte Zustand ein grosses, wenn nicht das grösste Hinderniss in den Weg legt. Hätte ich die Mittel, sicher bestimmen zu können, dass ein Patient mit einem solchen Stein sehr erweiterte Nieren und Uretheren hätte, so würde ich ihm von jeder Operation abrathen und Alles thun, um sein Leben zu verlängern und es erträglich zu machen — etwas, was in gewissen engen Grenzen zu erreichen ist. Es kann unter diesen Umständen wohl etwas für den Patienten zu dem genannten Zweck geschehen, mehr vielleicht, als man oft geglaubt hat, und ich habe bemerkenswerthe Beweise davon gesehen; zuweilen ist freilich, wie man zugestehen muss, diese palliative Behandlung nutzlos, und der Patient verlangt ohne Rücksicht auf die Gefahren, welche ihm drohen, Erleichterung seiner unerträglichen Leiden. Ist es human, unter solchen Umständen die Operation zu verweigern?

Um jedoch darauf zurückzukommen, was kann die Palpation oder Percussion ergeben? Erstlich habe ich ganz zweifellos nachgewiesen, dass in der Gegend der Nieren und Uretheren keineswegs nothwendig eine grosse, oder überhaupt eine Empfindlichkeit besteht, wenn nicht gleichzeitig akute Eiterung, lebhafte Entzündung oder Nierenstein daselbst getroffen wird. Meine Zuhörer sehen mich in der Klinik oft eine entsprechende Untersuchung anstellen und wissen, wie ergiebig diese bei dünnen und mageren, und wie wenig zufriedenstellend sie bei corpulenten Personen ist. Den erstgenannten Zustand kann man keineswegs immer zu treffen hoffen, und ich kann im Gegentheil versichern, dass der letztgenannte in diesen Fällen viel häufiger erwartet werden muss, weil der Patient vielleicht 1 oder 2 Jahre völlig unthätig gewesen und in Folge dessen fett geworden ist, so dass man durch die Palpation über die Uretheren wenig Aufschluss gewinnt. Ferner bietet der Zustand, in welchem die Organe sich befinden, selbst bei mageren Personen keine objektiven Zeichen für die physikalische Untersuchung. Angenommen der Urether sei so dick oder noch dicker wie die Aorta: Präsentirt er sich als eine mit Luft gefüllte Röhre gleich einem Darm mit entsprechendem tympanitischem Schall? Oder ist er mit Flüssigkeit gefüllt und gibt entsprechend seinem Verlauf einen dumpfen Perkussionsschall, so dass er sich genau abgrenzen lässt? Keineswegs, er ist wie eine schlaffe Scheide mit dünnen nachgiebigen Wänden, welche freilich Flüssigkeit durchlässt, aber sich durch die Percussion so wenig wie z. B. der Plexus lumbaris von den Nachbargeweben isoliren lässt, um etwa über seine Grösse Aufschluss zu gewinnen. Von der Niere gilt dasselbe. Bei genügender Uebung lässt sich die feste Masse einer vergrösserten Niere abgrenzen, aber durch physikalische Untersuchung auf keine Weise ein erweitertes Nierenbecken oder verdünntes Nierengewebe nachweisen. Ohne Zweifel kann man Vermuthungen aufstellen, zuweilen vielleicht recht scharfsinnige, aber Vermuthungen sind schlecht angebracht, wo es sich über Leben oder Tod entscheiden soll. Hier ist ein Feld, das noch zu bebauen ist, es steht der Untersuchung offen. Denn man kann sich darauf verlassen, dass augenblicklich keine Untersuchungsmethode bekannt ist, vermittelst deren eine Pyelitis mit mechanischer Erweiterung sicher zu diagnostiziren wäre.

2) Ich habe nun zu betrachten, wie es mit der Prognose bei offenkundigem Nierenleiden steht, im Fall gleichzeitig Blasenstein vorliegt und es sich um die Art und Weise seiner Entfernung handelt. Ist der Stein klein, nicht grösser als eine kleine Nuss, dann läuft man mit einer gut ausgeführten Lithotritie keine grosse Gefahr, mag der Zustand der Nieren sein, wie er will. Man ist aber keineswegs immer so glücklich, einen Patienten mit kleinem Stein zu finden. Ist der Stein gross, so hat jedes Verfahren seine Gefahren, und es handelt sich nur darum, welches die geringsten in seinem Gefolge hat.

In 3 Fällen mit offenkundigem, vorgeschrittenem Morbus Brightii, wo die Beschwerden so gross waren, dass ein operativer Eingriff sehr wünschenswerth schien, habe ich operirt. In jedem Falle lag ein Phosphatstein vor, im ersten und zweiten ein grosser, im dritten einer von mittlerer Grösse *).

Der erste betraf einen Herrn, den ich 1865 bei Dr. Sharpe in Norwood sah. Ich entfernte den Stein mit der grössten Vorsicht in 8 Sitzungen ganz, und der Patient fühlte sich nachher viel wohler. Der Urin desselben war zwar sehr klar, aber von niedrigem spezifischem Gewicht und eiweisshaltig. Den Rest seiner Tage verbrachte er verhältnissmässig gut — ich glaube 6—9 Monate. Den zweiten Fall (hier im Hospital 1870) operirte ich mit derselben Vorsicht, so dass in 10 Wochen nur 5 Sitzungen vorgenommen wurden, weil auf einige derselben heftige Schüttelfröste und andauerndes Fieber folgten. Der Patient verliess erstaunlich gebessert und frei von Steinsymptomen das Hospital. Ich sah ihn 3 Monate später in demselben guten Zustand; seit dieser Zeit habe nichts mehr von ihm gehört.

---

*) Unter „mittlerer Grösse" verstehe ich einen Stein von ungefähr einem Zoll Durchmesser, worunter das Mittel seiner zwei grössten Durchmesser zu verstehen ist.

Der letzte Fall kam ungefähr zur selben Zeit ebenfalls im Hospital vor. Das Leiden war hier etwas mehr vorgeschritten. Nur auf dringendes Verlangen des Patienten liess ich mich bewegen, die Lithotritie zu versuchen. Ich konnte den Bitten desselben, seine Leiden wenn möglich zu lindern, nicht widerstehen; dass er in kurzer Zeit sterben musste, wusste er ebensogut wie ich. Bei seinem anämischen Zustand, seiner Hinfälligkeit und seinem stets beschleunigten Puls konnte keinen Augenblick an Lithotomie gedacht werden. Ich wartete 3 Wochen mit der Operation, in der Hoffnung seinen Zustand zu verbessern. Fünf Sitzungen genügten, um den Stein fast ganz zu entfernen, auf die letzte aber folgte Schüttelfrost und Erbrechen und nach wenigen Tagen der Tod.

Hätte ich in einem dieser Fälle lithotomiren sollen? Ich antworte ohne Zögern, dass es in keinem möglich gewesen wäre, den Kranken in solch elendem Zustande einer ernstlichen blutigen Operation mit irgend einer Aussicht auf Erfolg zu unterziehen. Nur die Lithotritie konnte eine schwache Aussicht gewähren, und sie befreite in 2 Fällen von den Qualen des Steins und damit zugleich von einem Faktor, der das tödtliche Ende beschleunigen musste.

Doch man könnte entgegnen, dass dies Fälle von offenkundigem Morbus Brightii waren, und mit Grund weiter fragen, ob denn bei vorher festgestellter Pyelitis und mechanischer Dilatation ebenso zu verfahren sei? Ich beschränke mich auf die Bemerkung, dass alle mir vorgekommenen Patienten, bei denen die Autopsie jene Veränderungen nachwies, sich offenbar in einem Zustand geringer Widerstandsfähigkeit befanden, so dass ich wenn möglich jede blutige Operation vermieden haben würde. Wären wir im Stande, wie ich oben sagte, diese Krankheit in einem vorgerückten Stadium zu erkennen, dann würde ich sicher sowohl Lithotomie wie Lithotritie bei Seite lassen, wenn ich auch letztere mit Erfolg bei einigen ausgeführt zu haben glaube. So habe ich 3 mal bei übler und alter Harnröhrenstriktur operirt (indem ich die Harnröhre durch Liegenlassen eines Katheters in gut dilatirtem Zustand erhielt) in Fällen, in denen ich überzeugt war, dass eine beträchtliche mechanische Erweiterung der sämmtlichen Harnwege vorlag. Aber diese Individuen waren in einem so heruntergekommenen Zustand, dass mich nichts dazu gebracht hätte, eine blutige Operation zu unternehmen, und ich bin der Meinung, dass Niemand eine solche gewagt hätte.

Aber man könnte doch mit Recht erwidern, dass früher erfahrene Chirurgen der Ansicht waren, „dass es bei Nierenleiden besser sei, den Stein durch eine einmalige blutige, wenn auch ernste Operation zu entfernen, als vermittelst einer Methode, die ein wiederholtes Einführen des Lithotriptors erfordere und bei der die Bruchstücke einen mehr oder minder andauernden Reiz erregen?" Darauf lässt sich heutzutage wie mir scheint passend antworten, dass dies vor etwa 30 Jahren zweifellos richtig war, aber keineswegs nothwendiger Weise jetzt noch Geltung hat, wo die beziehungsweise Leistungsfähigkeit von Lithotomie und Lithotritie so ganz anders geworden ist. Die erstere war vor Erfindung der letzteren zu ihrer gegenwärtigen Vollendung gelangt; seit dieser Zeit sind die durch sie erreichten Resultate nicht im geringsten besser geworden. Andererseits ist die Ausbildung der Lithotritie seit 50 Jahren bis heutigen Tags beständig fortgeschritten. Die heutige Lithotritie ist vollkommener und sicherer als die vor 20 oder 10 Jahren, und daher ist der obige Satz über Nierenleiden, so richtig er auch damals gewesen sein mag, von Jahr zu Jahr mehr erschüttert worden. Für Steine, die leicht zu zertrümmern sind, ist es nach meiner Meinung jetzt gerade umgekehrt. Um diese Ueberzeugung zu unterstützen, lege ich 6 unanfechtbare Fälle vor — ich hätte die Zahl leicht vermehren können — in welchen eine Lithotomie unmöglich gewesen wäre. Diese schwachen und bleichen Gestalten auf den Operationstisch für Lithotomie legen wollen, hiesse nichts anderes, als sie sofort hinschlachten. Von diesen 6 wurden 5 mit Glück operirt. Wenn also bei heruntergekommenen Nierenkranken mit Steinen von ziemlicher Grösse, vorausgesetzt dass sie zu zertrümmern sind, und das sind sie meistens, weil es sich auch meistens hier um Phosphatsteine handelt, eine Operation überhaupt Aussichten bietet, so ist es die Lithotritie, denn die Lithotomie wird in solchen Fällen sicherlich fatal werden. In einem üblen

Falle hat man also die Wahl zwischen Lithotritie und palliativer Behandlung; ist aber die Zertrümmerung des Steins nicht möglich, so ist Lithotomie oder palliative Behandlung am Platz, wahrscheinlich letztere.

Eines jedoch ist nicht zu übersehen, sonst wird die Anstrengung vergebens sein. Unter Lithotritie verstehe ich eine mit Sorgfalt und von geübter Hand ausgeführte Operation. Werden diese Anforderungen nicht erfüllt, so soll lieber immer die Lithotomie gewählt werden. Diese beiden Operationen lassen sich nicht wie andere, z. B. zwei Amputationsmethoden eines Glieds, mit einander vergleichen; ferner ist auch die Thatsache nicht zu übersehen, dass, während die lithotomischen Resultate eines guten Chirurgen von denen eines Anderen bei einer grossen Anzahl von Fällen nicht viel von einander abweichen, die lithotritischen der Beiden dagegen die Abstandsweite der Pole haben mögen, soweit es sich dabei um die gute Ausführung der Operation und um die Aussichten für den Patienten handelt. Daher ist ein kühner, gut ausgeführter Seitensteinschnitt auch für den jungen Chirurgen im Beginn seiner praktischen Thätigkeit wohl ausführbar, während nur eine beträchtliche Erfahrung ihn zu einem guten Lithotritisten machen kann. Ohne diese Berücksichtigung können diese beiden Operationen weder verglichen noch nach ihrem Leistungsvermögen gewürdigt werden. Wer auf dem Lande praktizirt, thut besser, in schwierigen oder zweifelhaften Fällen zu lithotomiren, als zu lithotritren, bis er sich einige Fertigkeit im Lithotritiren angeeignet hat, es müsste denn der Stein ganz klein sein. Unter keinen Umständen wage man sich an die Zertrümmerung eines ziemlich grossen Steins, wenn man nicht zuvor einen oder zwei kleine zertrümmert hat.

Ein wichtiger Punkt bleibt noch übrig, einer der immer wiederkehrt und zuletzt der massgebende ist, von welcher Seite auch immer der wichtige Gegenstand betrachtet wird. Es ist dieser: Man muss frühzeitig die Existenz eines Blasensteins nachweisen; jemand ist immer schuld daran, wenn das nicht geschieht. Dann wird nämlich der Stein noch klein sein und fast ohne Gefahr in einer oder höchstens zwei Sitzungen zertrümmert werden können.

Dann braucht die Frage der Lithotomie gar nicht aufzutauchen und ein gleichzeitiges Nierenleiden kaum zu beunruhigen. Ich habe in meiner ganzen Praxis nie einen Patienten, wie auch sein Zustand war, verloren, dessen Stein frühzeitig, als er noch klein war, entdeckt und zertrümmert wurde, und ich hoffe, auch nie einen in diesem Falle zu verlieren.

Sechzehnte Vorlesung.

Ueber die Anfänge der Steinkrankheit und die beste Behandlung zur Verhinderung derselben.

In den voraufgegangenen Vorlesungen sind die verschiedenen Operationen zur Entfernung der Blasensteine ganz ausführlich besprochen worden, und meine Zuhörer hatten oft Gelegenheit, sie ausführen zu sehen, da nicht weniger als elf Fälle während der letzten Wochen auf meiner Klinik lagen und mit Erfolg operirt wurden.

Aber so zufriedenstellend dieses Resultat ist, so drängt sich doch der Gedanke in den Vordergrund, dass eine wichtige Betrachtung übrig bleibt; sie ist in der That ebenso wichtig wie eine der vorhergehenden und muss ganz von selbst in jedem denkenden Kopfe aufsteigen. Es ist die Frage: Gibt es nicht eine frühere Periode der schon besprochenen Krankheit, in der es möglich ist, die Bildung der Blasensteine zu verhindern und dadurch der Nothwendigkeit, sie zu entfernen, auszuweichen? So wunderbar die operativen Resultate gewesen sind — so vollkommen möchte man fast sagen, sie auf alle Fälle durch die Lithotritie geworden sind — so gross die Triumphe sind, welche die Chirurgie hinsichtlich der Entfernung der Blasensteine gefeiert hat, so glaube ich doch, dass nur wenige Leute diese Triumphe an ihrem eigenen Körper zu erproben wünschten, wenn sie es umgehen könnten, und dass es den Meisten unendlich besser gefiele, wenn wir die Bildung der Steine mit Erfolg zu verhindern, anstatt sie nur glücklich zu entfernen verständen, wie zufriedenstellend auch immer die Operation ausgeführt würde. Dieser Gedanke bringt mich also auf die Betrachtung der wichtigen Frage: Ist etwas mit Erfolg zu unternehmen gegen die Bildung der Steine in den Urinwegen? Es ist in der That die früheste Periode dieser Krankheit, welche den Gegenstand der heutigen Vorlesung abgibt.

Ich beginne mit der Behauptung, dass nach meiner Ansicht viel geleistet werden kann. Wir fragen natürlich zuerst: welcher Art sind die Steine, denn es gibt deren mehrere Arten, deren Entstehung wir wohl am wirksamsten verhindern können? Alle Steine sind entweder localen oder constitutionellen Ursprungs. Unter „local" verstehe ich, dass eine Erkrankung der Blase selbst die Ursache der Steinbildung, und kein constitutioneller Zustand mit im Spiele ist; unter „constitutionell", dass irgend eine andauernde mangelhafte Thätigkeit der Verdauungsorgane oder schlechte Assimilation die Steinbildung veranlasst. Nun, die grosse Mehrzahl der Steine ist constitutionellen und nicht localen Ursprungs. Sind Steine die Folge einer localen Erkrankung, so ist nur durch mechanische Mittel ihre Bildung zu verhindern. Die Steinconcremente, welche in der Blase gebildet werden, können herausgespült, oder aber zertrümmert oder aufgelöst und dann ausgespült werden. Aber wenn Steine auf constitutioneller Basis beruhen — und die folgende Betrachtung ist ganz diesen gewidmet — dann werden ihre Bestandtheile aus dem Blute ausgeschieden, und ein mechanischer Eingriff zur Verhinderung ihrer Bildung ist gänzlich unnütz.

Durch Beobachtung wissen wir, dass $^{19}/_{20}$ solcher Steine vorzüglich aus Harnsäure und $^{1}/_{20}$ aus oxalsaurem Kalk*) bestehen, dass aber Phosphatsteine viel seltener eine Folge constitutioneller Störungen sind. Desshalb lässt sich das Problem, das uns beschäftigt, praktisch in der Frage zusammenfassen: Wie verhindern wir am wirksamsten die Bildung der harnsauren Steine?

---

*) Die Sedimente von oxalsaurem Kalk und Harnsäure ergänzen sich gegenseitig so oft, dass eine Besprechung der letzteren für unseren Zweck praktisch ausreicht.

Prüfen wir einmal die erste Geschichte eines Falles, in dem sich dauernd Harnsäure im Urin niederschlägt. Geht man der Sache recht auf den Grund, so ist im Allgemeinen mehr oder weniger erbliche Anlage im Spiele. Zur Illustration dieses Satzes weise ich auf den an einem Harnsäurestein leidenden Mann hin, den ich eben in der Klinik vorstellte, und der angab, dass sein Vater „in den letzten 20 Jahren seines Lebens an Gries oder Stein gelitten habe“. Meine Erfahrung hat mich fast ausnahmslos belehrt, dass allemal, wenn ein Mann mit solchen Bildungen in der Blase zu mir kommt, entweder Stein oder Gicht, gewöhnlicher letztere in seiner Familie geherrscht hat. Daher nehme ich an, dass man hier mit Recht von erblicher Anlage sprechen kann. Man spricht von Tuberculose und Krebs, besonders von der ersteren, als Krankheiten, die sich vererben können, aber ich zweifle, dass diese erbliche Anlage so fest, steht wie jene zur harnsauren Steinbildung, in der einen oder andern Form. Ich lege Gewicht darauf, alle meine Patienten, welche mit derartigen Klagen zu mir kommen auszuforschen, und wenn ich auch augenblicklich keine exacten statistischen Tabellen vorlegen kann, so weiss ich doch mit Sicherheit, dass entweder Gries oder Gicht (denn ich wünsche zu zeigen, dass diese beiden Uebel dieselbe Wurzel haben) in der vorhergehenden Generation existirten; und man wird es in der That selten anders finden. Diese erbliche Tendenz variirt in Stärke und Heftigkeit in verschiedenen Familien. Man wird Leute im Alter von 30 oder noch früher, andere von 40, noch andere von 60 Jahren finden, deren Urin beständig harnsaure Sedimente zeigt. Je früher dies eintritt, um so eher kann man natürlich an erbliche Anlage denken und um so hartnäckiger wird wahrscheinlich das Uebel werden.

Was sind nun die ersten Anzeigen eines solchen Zustandes? Das erste Zeichen ist gewöhnlich das, dass der Urin eine röthliche Masse absetzt, welche beim Erkalten auf den Boden des Gefässes sinkt, oder dass er beim Erkalten nur einen wolkigen Niederschlag zeigt. Zuweilen bedeckt ausserdem ein zartes Häutchen, welches in matten prismatischen Farben schillert, die Oberfläche. Der Urin ist klar abgegangen und bekommt einen wolkigen Niederschlag erst dann, wenn er die umgebende Temperatur angenommen hat. Dieses Phänomen wird also im Winter häufiger sein als im Sommer, weil die äussere Temperatur niedriger ist. Es ist einfach ein Niederschlag von Salzen aus einer heissen Lösung beim Erkalten der Flüssigkeit, der sich durch Erwärmen auf ihre ursprüngliche Temperatur leicht wieder auflöst. Diese Beschaffenheit des Urins beängstigt oft und ganz unnöthiger Weise den Kranken, denn nur das andauernde Auftreten dieser Erscheinung kann als Zeichen der sogenannten „harnsauren Diathese“ angesehen werden. Wohl gemerkt, ich spreche von einem andauernden oder jedenfalls häufigen Auftreten dieser Erscheinung, denn Sie oder ich, die wir ohne erbliche Anlagen sind, können einen Schoppen Bier oder ein Glas Champagner mehr als gewöhnlich, oder ein oder zwei Gläser Portwein, an den wir nicht gewöhnt sind, trinken und brauchen nicht zu erschrecken, wenn sich am nächsten Morgen eine beträchtliche Quantität dieses Niederschlages findet und der Urin fast so dick wie Erbsensuppe oder wie eine Rhabarber-Magnesiamixtur aussieht; wenn man in diesem Falle das Nachtgeschirr nach der Seite neigt, so sieht man eine Marke, die anzeigt, wie hoch die Flüssigkeit stand; aber alle Trübung verschwindet, wie gesagt, in der Hitze wieder. Die Opacität dieser Flüssigkeit und ihre Färbung, welche von „rehbraun“ bis dunkelroth variirt, hängt von der schnellen Bildung der gemischt harnsauren Verbindungen ab (harnsaures Natron, Kali, Kalk u. s. w.). Wenn aber ein Patient ohne vorhergegangenen Diätfehler — nur ein sehr mässiger Genuss von alkoholischen Getränken ist schon ein solcher — beständig solchen Urin lässt, und wenn mit der Zeit sich häufig Harnsäure in Form von kleinen Krystallen, die wie Cayennepfeffer aussehen und auf dem Boden des Gefässes sitzen, ausscheidet — und zwar schon meinetwegen vor dem 40. Lebensjahre, so besteht ohne Zweifel eine starke Neigung zur Bildung von Harnsäure, mag sie ererbt oder erworben sein. Denn diese Tendenz kann in gewissem Grade erworben sein, oder eine schon bestehende Krankheitsanlage kann sich stärker ausgebildet haben. Indessen, wie ich schon gesagt habe, handelt es sich fast immer um eine erbliche Disposition. Ich zeige hier eine Probe ganz trüben Urins vor, der ein Gemenge von harnsauren Verbindungen enthält, obwohl ich voraussetze, dass meine Zuhörer damit bekannt sind und die Thatsache kennen, dass sich die Flüssigkeit beim Erhitzen wieder klärt und nach einer kurzen Zeit während des Erkaltens wiederum trüb wird. Noch einmal will ich wiederholen, dass der gesundeste Mensch einen solchen Urin zeigen kann, dass aber, Diätfehler ausgeschlossen, nur das andauernde Auftreten der Erscheinung einen Zustand, der eine Behandlung erfordert, argwöhnen lässt.

Wir haben die Krankheit verfolgt bis zur Bildung der cayennpfefferartigen Krystalle, von denen ich einige sehr gute Proben vor mir habe, die von Patienten, welche sie beständig ausschieden, herrühren. Sie bestehen meistens aus durchscheinenden, rhomboidalen Harnsäurekrystallen, welche bekanntlich unter dem Mikroskop einen prächtigen Anblick gewähren. Sie können andauernd fast täglich abgehen, in anderen Fällen nur alle paar Wochen, aber dann in grösserer Menge und mit Erregung eines erheblichen Reizes. Dabei mag der Patient Rückenschmerzen und grosses Unbehagen empfinden, und es heisst, er habe einen Anfall von „Nierensteinkolik". Diese Kolikanfälle stellen sich in verschiedenen Zwischenräumen ein und werden gewöhnlich häufiger oder heftiger, wenn der Patient nichts dagegen thut. Später gehen kleine Steinchen ab, populär „Gries" genannt, welche rundlich sind oder aus unregelmässigen Haufen derselben Krystalle bestehen. Diese kleinen Körper haben das Bestreben, sich mit der Zeit zu vergrössern und erreichen zuweilen die Grösse von kleinen Erbsen oder sogar Bohnen, und doch sind sie eines Herkommens, denn sie bestehen aus Harnsäure, die mehr oder weniger an die oben genannten alkalischen Basen gebunden ist.

Ich will einen Augenblick zurückkommen auf das Verhältniss, in welchem sie zur Gicht stehen. Ich habe zuweilen gesehen, wie diese zwei Uebel in verschiedenen Generationen alternirten: Gicht trat in der einen, Gries in der zweiten und dann wiederum Gicht in der dritten auf. Doch kann dasselbe Individuum abwechselnd Anfälle von Gries und Gicht haben. So sah ich einen Patienten jahrelang an Gicht leiden, welche für einige Monate verschwand, als zum ersten mal ein harnsaurer Stein bei ihm abging. Die sogenannten „Kalksteine“ endlich, welche bei vorgeschrittener Gicht öfters die Fingergelenke befallen und die Hände älterer Leute in vorgerückten Stadien der Gicht verkrümmen, bestehen aus demselben Material, nämlich aus Harnsäure und zwar gewöhnlich aus harnsaurem Natron. Ueber die Identität beider Dinge kann kein Zweifel sein, es sind zwei verschieden auftretende Krankheiten, aber beide entspringen ein und derselben Wurzel.

Was kann nun in diesen Fällen geschehen? Welche Behandlungsmethode verhindert wenigstens, dass die Krankheit bis zu einem erheblichen Grade vorschreitet, d. h. dass der Stein so gross wird, dass er nicht mehr ausgeschieden werden kann. Im Allgemeinen kommen solche Patienten in einer leidlich frühen Periode zur Beobachtung, obgleich dies keineswegs immer der Fall ist. Einige werden schon in einer sehr frühen Periode beunruhigt, wenn sie gelegentlich Urin lassen, der durch die beigemischten harnsauren Verbindungen dick und trüb aussieht. Man ist oft in der Lage, solche Patienten aufzuklären, da sie diese Trübung des Urins irrthümlich für beigemengte organische Stoffe ansehen. Ich sah, dass Leute fast Hypochonder wurden, weil sie nicht wussten, dass solche Niederschläge anfangs von geringer Bedeutung und leicht zu behandeln sind. Aber was ist dort zu thun, wo andauernd die Cayennepfefferkrystalle oder kleine Steine abgehen? Man muss zuerst die Antecedentien des Patienten erforschen und sich über seine Gewohnheiten, Diät und Familiengeschichte unterrichten, weil das für die Behandlung von Einfluss ist. Zuerst will ich über die allgemeinen Prinzipien der Behandlung sprechen. Nach einer in der That einfachen, oft zu einfachen Regel wird oft gehandelt. Wenn sich im Urin hartnäckig und andauernd saure Sedimente niederschlagen, werden dem Patienten gewöhnlich Alkalien, und wenn die Sedimente alkalisch sind, Säuren verschrieben. Dieses einfache Verfahren bildet zu oft die ganze Behandlung. In ersterem Falle wird reichlich Soda oder Pottasche oder das Trinken von Vichy-Wasser verordnet, welches hauptsächlich eine starke Lösung von kohlensaurem Natron ist, aber freilich eine natürliche und keine künstliche Lösung. Nun ist es zwar richtig, dass nach dem Gebrauch einer hinlänglichen Menge von Alkalien die Sedimente verschwinden, der Urin fürder keine Harnsäure ausscheidet und weniger reizend sein wird, womit die lästigen Symptome sich vermindern oder ganz verschwinden. Der Patient ist natürlich sehr zufrieden mit seinem jetzigen Zustande, da der Urin klar und die Sedimente verschwunden sind. Man kann fragen, was will man mehr? Antwort: Man hat nur den Feind verscheucht, aber ihn keineswegs vernichtet, mit anderen Worten: man hat die Bildung der Harnsäure nicht verhindert. Die Harnsäure ist so reichlich wie früher vorhanden, aber sie und ihre Verbindungen sind löslich in Alkali, und der einzige Erfolg besteht darin, dass man sie unsichtbar gemacht hat. In Wirklichkeit ist es hier wie mit dem Vogel Strauss in der Fabel, von dem man sagt, dass er seinen Kopf in's Gebüsch steckt, wenn er vom Jäger verfolgt wird, und sich sicher glaubt, wenn er ihn nicht mehr sieht. Gerade so steht es mit der Sicherheit des Patienten, welcher gegen seine Harnsäure vertrauensselig Alkalien oder Vichy-Wasser trinkt. Der sedimentirende Ueberschuss der Harnsäure ist für das Auge nicht mehr sichtbar, und das ist alles. Die Alkalien sind keineswegs ganz nutzlos bei diesem konstitutionellen Zustand, aber ihr Einfluss ist nicht bedeutend, und so bald ihr Gebrauch ausgesetzt wird, erscheint die Säure wieder. Und ferner darf man mit Recht annehmen, dass der beständige Gebrauch grosser Quantitäten von Alkali einen verderblichen Einfluss auf die Eingeweide ausübt. Die Wirkung der Diuretika ist in demselben Sinne aufzufassen. Wo sie angewandt werden, wird ohne Zweifel die Wassermenge des Urins gegenüber seinen festen Bestandtheilen vermehrt, so dass folglich letztere gelöst werden. In beiden Fällen hat man hauptsächlich die Nieren, welche schon überlastet sind, zu vermehrter Absonderung gereizt, aber keineswegs den Patienten geheilt.

Macht man sich die Pathologie dieser Fälle klar, dann lässt sich ein weit wirksameres Heilmittel dagegen angeben. Das zu lösende Problem ist mir häufig und nachdrücklich aufgestossen, weil Viele aus begreiflicher Furcht vor Steinbildung sehr frühzeitig Hülfe suchen und sehnlichst wünschen, einem vorgerückteren Grad des Uebels, d. h. Steinen in der Blase auszuweichen. Weit davon entfernt, sie nach Vichy zu schicken oder ihnen Alkalien zu geben, habe ich bei solchen Patienten eine ganz verschiedene, aber wirksame Methode eingeschlagen. Ich will allgemein und kurz, da unsere Zeit und wie ich hinzufügen will unsere Kenntnisse nicht gestatten, in exakte Einzelheiten einzugehen, vorausschicken, dass der Ursprung der Gicht-Symptome, so wie die Ueberproduktion von Harnsäure, welche als Sediment im Urin erscheint, herrührt von einer mangelhaften Assimilationsthätigkeit der Organe, welche die ersten Wege bilden oder damit in Verbindung stehen. Ich weiss, dass man in der Praxis gewöhnlich von der Leber, ihrer Thätigkeit und ihrem Verhalten in verschiedenen Zuständen etwas zu gelehrt spricht, obgleich darüber noch viel Dunkel herrscht. Vor einigen Jahren sprachen und handelten wir, als wären wir über die Funktion der Leber völlig aufgeklärt, aber in den letzten 15 oder 20 Jahren wurde von Bernard, Pavy u. a. Forschern auf diesem Gebiete neues Licht verbreitet, und je mehr wir forschten, um so mehr lernten wir, wie sehr wir über die normale und viel mehr noch über die pathologische Physiologie der Leber im Unklaren waren. Früher, wenigstens seit Abernethy, war nichts feststehender, als dass das Quecksilber einen specifischen Einfluss auf dieses Organ habe, aber nun hat man Grund anzunehmen, dass diese Ansicht gar keine Begründung hat. Dann wurde anderen Dingen gleiche Wirkung wie dem Quecksilber nachgerühmt, aber niemand bestritt das Faktum, dass man willkürlich die Sekretion der Galle durch Anwendung dieses gerühmten Mittels vermehren könne. Ich habe hier nicht auseinander zu setzen, ob das so oder nicht so ist, aber man hat wie es scheint beweisende Gründe vorgebracht, welche das alte Dogma erschüttern. Spreche ich also von einer mangelhaften Thätigkeit der Leber oder von einem „Torpor“ derselben, so gebrauche ich vorläufig Ausdrücke, welche mehr oder weniger bestimmt einen gewissen Complex von Symptomen bezeichnen sollen. Ich verstehe darunter eine constante oder fast constante mangelhafte Funktion der Eingeweide hinsichtlich ihrer excretorischen Thätigkeit, zuweilen, aber keineswegs immer, begleitet von schlechtem Appetit und langsamer oder träger Verdauung; letztere Symptome fehlen bei sorgfältiger Lebensweise, bei fleissiger Bewegung des Patienten und bei Aufenthalt in der frischen Luft. Andererseits mögen häufig beträchtliche und vielfache Symptome gestörter Verdauung vorhanden sein, wiewohl ich nicht bestimmt anzugeben vermag, ob sie wirklich von einer Unthätigkeit des fraglichen Organs herrühren; praktisch betrachtet bedeutet das heutzutage nicht viel, aber die landläufigen Ausdrücke bleiben die vorläufigen Termini technici, bis bessere zur Beschreibung des fraglichen Zustandes an ihre Stelle gesetzt werden können.

Was nun die Grundursache dieser Neigung zur Harnsäurebildung betrifft, so versteht man also oft eine Unthätigkeit der Leber darunter, und die rationelle Erklärung für die ganz übermässige Bildung der Salze des Urins scheint darin gefunden zu werden, dass, während die Leber oder ein damit in Verbindung stehendes Organ mangelhaft ausscheiden, die Nieren dagegen zu übermässiger Thätigkeit angereizt sind. Die Folge davon ist, dass die festen Bestandtheile des Urins oder besser einige seiner gewöhnlichen festen Bestandtheile vermehrt werden — nicht sämmtliche, denn Harnstoff ist nicht nothwendiger Weise vermehrt, aber Harnsäure wird, theils gelöst, theils in Krystallen, in erheblicher Menge ausgeschieden. Harnsäure ist ganz unlöslich im Wasser, und obwohl die ausgeschiedene Quantität bei der natürlichen Temperatur des Urins (100 Grad Fahr.) löslich sein mag, so wird sie doch beim Sinken derselben auf 60, 50 oder 40 Grad niedergeschlagen; wird ihre Menge noch grösser, dann wird die gewöhnliche Menge Flüssigkeit bei 100 Grad nicht genügen, sie gänzlich zu lösen und es bleibt feste Harnsäure in irgend welchen Theilen der Harnorgane zurück, vielleicht in den Nieren selbst, wo sie, wenn sie nicht ausgeschieden wird, allmälig zu einem Nierenstein Veranlassung gibt, der früher oder später meistens in die Blase gelangt und hier seine Rolle weiter spielt. Nun, wenn sich das Alles so verhält, dann ist die Bildung von harnsaurem Gries keineswegs mit Nothwendigkeit als eine Nierenerkrankung zu betrachten, sondern sie beweist im Gegentheil die Anstrengung eines ordentlich funktionirenden Organs zu dem Zweck, ein anderes, dessen Funktion träge ist, stellvertretend zu entlasten. Das wahre Heilmittel also kann nicht in einer Anreizung der schon übergrossen Nierenthätigkeit bestehen, ebenso wenig wie, um ein Gleichniss zu gebrauchen, dem Pferde die Sporen gehören, welches tüchtig am Gespann zieht, sondern dem anderen, welches lässig ist, und das ist in unserem Falle fast immer die Leber in der schon erklärten Bedeutung.

Die Behandlungsmethode, welche ich anrathe, umfasst also diejenigen Mittel, welche die excretorische Thätigkeit der ersten Wege anregen, ohne die Constitution allzusehr anzugreifen. Ohne Zweifel ist Quecksilber hier ein mächtiges Mittel und bewirkt, wenn es gelegentlich in kleinen Dosen gegeben wird, ohne Frage eine erhebliche Linderung der oben genannten Symptome. Für unseren Zweck ist es indessen weder so wirksam noch so harmlos wie eine andere Klasse von Mitteln, gewisse natürliche Mineralwässer nämlich. Diese ziehe ich auch zur Anregung der Funktion der Leber in diesen Krankheiten dem Taraxacum, der Salpetersäure, den Alkalien und anderen Mitteln, welche die Merkurialmittel ersetzen sollen, weit vor. Diese Mineralwässer gehören zu den Quellen, welche sämmtlich schwefelsaures Natron und theilweise auch schwefelsaure Magnesia enthalten. Beim Studium derselben bitte ich ihre Zusammensetzung zu beachten und dabei die Dosen, welche die Pharmakopoe für die betreffenden Salze vorschreibt, ganz zu vergessen, denn die kleinen Mengen der in den Mineralwässern enthaltenen haben eine weit grössere Wirkung als jene nach der gewöhnlichen pharmakologischen Methode zusammengesetzten Gaben. Das ist klar zu beweisen. Dabei möchte ich gleichzeitig vor der Ansicht warnen, dass die kleinen Dosen der Mineralwassersalze irgend eine Aehnlichkeit in Bezug auf die Quantität oder Anwendungsweise mit den sogenannten „unendlich kleinen Dosen“ haben. Man kann z. B. A eine Unze Salz, B eine halbe Unze geben, und beide werden abführen; derselbe Effect ist aber schon mit einem Fünftel der Dose zu erreichen, wenn dieses Salz in der Form des in der Werkstätte der Natur bereiteten Mineralwassers gegeben wird. Das ist eine merkwürdige Thatsache, welche ich als solche gebe, ohne hier über die Ursache der verschiedenen Wirkung Betrachtungen anzustellen. Zum Beweise der grösseren Wirksamkeit der in den Mineralwässern enthaltenen salinischen Verbindungen verweise ich auf folgendes Experiment. Verdampft man sorgfältig, wie ich es gethan habe, solche Mineralwasser bis zur Krystallisation ihrer Salze, so ergibt sich, dass diese Salze nunmehr wenig oder nur wenig mehr Kraft haben werden als jene, welche in der gewöhnlichen Weise in den Laboratorien dargestellt werden. Sie wirken nicht mehr wie in dem ursprünglichen Wasser vor seiner Abdampfung. Man ersieht daraus, wie wichtig es ist, die natürlichen Mineralwässer für unseren Zweck anzuwenden, denn die sogenannten künstlichen Wässer, so vortrefflich sie auch zubereitet sein mögen, sind doch einfache pharmaceutische Produkte und besitzen nicht die Eigenschaften jener natürlichen Wässer, die sie ersetzen sollen.

Hier gebe ich eine Tafel der Wässer mit vergleichungsweiser Zusammenstellung ihrer respectiven Salzbestandtheile, die auf Gran berechnet in einem englischen Schoppen enthalten sind (ausgeschlossen sind Kochsalz und andere weniger wirksame Bestandtheile, die sie nebenbei enthalten). Ich habe zwei wohlbekannte alkalinische Quellen mit in die Tabelle aufgenommen.

	Schwefelsaures Natron.	Schwefelsaure Magnesia.	Kohlensaures Natron.	Andere Bestandtheile.
Salinische Quellen:				
Püllna	154 Gran	116 Gran	—	
Friedrichshalle	58 -	49 -	—	etwas Eisen
Marienbad (Kreuz)	48 -	—	9 Gran	etwas Eisen
Karlsbad (Sprudel)	25 -	—	13 -	
Franzensbad	30 -	—	6 -	etwas Eisen
Alkalische Quellen:				
Vichy (Celestin) ungefähr . .	3 -	—	47 -	ein wenig Eisen
Vals (Magdalenaquelle) ungefähr	—	—	65 -	ein wenig Eisen

Das wirksamste Wasser der salinischen Gruppe ist das Püllnaer, welches 154 Gran oder fast $2^1/_2$ Drachme schwefelsaures Natron und fast 2 Drachmen schwefelsaure Magnesia auf einen englischen Schoppen enthält. Diese Quantitäten würden für jeden ein tüchtiges Purgirmittel abgeben, aber man darf keinen Schoppen Püllnaer Wasser geben, 5 Unzen sind wohl eine volle Dosis. Für unseren Zweck ziehe ich im allgemeinen Püllna nicht vor, weil es zu stark abführt, oft Bauchweh macht und von sehr schlechtem Geschmack ist. Eine halbe Drachme schwefelsaures Natron und ebenso viel schwefelsaure Magnesia sind in dieser Form für viele Leute eine zu starke Dosis. Ich ziehe daher Friedrichshalle weit vor, welches noch nicht eine Drachme schwefelsaures Natron und wenig mehr als $^3/_4$ Drachme schwefelsaure Magnesia auf einen Schoppen enthält. Trotzdem gibt man keinen Schoppen davon, weil 8 oder 9 Unzen, bei manchen Leuten sogar schon 6 oder 7 einen genügenden Effect haben. 7 Unzen mögen für gewöhnlich als mittlere Gabe gelten; das Wasser wird warm genommen und $^1/_3$ oder die Hälfte gewöhnliches heisses Wasser zugesetzt. 7 Unzen Friedrichshaller Wasser, früh Morgens eine Stunde vor dem Frühstück genommen, werden nach der einen oder den zwei Tassen Thee oder Kaffee, die man zum Frühstück nimmt, wahrscheinlich eine gute und reichliche Entleerung bewirken, vielleicht auch zwei. Das sind ungefähr 25 Gran Natron und 20 Gran Magnesia, welche Menge in irgend einer aus der Apotheke bezogenen Mischung ohne merkliche Wirkung bleiben und höchstens etwas Unbehagen erregen, aber keine Ausleerung zur Folge haben würde. Um das Gesagte zu wiederholen: wenn man eine Quantität Friedrichshaller Wasser im Wasserbade, um die Zersetzung der Salze oder sogar einen Verlust an Krystallwasser zu vermeiden, verdampfte und das so gewonnene Product, das so vollkommen ist, wie es kein Chemiker darstellen kann, in vierfach grösserer Dosis als die, welche in dem natürlichen Wasser enthalten ist, geben würde, dann würde man doch nicht solche wirksame oder sichere Resultate erreichen, als wie mit den geringen Quantitäten, die in dem natürlichen Wasser enthalten sind. Es ist also irgend etwas, — ich masse mir nicht an, es zu erklären und stelle darüber hier keine spekulativen Betrachtungen an — was den Unterschied in der Wirkung eines Mineralwassers gegenüber der Wirkung der chemisch dargestellten Salze bedingt.

Das nächste Mineralwasser meiner Liste ist das Marienbader, welches keine schwefelsaure Magnesia, aber 48 Gran schwefelsaures Natron nebst 8 Gran kohlensaurem Natron und eine geringe Menge Eisen auf einen Schoppen enthält. Dazu kommt eine hinlängliche Menge freier Kohlensäure, welche es angenehm und leicht schäumend macht. Etwas mehr als $^1/_2$ Schoppen bewirkt in den meisten Fällen eine gute Entleerung. Wird dies Wasser ein oder zwei Tage der Luft ausgesetzt, dann bildet sich ein deutlich brauner Niederschlag von Eisen, wesshalb es als ein schwaches Eisenwasser angesehen wird, obgleich diese Eigenschaft erst in zweiter Linie in Betracht kommt.

Zunächst kommt Karlsbad mit seinen vielen Quellen, die alle ungefähr 20 Gran schwefelsaures und 13 Gran kohlensaures Natron auf den Schoppen enthalten und sich nur durch die Temperatur von einander unterscheiden; diese ist beim Ausströmen des Wassers immer sehr hoch. Dem Karlsbader Wasser schreibt man oft eine abführende Wirkung zu, welche es nicht hat, wenn es nicht in sehr grossen Mengen genommen wird. Die Quantität, welche hier gegeben zu werden pflegt, hat niemals eine stark abführende Wirkung. Seine Wirkung auf den thierischen Organismus ist keineswegs eine eröffnende, obwohl sie wahrscheinlich hauptsächlich auf das schwefelsaure Natron zurückzuführen ist.

Franzensbad, welches diese Gruppe schliesst, enthält 30 Gran schwefelsaures, 6 Gran kohlensaures Natron und ein wenig Eisen, welches dem Karlsbader Wasser fehlt.

Was nun den bestimmenden Charakter der alkalischen Wässer, welche in unserem Lande so populär sind, betrifft, so enthält Vichy nur 3 Gran schwefelsaures, aber nahezu 50 Gran kohlensaures Natron auf den Schoppen, in der That eine starke Lösung.

Vals, welches ebenfalls in dem vulkanischen Distrikt Frankreichs liegt, besitzt mehrere Quellen, von denen einige bis zu 60 Gran kohlensaures Natron ohne andere nennenswerthe Bestandtheile enthalten. Diese beiden haben einen gewaltig grossen Ruf und sind sehr gepriesen bei Gicht und Gries. Unter ihrem Gebrauch verschwinden harnsaure Sedimente natürlich, weil sie durch das Alkali aufgelöst werden. Insofern das, wie man annimmt, auch eine gewisse günstige Wirkung auf die Leber zur Folge hat, so werden mit ihnen also auch vielleicht dauernde Vortheile erreicht. Betreffende Patienten werden daher nach dem Gebrauch von Vichy oft für eine Zeit lang gebessert, aber in der Regel bewirkt dieses Wasser keinen andauernden Nutzen. Ich bin nach einer Beobachtung am Orte und nach dem Effect, den die Mineralwässer hier haben, überzeugt, dass sie nur zeitweilig die Beschwerden mässigen, aber keine Heilung bewirken. Die hauptsächliche Wirkung der Friedrichshaller und Karlsbader Quellen ist, dass sie die Thätigkeit aller Verdauungsorgane anregen und die schlechte Materie, welche bisher als Harnsäure durch die Niere ausgeschieden wurde, in irgend einer anderen Form aus dem Körper führen. Das ist der Grund, wesshalb ich Patienten, bei denen ich eine Kur am Platze für angezeigt halte, lieber nach Karlsbad als nach Vichy schicke, immer vorausgesetzt, dass der Patient für eine Karlsbader Kur, welche starke, für elende Leute schwer zu ertragende Anforderungen an den Kräftezustand stellt, nicht zu schwach ist. Gewöhnlich ist dies indessen durchaus nicht der Fall bei Leuten, welche an harnsaurem Gries leiden. Auch kann glücklicher Weise in den meisten Fällen unser Zweck ebenso wohl zu Hause erreicht werden. Nach meiner Ansicht gibt eine kurze Kur mit Friedrichshaller Wasser, der man eine mit Karlsbader Wasser oder eine kombinirte Kur mit beiden Wässern folgen lässt, die besten Resultate. Diese Methode ist mir auf alle Fälle erfolgreicher als irgend eine andere gewesen; die Dauer der Kur möchte je nach den Umständen auf 6 oder 8 Wochen zu bemessen sein.

Noch einige Worte über die Art der Anwendung dieser Mittel. Bei einem Patienten mit schlechter Verdauung, belegter Zunge, Magenbeschwerden und Appetitlosigkeit ist es zuweilen, aber nicht immer, angezeigt, zuerst eine einmalige Gabe von 3 oder 4 Gran Quecksilber in Form der „blauen Pillen“ des Abends zu geben und am nächsten Morgen 8 oder 10 Unzen Friedrichshaller Wasser trinken zu lassen, um mit Sicherheit eine ergiebige Entleerung zu bewirken. Dann beginnt man die Kur mit Friedrichshaller Bitterwasser allein, und lässt jeden Morgen vor dem Frühstück 5 oder 6 Unzen, denen 3 Unzen heisses Wasser zugesetzt sind, trinken und dann jeden oder alle paar Tage die Menge des Mineralwassers vermindern. Dafür mögen dann 3 oder 4 Unzen Karlsbader Wasser, das mit dem heissen Wasser zusammen aus demselben Glas getrunken wird, zugefügt werden. Das Friedrichshaller Wasser hat die besondere Eigenschaft, dass die Quantität, welche zur Erzielung der gleichen Wirkung nothwendig ist, allmälig verringert werden kann. Werden z. B. des Morgens 7 oder 8 Unzen davon mit 5 Unzen heissen Wassers genommen, so wird eine tüchtige Entleerung unmittelbar nach dem Frühstück erfolgen, aber am nächsten Morgen werden schon 5 oder 7 Unzen denselben Effekt haben, und am darauf folgenden wahrscheinlich 5 oder 6, so dass nach 3 Wochen 4 Unzen denselben Effekt haben werden, wie die ursprünglich genommenen 7 oder 8. Nach ungefähr einer Woche, je nachdem der Fall und die Wirkung ist, verbindet man es am besten mit Karlsbader Wasser, in der Weise, dass eine Mischung von 3 oder 4 Unzen des ersteren und 6 oder 7 des letzteren zusammen mit 3 oder 4 Unzen heissen Wassers allmorgendlich getrunken wird. Gibt man Friedrichshaller Wasser allein oder auch in Verbindung mit Karlsbader, dann ist es passend, 20 oder 30% heisses Wasser zuzusetzen, um ungefähr den natürlichen Wärmegrad der Quelle zu erreichen. Friedrichshaller Wasser ist von Natur heiss und wird am Orte etwas verdampft, bis es ein gewisses spezifisches Gewicht erreicht hat, 1022 bei 54½ Grad Fahrenheit. Nach einer 2 oder 3 wöchentlichen Kur dieser beiden combinirten Wässer kann für weitere 14 Tage oder noch länger 7 oder 8 Unzen Karlsbader Wasser allein genommen werden. Wenn aber das keine gehörigen Entleerungen zur Folge hat, so empfiehlt es sich noch 1 oder 2 Unzen Friedrichshaller Wasser hinzuzusetzen. Das Karlsbader Wasser, welches an der Quelle zu heiss ist, um ohne vorherige Abkühlung getrunken zu werden, muss, wenn es allein und unvermischt genommen wird, auf eine Temperatur von 90 oder 100 Grad erwärmt werden, indem der mit demselben gefüllte Becher einige Minuten lang in ein Gefäss mit heissem Wasser gestellt wird. Die Quantität kann beträchtlich geringer sein, als wenn der Patient die Kur am Orte gebraucht, wo sein Aufenthalt natürlich begrenzt ist. Ich habe die Ueberzeugung, dass für die grössere Menge der Patienten, mit denen wir hier zu thun haben, die hier empfohlene Kur von 6 oder 9 Wochen mit der geringeren Gabe des Wassers dienlicher ist, als die gewöhnliche 3wöchentliche Kur am Platze selbst. Die dort am Platze in 21 Tagen gegebene gleiche Quantität bewirkt oft einen erheblichen Gewichts- und Kräfte-Verlust, wogegen hier in 50 oder 60 Tagen der Zweck sicherer und angenehmer erreicht wird. Doch will ich keineswegs bestreiten, dass in anderen Fällen die am Platze übliche eingreifendere Kur von guter Wirkung ist. Seit 10 oder 12 Jahren habe ich diese Mittel häufig und systematisch angewendet und je nach der Erfahrung die Quantität und die Art der Anwendung modificirt, bis ich zu der kurz beschriebenen Anwendungsweise kam. Die Kur kann, wenn es nöthig ist, nach einer Pause von 3 oder 4 Monaten mit Vortheil wiederholt werden. In der Zwischenzeit gibt man als eröffnendes und die Verdauung regelndes Mittel Friedrichshaller Wasser, das beste von allen diesen Mitteln, welche ich kenne. Es bewirkt, dass der Patient in der Regel nach dem Gebrauch desselben weniger an Verstopfung leidet, als vorher, und kann wie schon gesagt dauernd genommen werden, ohne die Verdauung zu schädigen. Ich hatte Patienten, welche es 3 oder 4 Jahre lang täglich gebrauchten; aber dazu rathe ich nur in Ausnahmefällen. So kenne ich einen Herrn von nahezu 80 Jahren, der regelmässig 5 Jahre lang Morgens ein Weinglas voll nahm, was ihm äusserst wohl bekam. Früher von hartnäckiger Verstopfung gequält, erfreut er sich jetzt einer gleichmässigen und ausgezeichneten Gesundheit. Das sogenannte Karlsbader Salz wird oft zum selben Zweck gebraucht, in dem Glauben, dass es das Karlsbader Wasser ersetze. Das ist nicht der Fall, denn es besteht fast nur aus dem schwefelsauren Natron des Mineralwassers in Verbindung mit ein wenig kohlensaurem Natron und hat dieselbe aber keine grössere Wirkung, als solche Salze irgend einer andern Quelle. Ohne Zweifel ist das unter dem Namen Glaubersalz bekannte schwefelsaure Natron eins der prächtigsten Mittel, die wir besitzen, und verdient eine grössere Popularität, als es hat. Für die poliklinischen Patienten des Hospitals verordnete ich es immer, mit oder ohne einen geringen Zusatz von schwefelsaurer Magnesia, als besten Ersatz der betreffenden Mineralwässer, den sie haben können.

Ich will noch kurz auf die Diät und gewisse Einschränkungen dabei, welche äusserst wichtig sind, hinweisen. Man pflegt zu sagen, dass bei einem erheblichen Niederschlag von harnsauren Salzen die stickstoffhaltige Nahrung erheblich eingeschränkt werden müsse. Praktisch finde ich die strikte Anwendung dieser Regel ohne Vortheil, im Gegentheil wird die Verminderung der Sedimente bei dem fast entgegengesetzten Verfahren viel sicherer erreicht. Es gibt 3 Klassen von Nahrungsmitteln, welche den Patienten nur in geringer Menge zu erlauben sind: Alkohol, Zucker und fetthaltige Stoffe. Was den Alkohol betrifft, so sollte eine vergohrene Flüssigkeit als diätetisches Mittel nur in einer etwas verdünnten aber ganz reinen Form gereicht werden. Für die meisten Patienten ist es am besten, wenn sie auf seinen Genuss ganz verzichten. Nach meiner Ueberzeugung ist der Alkohol nicht nur nicht wesentlich für die Gesundheit der meisten Leute, sondern sogar nachtheilig, und ganz besonders verderblich bei „torpider Leber". Freilich ist nach langem, gewohnheitsmässigem Genuss von Wein und Bier der völlige Verzicht darauf anfangs mit erheblichen Beschwerden bei gewissen Personen verbunden, und sie empfinden zwei oder drei Monate oder noch länger die Entziehung ihres gewöhnlichen Reizmittels schwer. In den meisten Fällen jedoch werden sie nach dieser Zeit kräftiger und stärker und haben kein Verlangen mehr nach irgend einer alkoholischen Flüssigkeit. Aber wenn das Opfer zu gross ist oder Grund zu der Annahme vorliegt, dass es nicht wünschenswerth ist, auf alle Fälle nicht beim Beginn einer Mineralwasser-Kur, eine so grosse Veränderung eintreten zu lassen, dann rathe ich, und das ist, wie ich glaube, vorzuziehen, den Alkohol in der Form von leichten Naturweinen, z. B. leichten guten Bordeaux oder ebensolchen Rheinwein zu gestatten; doch möchte der erstere hier bei uns den meisten Leuten besser behagen. Champagner, der meist mangelhaft zubereitet und immer schlecht ist, wenn er viel von dem oft in reichlichrr Menge zugesetzten süssen Liqueur enthält, ist zu verbieten. Die stärkeren Weine wie Sherry und Portwein sind ganz unpassend, und starkes Bier ist gar nicht zu gestatten. Mischungen von reinem Sprit und Wasser mögen vielleicht einer kleinen Anzahl von Leuten mit schwacher Verdauung ausnahmsweise zu erlauben sein. Ferner ist Zucker in allen Formen bei jeder Mahlzeit und überhaupt gänzlich zu verbieten. Ueber seine schlechte Wirkung in diesen Fällen habe ich eine grosse Erfahrung. Endlich sollen fette Stoffe, Butter, Rahm und fettes Fleisch, gleichviel ob es einfach gekocht oder in der Form von Pasteten erscheint, nur in sehr geringen Mengen genommen werden.

Ich kann nicht weiter auf die Theorie des vorhergesagten eingehen, es wird genügen zu bemerken, dass die Enthaltung von den genannten Stoffen wahrscheinlich die Arbeit der Leber beträchtlich erleichtert und so die stellvertretende Arbeit der Nieren, von der ich oben gesprochen habe, in dem schon angedeuteten Sinne verringert. Ich will zu der in Karlsbad üblichen Diät bemerken, dass auch dort der Genuss von Zucker und Butter während der Kur absolut verboten ist, gewiss mit Rücksicht auf solche Grundsätze. Und während des dortigen Aufenthaltes werden die Gäste nicht mit der verbotenen Kost tractirt, selbst wenn sie es durchaus verlangen. Als Resultat meiner Beobachtung kann ich behaupten, dass diese Methode viel mehr als das Verbot von Fleisch die harnsauren Sedimente vermindern wird. Entzieht man, wenn nöthig, und das ist es meist, eine Portion Alkohol — in manchen Fällen wird er mit Vortheil gänzlich verboten — verbietet man jeden Stoff, der Zucker enthält, und schränkt den Genuss der fetten Speisen beträchtlich ein — indem man stickstoffhaltige Kost gibt und die kohlenstoffhaltige beträchtlich vermindert — dann wird man im Allgemeinen mehr erreichen, als mit der entgegengesetzten Methode. Eine Klasse von Nahrungsmitteln, die viele nicht mögen, ist besonders hier zu empfehlen, nämlich solche frische grüne Gemüse aller Art, die abgebrüht genossen werden. Davon kann eine reichliche Menge bei den zwei Hauptmahlzeiten genommen werden, so viel, dass sie einen Haupttheil der täglichen Nahrung ausmachen.

Ebenso passend sind gebackene oder gedämpfte Aepfel ohne Zucker, nicht aber Früchte, die viel Zucker enthalten, wie Trauben, Birnen und Pflaumen. Viele essen gern Salat, und das kann man ruhig gestatten. Ausserdem ist im Anschluss an die Diät darauf zu halten, dass der Patient sich viel Bewegung in der frischen Luft macht, seine Haut pflegt und deren Thätigkeit unterstützt durch öftere tägliche Abwaschungen und entsprechende Kleidung. Diese Punkte kann ich nur andeuten, aber sie sind wesentlich.

Also Regelung der Diät und der Lebensgewohnheiten und zeitweilige, systematische Anwendung der genannten Mineralwässer bilden die Grundzüge der Behandlung, welche ich nachdrücklich anrathe, um die früheste Periode der Steinkrankheit zu bekämpfen und dadurch in der überwiegenden Zahl der Fälle, welche zu Harnsäurebildung und ihren Folgen neigen, die Steinbildung in der Blase zu verhindern.

Siebenzehnte Vorlesung.

Ueber die Behandlung der Blasensteine durch Solventien, deren Geschichte und Anwendung.

Die Frage nach der Möglichkeit, Blasensteine durch medicinische Mittel aufzulösen und so jeden chirurgischen Eingriff zu ihrer Entfernung zu umgehen, erregt gegenwärtig ein aussergewöhnliches Interesse. Wie viele Jahrhunderte hindurch tauchte diese Frage immer und immer wieder auf! Irgend ein Zufall lenkt eines Tages die öffentliche Aufmerksamkeit darauf; es wird viel geschrieben und geredet, aber wenig gethan und noch weniger erreicht in Bezug auf das erwünschte Ziel, und damit — ist die Sache wieder abgethan. Als Resultat dieser wiederholten Anstrengungen ist indessen doch ein gewisser Erfolg zu verzeichnen, aber nichts desto weniger wird dem Gegenstand in ausgezeichneten chirurgischen

Lehrbüchern kaum eine Beachtung geschenkt, obgleich er all unser Interesse beanspruchen sollte. Ich muss gestehen, für mich hatte er immer einen gewissen Reiz. Es würde ja ein grosser Triumph für unsere Kunst sein, Blasenstein ohne Schaden für die zarten Gewebe, in welchen er sich bildet und aufhält, aufzulösen, und desshalb habe ich auf diese Sache nicht nur in verschiedenen Arbeiten hingewiesen, sondern mich auch vor Jahren einmal ganz speciell darüber ausgesprochen*).

Ich werde also auseinandersetzen, was bis jetzt durch innere Mittel erreicht wurde und was gegenwärtig erreichbar zu sein scheint, kurz eine Skizze geben über die Geschichte der zur Auflösung der Blasensteine angewandten Mittel von der frühesten Periode an bis heute.

Bekanntlich wurden Blasensteine schon einige Jahrhunderte vor der christlichen Zeitrechnung diagnosticirt und auf alle Fälle bei Knaben durch eine blutige Operation entfernt; im Laufe der Zeit versuchte man, besonders bei Erwachsenen, sie aufzulösen. Wie es scheint hatte weder Hippokrates noch Galen die Ansicht, dass dies möglich sei. Die früheste Andeutung findet sich bei Plinius, welcher sagt, dass die Asche gebrannter Schneckenschalen ein gutes steintreibendes Mittel sei. Arethäus (2. Jahrhundert) empfiehlt gebrannten Kalk mit Honigwasser für denselben Zweck. Spätere Autoren (Paulus Aegineta, 7. Jahrhundert) sprechen zuversichtlich von der Wirkung von Ziegenblut und bemerken, dass die unrichtige Anwendung einiger Lösungsmittel das Wachsthum des Steins befördere.

Während der arabischen Blütheperiode der Medicin finden sich zahlreiche und complicirte Mittel, welche systematisch gegeben wurden. Der berühmte Avicenna (um das 10. Jahrhundert) zählt viele angeblich wirksame Stoffe auf. Er und Andere wandten zu dieser Zeit gelegentlich unreine Pottasche an, und der Curiosität halber mag eine aus Avicenna übersetzte Vorschrift hier Platz finden, welche einen guten Begriff von einem alten, wahrhaft complicirten Recept giebt: Nimm gleiche Theile calcinirtes Glas, Asche

*) Die vergrösserte Prostata (1858) letztes Kapitel.

von Skorpionen, Asche von Kohlwurzel, Asche von Hasen und ebenso von Eierschalen ausgebrüteter Eier, Steine aus Schwämmen, getrocknetes und gepulvertes Ziegenblut, Judenstein, Petersilie, wilde Karotten, Sammetpappelsamen und Gummi arabicum und mache daraus mit Honig einen Lecksaft *).

Zwischen dieser Periode und dem 15. Jahrhundert ist kein Fortschritt zu bemerken. Um diese Zeit empfahl Basilius den inneren Gebrauch eines alkalischen Salzes, welches aus den im Frühjahr geschnittenen Weinreben gewonnen wurde, und zwar auf die Autorität von Boerhaave **) hin. Crollius empfahl in seiner Basilika Chymika (Frankfurt 1608) ein Kalisalz (kohlensaures Kali) in einem Aufguss von Petersilie und ferner Lösungen, deren Hauptbestandtheil Kalk war. 1650 rühmte Daniel Senertus den inneren Gebrauch derselben Mittel und empfahl auch, sie vermittelst eines Katheters in die Blase zu spritzen; und um dieselbe Zeit rieth Riverius, Arzt am französischen Hof, gleich vielen anderen den Gebrauch calcinirter Eierschalen an. Von diesem Mittel, das natürlich hauptsächlich aus Kalk bestand, wurde zweimal täglich eine Drachme in weissem Wein oder anderen Flüssigkeiten gegeben und dabei versichert, dass es: potenter expellit calculum in urinae meatibus haerentem ***). Zahlreiche andere Autoritäten verfuhren ganz oder fast ebenso.

Dann trat die berühmte Engländerin Mrs. Johanna Steffens auf. Diese Dame hatte einen so grossen Ruf im Anfange des letzten Jahrhunderts erlangt, dass 1739 das englische Parlament nach einer förmlichen Untersuchung der Sache ihr Geheimmittel zur Auflösung von Steinen um 5000 Pfund Sterling erwarb — ein Umstand, welcher in den nächsten Jahren eine umfangreiche und bemerkenswerthe Literatur erzeugte und eine gewaltige Anregung zur Untersuchung der Sache gab. Das Document, zu dem genannten Betrage erstanden, beginnt also:

Meine Mittel bestehen aus einem Pulver, einem Decoct und aus Pillen. Das Pulver enthält calcinirte Eier- und Muschel-

---

*) Avicenna, lib. III. fen. XVIII. trac. i. o. XIX.

**) Elem. Chimiae 1732 vol. II. pag. 73.

***) Riverius, Praxis medica, Lugd. 1657, pag. 381.

schalen. Das Decoct ist eine wässeriger Aufguss etlicher Kräuter, unter Zufügung einer aus Seife, verkohlter gemeiner Kresse und Honig bestehenden Kugel. Die Pillen sind zusammengesetzt aus calcinirten Schneckenschalen, Samen von wilden Karotten und Kletten, Eschenkätzchen, Hagebutten und Weissdorn (sämmtlich verkohlt), Seife und Honig *).

Der Patient nahm täglich 3 Pulver von je 1 Drachme, in Apfelwein oder sonst etwas gemischt, und setzte darauf einen halben Schoppen des Decoctes. Wenn das Decoct den Magen belästigte, wurden dafür die Pillen genommen. Dieses Mixtum compositum war recht widerlich und wurde durch andere Mittel übertroffen.

Danach brachte Dr. Whytt, Professor der Medicin an der Universität Edinburg (1761), Seife und Kalkwasser zu Ruf (er gab eine Unze spanische Seife und 3 Schoppen Kalkwasser täglich und demonstrirte ihren Nutzen an einem oder zwei bemerkenswerthen Fällen).

Blackrie (1766), Chittik — dessen Patienten zweimal täglich Krüge mit Kalbsbrühe in seine Wohnung schicken mussten, woselbst er die Mittel hineinmischte und so sein Geheimniss bewahrte — und Andere wandten vielfach Lösungen von Pottasche und Kalk an, über deren lindernde Wirkung gewichtige Zeugnisse in die Oeffentlichkeit gebracht wurden. In vielen Fällen lieferte Seifenlauge verschiedener Stärke die Pottasche, in anderen wurde Weinstein angewandt, sie wurden aber beide in sehr verdünnter Form gegeben. In Frankreich hatten die alkalischen Mittel frühzeitig viele Vertheidiger, besonders Darcet (1726) **) und Pierre Desault (1736). Der berühmte Pariser Wundarzt Morand, auf Veranlassung der französischen Akademie nach London gekommen, um dort Cheselden den Steinschnitt machen zu sehen, beobachtete 40 Patienten, welche nach Vorschrift der Mrs. Steffens behandelt wurden. Er vermochte nicht den geringsten Erfolg in irgend einem Falle zu verzeichnen, bemerkt aber, dass vier Kranke „sich für geheilt hielten". Viel später wurde von Fourcroy und Vauguelin die Wirkung der alkalischen

*) Gentleman's Magazine, June 1739. vol. IX. pag. 298.

**) Annales de Chimie. Paris.

Lösungsmitteln untersucht, neuerdings von C. Petit (1834). Der erst- und letztgenannte wandten Vichywasser an. In Italien empfahl Girardi 1764 den Gebrauch der Solventien und pries besonders die Wirkung eines Decocts von uva ursi.

Mittlerweile wurde das Pflanzenreich in derselben Absicht gründlich durchforscht. Es wird genügen, die hauptsächlichsten Pflanzen anzuführen, welche in den letzten zwei oder drei Jahrhunderten zur Anwendung kamen; desshalb werde ich nur die renommirtesten nennen: Saxifraga (ein bezeichnender Name), deren Samen, eine Drachme pro dosi, in einem Queckendecoct abgebrüht wurden; Tinktura Pimpinellae, Tinktura Lithospermum maj., dann eine Abkochung von Ginster, ferner Tinktur der Samen von Fraxinella, Tinktur aus der Wurzel von Raphanus sativus (Gartenrettig), Tinktur aus dem gewöhnlichen Nesselsamen. Die Sammt- und gelbe Pappel, Quecke, Petersilie und wilde Karotten dienten ebenso als Ingredienzien der zusammengesetzten Decocte.

Ich komme jetzt zu der heutigen Erfahrung und stelle die Frage: Welche Mittel stehen einem Kranken, der die Auflösung seines Blasensteins versuchen will, heut zu Tage zu Gebote?

Ich theile die hierhergehörenden Mittel in zwei Klassen, in deren erste ich die empirischen Mittel von einem gewissen Ruf und in deren zweite die Resultate der neuesten wissenschaftlichen Untersuchungen einschliesse.

Was zuerst die empirischen Mittel betrifft, so ist es merkwürdig, dass in fast ganz Europa gewisse Leute ihren Unterhalt aus der Anfertigung und dem Verkauf von Mitteln gegen Blasensteine ziehen. Die angewandten Recepte sind gewöhnlich Familienerbstücke, der Familie klebt so zu sagen ein gewisser Ruf an, und jede Generation sucht das Geheimniss, so wie es ist, und die Traditionen der Vorfahren sorgfältig zu bewahren. In derselben Weise ist die Kunst der Knochenflicker bekanntlich an gewisse Namen und Orte geknüpft, eine Kunst, über welche Sir James Paget vor ungefähr fünf Jahren in einer seiner wundervollen klinischen Vorlesungen so trefflich gesprochen und geurtheilt hat. Die Flüssigkeiten, unter welcher Form die Mittel heute gewöhnlich erscheinen, werden bei uns zu Lande als Constitutionswasser oder unter ähnlichen Namen verkauft, und ihr Nutzen wird obendrein für alle Formen von Krankheiten der Harnorgane garantirt.

Besondere Umstände gaben mir vielfach Gelegenheit, prüfende Beobachtungen über diese Mittel anzustellen; sie sind mir hier und in verschiedenen Theilen Frankreichs aufgestossen. Ich will nur an eine alte französische Frau erinnern, welche vor ungefähr 10 Jahren mit ihrem Sohne zu Fuss von dem südlichen Frankreich nach Brüssel zog, beladen mit einem Korb voll schwerer Flaschen, welche ihr Familiengeheimmittel enthielten und für den dortigen königlichen Patienten bestimmt waren. Ich darf hinzufügen, dass ihre aufopfernden Bemühungen ganz reell belohnt wurden. Solche unbegehrten Hülfeleistungen, materiell wie in diesem Fall, oder in Form von Rathschlägen, strömten in jeder denkbaren Weise aus allen Theilen Europas herbei, wie es in ähnlichen Verhältnissen immer der Fall ist.

Ich will hier erwähnen, dass ich kürzlich (1873) zahlreiche Mittheilungen betreffs dieses Gegenstandes von bekannten und unbekannten Leuten erhielt, von denen jeder die Wirksamkeit seines Receptes mir nachdrücklich an's Herz legte. Zwei davon, weit von einander verschieden aber beide in ihrer Art von Interesse, mögen hier Erwähnung finden. Die eine stammt von einem französischen Herrn, welcher mit Nennung seines Namens mir ein unfehlbares Heilverfahren, welches er natürlich nicht beschreibt, anbietet und für die Mittheilung die mässige Summe von einer Million Franken (40,000 Pfund Sterling) verlangt. Unzweifelhaft wäre es den Betrag werth, wenn es die angerühmten wundervollen Wirkungen besässe. Die andere rührt von einem englischen Arbeiter in Bedfordshire her, der mitzutheilen wünscht, welche Kur einem Freund von ihm aus einem benachbarten Kirchspiele kürzlich geholfen habe. Er offerirt bereitwillig seine Formel, welche in der That ein prächtiges Landrecept ist; ich habe deren manche gesehen, und sie haben ein gewisses Interesse, wie sich später ergeben wird. Ich war natürlich genöthigt, diesem Manne meinen verbindlichsten Dank für sein Mittel abzustatten, und war nur in einiger Verlegenheit, wie ich ihm auseinandersetzen sollte, dass das Mittel zwar in einigen Fällen gut, in andern aber nachtheilig sei. Ich gebe hier seine eigenen Worte: „Nimm eine Metze Holzasche und schütte eine Gallone (4 Quart) kochendes Wasser darüber, lass es 24 Stunden stehen, ziehe es dann möglichst klar ab und nimm jeden Morgen nüchtern ein Weinglas davon." Das ist eine starke Dosis von kohlensaurem Kali; man sieht, unser alter Freund „das Alkali" erscheint immer wieder. Ich war so neugierig, die Quantität zu bestimmen, und fand, dass die aus Fichtenholz gewonnene Holzaschenlauge pro Unze 50 Gran kohlensaures Kali enthält, so dass die auf einmal genommene Quantität wenigstens $1\frac{1}{2}$ bis 2 Drachmen beträgt. Die anderen löslichen Bestandtheile der Lauge sind schwefel- und kieselsaures Kali und Chlorkalium.

Was nun die anspruchsvollen Zusammensetzungen, welche bei uns zu Lande als Steinmittel verkauft werden, anbelangt, so habe ich das hervorragendste davon einer sorgfältigen chemischen Analyse unterworfen, deren Resultat ich hier gebe, nicht als wenn ein Zweifel bestände über ihre allgemeine Beschaffenheit und Zusammensetzung oder über die Thatsache, dass sie alle ganz dasselbe enthalten, sondern nur um einen ganz exacten auf Analyse gegründeten Befund zu geben. Die neuliche Prüfung eines wohlbekannten und bei uns in hohem Ruf stehenden Geheimmittels, von welchem ich zwei Flaschen hier vor mir habe, die ich jedem zu eigener Analyse überlasse, ergab eine einfache unverhüllte Lösung von doppeltkohlensaurem Kali in Wasser. Man sieht, es sind gewöhnliche Weinflaschen, „die alten Quartflaschen", deren jede ungefähr eine Unze doppeltkohlensaures Kali und 15 Gran Chlornatrium enthält; letzteres rührt möglicherweise von dem zur Lösung verwandten Brunnenwasser her. Nach der Gebrauchsanweisung soll täglich eine halbe Flasche genommen werden, was ungefähr 4 Drachmen entspricht.

Hier möchte ich eine kurze Uebersicht der schmerzvollen, mühseligen und etwas schwerfälligen Anstrengungen geben, welche man, um sich durch innere Mittel von diesem schrecklichen Feinde, dem Blasenstein zu befreien, gemacht hat. Man muss hervorheben, dass die Mittel immer aus Alkali bestanden. Zuerst und hauptsächlich figuriren alkalische Erden, Kalk darin, so in den calcinirten Schneckenschalen des Plinius und den Eierschalen des Avicenna, welche nur in der theuern Vorschrift der Mrs. Steffens von 1739 wieder erscheinen. Aber zur Zeit des Avicenna waren sie vermischt mit Pottasche, welche das aus dem Pflanzenreich gewonnene Alkali repräsentirt, wie aus den der Composition beigemischten verkohlten Pflanzen erhellt. Mrs. Steffens wandte auch schon, vielleicht ohne eine Kenntniss davon zu haben, Pottasche und Soda an, wie aus der Beimischung von Seife und verkohlten Kräutern und Samen zu den Eierschalen erhellt. Dann kamen zunächst Kalkwasser und Seife in Ruf und lieferten eine Verbindung der 3 genannten Alkalien. Das Volksmittel von heute, welches viele Schillinge per Flasche kostet, und von welchem eine grosse Menge drei Monate lang täglich — das ist das Minimum der Gabe und Zeit — genommen werden muss, ist wie wir eben gesehen, eine einfache wässerige Lösung von doppeltkohlensaurem Kali und hat nicht so viel Geldwerth, als die Flasche und der Kork, in denen es eingeschlossen ist! Unseres Landmanns Geheimmittel ist beinahe ebenso gut in der Form, hat genau dieselbe Lösungskraft und kostet fast gar nichts.

Dann gibt es noch ein anderes populäres Mittel, nämlich Vichywasser, welches von Patienten mit Krankheiten der Harnorgane vielfach gebraucht wird und wegen seiner lösenden Kraft, die es hauptsächlich seinem starkem Gehalte an kohlensaurem Natron, einem Alkali des Mineralreiches verdankt, zur Zeit in bedeutendem Ruf gestanden hat.

Aus allem diesen lässt sich nur die einzige Schlussfolgerung ziehen, dass all die marktschreierisch und als Arkana angepriesenen Mittel, von undenklicher Zeit her bis heute, lediglich einfache oder zusammengesetzte Lösungen von Kalk, Soda oder Pottasche waren. Alle Pflanzen liefern beim Verbrennen ein und dasselbe wirksame Agens: Pottasche; alle Schalen, ob von Eiern oder von See- oder Landthieren hergenommen, liefern ebenfalls ein und dasselbe wirksame Agens: Kalk.

Schliesslich, die überall von Aerzten heutzutage angewandten medicinischen Mittel bestehen aus einfach-kohlensaurem Kali in der Form des Liquor-Kali carbonici, aus doppeltkohlen-, citronen-, essig- und weinsteinsaurem Kali. Im allgemeinen weniger angewendet und von geringerer Wirkung sind kohlensaures Natron und Lithion in verschiedener Form.

Vor der Untersuchung über die Anwendbarkeit all dieser Mittel als Solventien, so weit es sich natürlich um eine wissenschaftliche und nicht um eine empirische Untersuchung handelt, ist es nothwendig, die Stoffe, auf welche sie einwirken sollen, nämlich Nieren- und Blasensteine, kurz zu betrachten. Da muss nun zuerst die Thatsache, dass es verschiedene Arten von Steinen gibt, und einige eine von andern ganz verschiedene chemische Zusammensetzung haben, stutzig machen; man fragt natürlich, wie es möglich ist, dass ein bestimmtes Mittel — nämlich Alkali — Steine so verschiedener Zusammensetzung aufzulösen vermag.

Ich erinnere an die allgemeine Eintheilung, welche ich in einer neulichen Vorlesung bei Klassifizirung der verschiedenen Steine gegeben habe. $^3/_5$ aller Steine bei Erwachsenen jeden Alters bestehen aus Harnsäure und deren Verbindungen, fast $^2/_5$ aus Phosphaten und ungefähr 3 oder 4 Procent aus oxalsaurem Kalk. Cystinsteine finden sich zu selten, um hier in Betracht zu kommen. Also wenigstens $^3/_5$ sind die Folge von übermässiger Säure im Urin und so zu sagen der Ausdruck des Ueberschusses derselben; die übrigen $^2/_5$ sind das Product eines im Allgemeinen alkalischen, meist ammoniakalischen Urins und danken dieser Beschaffenheit des Urins ihre Entstehung. Die harn- und oxalsauren und einige wenige Phosphatsteine bilden sich in der Niere und sind das Product gewisser constitutioneller Störungen. Der grössere Theil der Bestandtheile der Phosphatsteine, gleich viel ob sie rein oder in Verbindungen vorkommen, bildet sich nur in der Blase in Folge einer lokalen Erkrankung und nicht eines constitutionellen Zustandes. Von der Harnsäure weiss man durch Experimente ausserhalb des Körpers, dass sie in alkalischen Flüssigkeiten leicht löslich ist, in einigen mehr in andern weniger, und dass ebenso ihre Salze eine verschiedene Löslichkeit haben. So ist harnsaurer Kalk ein ziemlich lösliches Salz. Harnsaures Natron, welches in einigen Steinen gefunden wird, ist weniger löslich, am löslichsten von ihnen ist harnsaures Kali. Unter den Mitteln, welche innerlich eine lange Zeit hindurch ohne verhältnissmässigen Nachtheil genommen werden können, ist kohlensaures Kali am wirksamsten gegen harnsaure Steine. Diese Thatsachen erweisen es also als das beste Solvens, welches unter gewissen Bedingungen, von denen später die Rede ist, gegeben werden kann, und als solches wurde es lange Zeit betrachtet.

Vor fast 20 Jahren lenkte ich die Aufmerksamkeit auf seine ganz besondere Wirksamkeit und stellte fest, „dass die citronen- und kohlensauren Kalisalze wirksamer und sicherer sind, als Vichywasser“ gegen Harnsäure, die in der Form von „Gries“ erscheint, und dass sie in starker Verdünnung gegeben werden müssen, indem reines Wasser selbst eins der besten Lösungsmittel ist *). Ich darf hinzu fügen, dass ich nie ein besonderer Freund von Vichywasser bei Affectionen der Harnorgane war, weil sich Lösungen von kohlensaurem Kali viel wirksamer erwiesen. Citronensaures Kali kann wohl als das wirksamste der genannten Salze bezeichnet werden, da es gegenüber allen anderen den besten Erfolg gewährleistet, eine Ansicht, die von allen, welche es geprüft haben, bestätigt wird. Sollte es aber, wie es in einigen Fällen den Anschein hat, zu stark diuretisch wirken, so mag als nächstbestes doppeltkohlensaures Kali oder Liquor Kali carbonici gegeben werden.

Hier drängt sich eine wichtige Frage auf: Hat ein competenter Beobachter beweisende Versuche mit dem citronensauren Kali bei Blasensteinen gemacht. Ich bin in der glücklichen Lage, dies bejahen zu können. Ein tüchtiger Arzt, Dr. Roberts in Manchester, ein früherer, ausgezeichneter Schüler dieser Anstalt, hat ganz sorgfältige Experimente mit Steinen in und ausserhalb der Blase angestellt und positive Resultate gewonnen, von welchen ich einen kurzen Auszug geben will.

Wie Dr. Roberts findet, ist kohlensaures Kali das wirksamste

*) Lancet 1854. vol. I. pag. 439.

Lösungsmittel, besser als kohlensaures Natron und viel besser als Lithion. Die Lösung darf aber nicht zu stark sein, sonst lagern sich um den Stein doppeltharnsaure Verbindungen an, und das Resultat wird vereitelt. Zum innerlichen Gebrauche sind citronen- und essigsaure Verbindungen, welche bekanntlich im Urin wieder als kohlensaure Verbindungen erscheinen, am empfehlenswerthesten. Die Dosis möchte für einen Erwachsenen auf 40 oder 50 Gran in 3 oder 4 Unzen Wasser gelöst, dreistündlich zu nehmen, zu bemessen sein, was auf den Tag 6 Drachmen macht. Der Urin wird dann alkalisch und etwas wolkig in Folge amorpher Phosphatverbindungen, was aber die Lösung nicht verhindert, vorausgesetzt, dass der Urin nicht auch ammoniakalisch ist. Tritt das letztere ein, dann schwindet das Lösungsvermögen gänzlich. Folglich ist es nutzlos, die Lösung eines harnsauren Steines zu versuchen, wenn der Urin nicht an und für sich saure Beschaffenheit hat. Ist der Urin alkalisch vor dem Beginn der Kur, so rührt das sicher von Ammoniakverbindungen her, und kein Lösungsmittel wird helfen, weil gemischte Phosphatverbindungen auf der Oberfläche des Steines abgelagert werden. Dr. Roberts nimmt an, dass es ganz nutzlos ist, die Lösung eines grossen Steins, gleich viel von welcher Beschaffenheit, oder eines oxalsauren Kalksteins zu versuchen, und dass gegen einen Phosphatstein einzig und allein durch Injectionen in die Blase etwas erreicht werden kann. Schliesslich erklärt er, dass alkalische Injectionen in die Blase auf harnsaure Steine gar keine Wirkung haben. Folgende Bedingungen sind also zum Erfolg nothwendig. Die Gewissheit, dass der Stein aus Harnsäure besteht und klein ist, und dass der Urin sauer und nie ammoniakalisch ist. Sind diese sehr günstigen Bedingungen vorhanden, dann bietet das kohlensaure Kali als das wirksamste der bekannten Lösungsmittel eine gute Aussicht für eine so erhebliche Verkleinerung des Steins im Laufe etlicher Wochen, dass das verkleinerte Steinchen nun die Harnröhre zu passiren vermag. Bis jetzt ist aber Dr. Roberts nicht im Stande, einen so vollständigen Erfolg zu melden *).

*) Prakt. Behandl. der Harn- und Nierenkrankheiten. 1872.

Das ist also alles, was die moderne Wissenschaft hinsichtlich der Auflösung der Blasensteine erreichen konnte. Aber, wird man fragen, haben die empirischen Methoden, von denen die Rede war, gar kein Resultat gehabt? Haben die armen Steinpatienten 2000 Jahre lang all die ekelhaften Mixturen ganz umsonst geschluckt, die von Plinius an bis zu Mrs. Steffens, weiter bis zu Chittick mit seinen verschlossenen Kannen und bis herab zu unseren heutigen Geheimmittelkrämern gebraut wurden? Ich will eine feste und bestimmte Antwort, so weit es in meiner Macht steht, geben.

Erstlich liegen wahrlich schwache Beweise für die vollständige Auflösung eines Blasensteins durch irgend ein Alkali vor. Ich kann nicht finden, dass irgend ein Patient, bei welchem ein kompetenter Chirurg einen Stein sondirte, nach dem Gebrauch eines Solvens, bei der abermaligen Sondirung resp. Section, steinfrei gefunden worden wäre. Ein geringerer Nachweis als dieser ist ganz ohne Werth. Dass die alkalischen Lösungsmittel oft eine palliative Hülfe in einigen Fällen gewährten und die Patienten zuweilen, aber keineswegs immer, in den Stand setzten, auch ohne die Entfernung des Steins nach irgend einer Methode in verhältnissmässiger Behaglichkeit weiter zu leben, davon war ich immer überzeugt und ich sah einige derartige Fälle, welche ältere und sehr heruntergekommene Leute betrafen, bei denen der Steinschnitt zu gefährlich und die Lithotritie wegen der Grösse der Steine ganz unausführbar gewesen wäre. Solche Kranken wurden zuweilen befähigt, den Rest ihres Lebens ohne viel Beschwerden zu verbringen, vorausgesetzt, dass sie im Stande waren, ruhig und ohne körperliche Anstrengung zu leben. Andererseits ist die gewährte Linderung zuweilen nur vorübergehend, und ich habe sogar nicht selten erlebt, dass die alkalischen Mittel eine beträchtliche Verschlimmerung der Symptome herbeiführten. Diese Verschlimmerung wurde besonders während der „Seife und Kalkwasserzeit“ beobachtet. Doch hier beschäftigt uns die Frage nach der vollständigen Auflösung des Steins und nicht die grössere oder geringere palliative Wirkung der Lösungsmittel. Morand's Fälle (siehe oben) — bei 22 derselben war vor der Kur die Anwesenheit des Steins durch die Sonde nachgewiesen

— lieferten keinen einzigen, sicher bewiesenen Erfolg. Bei den durch die angeblich herrlichen Mittel, Kalk und Pottasche, Behandelten zeigte die Section oft zahlreiche und grosse Steine in der Blase *). Wichtiger jedoch ist der Umstand, dass die 4 Personen, deren Kurerfolge von Vertrauensmännern der Regierung (sie sollten die Mittel der Mrs. Steffens prüfen) bescheinigt wurden, alle mit Steinen in der Blase starben, wie es die Section ergeben hat **).

Horace Walpole's Geschichte (voriges Jahrhundert) ist wohl bekannt, da er seine Krankengeschichte für die königliche Gesellschaft der Wissenschaften geschrieben hat. Fast 70 Jahre alt fing er an, Monate hindurch täglich eine halbe bis ganze Unze spanische Seife und 3 Schoppen Kalkwasser zu nehmen, und setzte dies mit kurzen Unterbrechungen bis zu seinem im Alter von 78 Jahren erfolgten Tode fort. Nachdem er ungefähr ein Jahr lang diese Behandlung durchgeführt hatte, verspürte er grosse Erleichterung und glaubte sich schliesslich geheilt. Nach seinem Tode fand man 3 ganz kleine Steine in seiner Blase. Dieser Fall erregte natürlich zur Zeit grosses Aufsehen und ist wohl das beste der registrirten Resultate.

In Verbindung mit unserem Gegenstande steht eine andere merkwürdige Thatsache, dass nämlich die grosse Majorität der Kranken, welche diese Medicinen geschluckt haben und sie noch schlucken, gar nicht an Stein leiden. Auf einige Symptome hin, welche, wie sie glauben, ganz den Steinsymptomen gleichen, nehmen sie grosse Dosen Alkali — bekanntlich eins der besten Mittel gegen Reizzustände der Harnorgane — und verspüren Linderung. Das erzählen sie dann den Nachbarn und veröffentlichen oft in den Zeitungen, dass sie von der „gefährlichen Steinkrankheit“ glücklich kurirt seien. Das sind dann die grossen Kuren, auf welche sich unsere Geheimmittelkrämer berufen. Was passirt nun aber mit jenen, welche wirklich an Stein leiden? Zweierlei kann vorkommen: Ent-

*) Dr. James Parson berichtet von 12 Patienten der Mrs. Stephens, bei welchen die Section diesen Befund zeigte. A Description etc. London 1742.

**) Alston's Vorlesungen über Materia medica. vol. I. pag. 268. London 1773. Ihre Namen waren Gardiner, Appleton, Norris und Brigthy.

weder wird der Stein, wenn er aus Harnsäure besteht, wie Dr. Roberts gezeigt hat, von doppeltharnsauren Sedimenten inkrustirt, die entweder fest anhängen oder in schalenförmigen Stückchen abgehen, oder der Urin wird ammoniakalisch, so dass in keinem Fall von einer Auflösung des Steins die Rede sein kann. Während der Kur gehen indessen grosse Mengen eines weissen Sediments ab, nämlich Erdphosphate oder muschelähnliche Stückchen von doppeltharnsauren Sedimenten, ohne den weissen körnigen Niederschlag zu erwähnen, der aus gemischten Phosphaten besteht, und all diese Dinge sieht der arme Patient natürlich für die Trümmer seines Steins und für einen Beweis der lösenden Kraft der Arzneien an! Das passirt in der grossen Mehrzahl der Fälle und gilt immer als ein untrügliches Zeichen für die Wirksamkeit der Mittel! Um den Blasenstein aber lagern sich unterdessen recht rasch neue Schichten an, er wird unvermeidlich grösser. Das muss oft das unabwendbare Resultat einer empirischen Behandlung sein, die ohne Rücksicht auf die Beschaffenheit des Steines und des Urins, ohne Umsicht und mit Vernachlässigung der oben gegebenen Grundsätze geleitet wird. Aber, wird man sagen, das ist eine mehr aprioristische Beweisführung, welche sehr einleuchtend klingt, aber kein förmlicher Beweis! Ich will aber ein überzeugendes Beispiel hier anführen und auf Verlangen noch mehrere. Vor wenigen Jahren consultirte mich ein Mann aus Yorkshire, welcher seit längerer Zeit an Steinbeschwerden litt und angewiesen war, eins der wohlbekannten Lösungsmittel dagegen zu nehmen. Das that er natürlich und war nicht ängstlich im Gebrauche des Mittels, denn er schluckte 25 Pfund des Wassers, von welchem ich zwei Flaschen hier vor mir habe. Er verspürte Linderung, aber da sein Leben ein sehr thätiges war, und er nicht die nöthige Ruhe und die Bequemlichkeiten eines Horace Walpole hatte, so verschlimmerten sich seine Steinbeschwerden schliesslich. Endlich kam er zu mir, und ich zertrümmerte ihm einen grossen Blasenstein von gemischter Zusammensetzung. Wäre er früher zu mir gekommen, dann wäre sein Stein jedenfalls kleiner gewesen. Der Fall lief gut ab und der Mann lebt noch, um meine Mittheilung zu bestätigen, und er wird auf Verlangen nicht anstehen, seine Geschichte wieder zu erzählen.

Wohl gemerkt, ich sage nicht, dass niemals ein Blasenstein aufgelöst worden, noch dass es unmöglich sei, einen kleinen harnsauren Stein durch den innerlichen Gebrauch alkalischer Mittel aufzulösen. Ich will weiter gehen und meine Ansicht dahin aussprechen, dass bei Anwendung der nöthigen Sorgfalt und Gewährung der erforderlichen Frist dies sogar möglich sein mag. Ja ich will noch weiter gehen. Der erste Fall dieser Art, welcher hier in's Spital kommt, soll, wenn es dem Kranken recht ist, dieser Behandlung in der gewissenhaftesten Weise unterworfen werden. Aber eins spreche ich mit Ueberzeugung aus: Bis auf den heutigen Tag ist kein Beweis erbracht worden, dass von 100 Fällen von Blasensteinen ein einziger durch die Behandlung mit Solventien geheilt worden ist. Niemand, der Solventien, sogar gegen einen kleinen Stein, nimmt, kann, wenn die Beschaffenheit des Steins nicht sorgfältig bestimmt worden ist, auf einen besseren Fall rechnen, als dass es 100 mal wahrscheinlicher ist, dass er seinen Stein behält, ja dass dieser während der Kur sogar grösser wird. Und wenn der Stein gross ist, dann ist seine Auflösung schon gar ein Ding der Unmöglichkeit.

Welchen Werth hat nun die besprochene Behandlung? Man kann nicht mehr sagen, als dass sie einen gewissen Werth haben mag, aber nicht für Blasensteine, sondern für die frühere Periode der Steinkrankheit — für Nierensteine. In dieser Periode kann der Stein durch Solventien wirksam angegriffen werden. Wenn kleine harnsaure Steinchen von Zeit zu Zeit gelegentlich abgehen, mag viel geschehen können, erstlich und vorzüglich durch Präventivmassregeln, zu denen ich die massgebenden Gesichtspunkte in einer anderen Vorlesung, welche sich ganz mit diesem Gegenstande beschäftigt, angegeben habe, und zweitens, wenn diese nicht ausreichen, durch Behandlung mit Alkalien. Diese Präventivkuren zusammen mit der Behandlung mit Alkalien müssen zur Folge haben, dass man einst mit Blasensteinen wenig Umstände mehr haben wird. Ich greife mit Zuversicht hinüber in eine zukünftige Periode, in welcher schwere Steinoperationen hier selten vorkommen werden.

Aber nur harnsaure Steine sind, wie wir gesehen, einer Lösung zugänglich und bilden glücklicher Weise die weitaus grösste Zahl der Nierensteine.

Ich muss noch einiges erwähnen über die Mittel, welche zur Auflösung der Phosphatsteine örtlich in der Blase angewandt werden; letztere sind, wie schon erwähnt, durch innere Mittel nicht aufzulösen, sondern ihr Wachsthum wird dadurch eher gefördert. Diese Behandlungsmethode ist so zu sagen gang und gäbe geworden. Bekanntlich haben viele Kranke, besonders solche, welche ihre Blase nur vermittelst des Katheters zu entleeren vermögen, eine starke Disposition zu rascher Bildung gemischter Phosphatsteine. Bei diesen ist die Injection von sauren Lösungen in die Blase sehr wirksam. Man kann den Patienten lehren, dies selbst zu thun; viele wurden auf meiner Klinik dazu angeleitet. Ein oder zweimal täglich wird auf das Ende des Katheters, nach Entleerung allen Urins, eine kleine 4 Unzen haltende Kautschukspritze mit Hahn, enthaltend eine Lösung von essigsaurem Blei ($^{1}/_{3}$ bis $^{1}/_{2}$ Gran davon, oder 1, 2, 3 Tropfen verdünnter Salzsäure auf die Unze destillirten Wassers), und die Hälfte des Inhaltes der Spritze in die Blase eingespritzt. Dieses Quantum lässt man wieder herauslaufen, wobei vielleicht einige kleine Steinchen mit abgehen; dann wird der Rest injicirt und in der Blase zurückgelassen. Dieses Verfahren hindert wirksam die Bildung der Phosphatsteine oder auf alle Fälle wenigstens die Aneinanderhäufung der steinigen Bestandtheile. Es kann hier nicht auseinandergesetzt werden, wie dies Verfahren da, wo man mehr erreichen will, als in den vorliegenden, weiter auszudehnen ist hinsichtlich der Quantität etc. (siehe Vorlesung über Lithotritie S. 193 und 206). Das Prinzip bleibt dasselbe, und es ist leicht, dasselbe jedem Falle anzupassen, wie ich schon anderswo detaillirt habe.

Ich darf hier die lokale Anwendung der Elektricität, sowohl bei harnsauren als bei Phosphatsteinen, nicht unerwähnt lassen. Prevost und Dumas (1823) versuchten die directe Auflösung eines Blasensteins durch den galvanischen Strom, und ihr Verfahren wurde durch Dr. Bence Jones (1852) ausgebildet. Aber es ist beträchtlich umständlicher und zeitraubender die Drähte mit dem Steine in Contact zu bringen und während der für die Lösung nöthigen Zeit darin zu halten, als einen Stein nach der heute üblichen Methode zu zertrümmern, und desshalb kommt die Elektricität hier nicht in Betracht.

Nun komme ich zu der zwingenden Schlussfolgerung, zwingend, weil sie wahr ist. Es wurde gezeigt, dass für die Auflösung eines Steines nur dann Aussicht ist, wenn er sehr klein ist und alle Umstände sehr günstig sind, und dass das Verfahren eine beträchtliche Zeit beansprucht.

Für solche kleine Steine genügen aber eine oder zwei, selten drei lithotritische Sitzungen. In dieser Begränzung ist keine Operation in der ganzen Chirurgie sicherer, schneller und erfolgreicher. Ich versichere wiederholt, dass ich in solchen Fällen niemals während meiner ganzen Thätigkeit einen Patienten verloren habe. Trotzdem soll der Patient über die einzuschlagende Behandlungsmethode gehört werden. Ihm steht das Recht zu, darüber zu entscheiden, obgleich er nicht immer eine besondere Weisheit dabei an den Tag legen wird; aber unsere Sache ist es, ihm die bezüglichen Vortheile beider Methoden möglichst klar zu machen. Worin sie bestehen, habe ich unparteiisch darzulegen versucht.

Achtzehnte Vorlesung.

Zwei Fälle, in denen Knochenstücke aus der Blase entfernt wurden.

Der Fall, den ich hier vorstelle, ist so ungewöhnlich, dass ich kurz auf seine Geschichte zurückkomme und sie durch Erzählung eines andern sehr ähnlichen Falles, welchen ich vor einigen Jahren hier in der Klinik operirte, illustriren werde.

Man wird sich erinnern, dass ich an diesem jungen Mann vor drei oder vier Wochen den Seitenschnitt machte, und man sieht, dass er sich jetzt, wenn auch langsam, erholt. Er wurde von Herrn

H. Evans in Hampsstead zu mir geschickt und am 14. Februar letzthin hier aufgenommen. —

W. B., 15 Jahre alt, ein schwächlich aussehender Knabe, der sehr herunter gekommen ist durch lange und schwere Leiden, die unter den Symptomen eines Blasensteins einhergingen und wenigstens 3 Jahre dauerten. Bei der Untersuchung am 23. — da ich verhindert war, meinen gewöhnlichen Besuch früher zu machen — stiess ich sofort auf einen grossen Stein und bemerkte gegen die Zuhörer, dass ich zunächst einen Lithotriptor zur Messung desselben einführen und mich versichern wolle, ob die Grösse desselben für Lithotritie entsprechend sei, da der Knabe eine für dieses Alter genügend weite Urethra hatte. Als ich nun nach Einführung des Instruments den Fremdkörper fasste, bemerkte ich, dass er sich nicht wie ein Stein anfühle, sondern mir beim Umdrehen des Lithotriptors den Eindruck mache, als wenn ein Theil desselben merklich hervorrage, wesshalb ich ein Stückchen davon mit dem Instrument herausziehen wolle, um zu sehen, woraus es bestände. Beim Herausziehen ergab sich, dass ein kleines Stückchen Knochen zwischen den Blättern desselben steckte. Es wurde herumgereicht, und wir alle erkannten es unzweifelhaft für Knochen. Ich hörte dann die folgende Geschichte, mit welcher ich früher vollständig unbekannt war. Sie wurde durch Herrn Lang, Journalführer der Klinik, sorgfältig notirt, und ich gebe hier dessen Worte: „Vor vier Jahren wurde der Knabe von einem Wagen überfahren, wobei ihm ein Rad in der Höhe der Spina ilii superior über das Becken ging. Es fand eine beträchtliche Blutung aus der Harnröhre Statt, und der Knabe konnte über einen Monat den Urin nicht lassen, der durch einen Katheter abgezogen wurde. Nicht lange darauf fühlte er Schmerz während und nach der Entleerung des zuweilen mit Blut vermischten Urins. Während der letzten 3 Jahre ging auch gelegentlich „Gries“ und vor ungefähr 3 Jahren einmal, wie er sagt, ein Stückchen Knochen ab.

Es waren also die gewöhnlichen Steinsymptome in einem nicht sehr bemerkenswerthen Grade vorhanden. Ich beschloss daher, in Erwägung der Grösse und unregelmässigen Form des fremden

Körpers und bei dem Umstand, dass er sicher theilweise aus Knochen bestand, den Steinschnitt zu machen, und ich entschied mich nach Abwägung der Anforderungen, die durch den hohen Steinschnitt gestellt und in diesem Falle nicht zu unterschätzen waren, zuletzt für den Lateralschnitt.

Am 6. März machte ich die Operation in der gewöhnlichen Weise mit ziemlich ergiebigen Einschnitten und entfernte einige lockere Phosphatconcremente und darauf einen grösseren Körper von 1½ Zoll Länge, welcher sich als Knochen, stark incrustirt mit phosphorsauren Sedimenten, erwies. (Siehe Figur 56.)

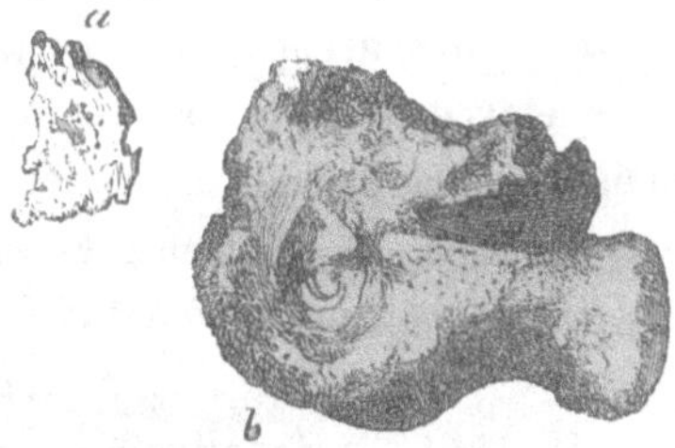

Figur 56. *a* das bei der Untersuchung mit dem Lithotriptor ausgezogene Knochenstückchen. *b* das bei der Lithotomie entfernte Knochenstück, welches von Phosphatconcrementen eingehüllt ist. (Natürliche Grösse.) Die zugleich mit entfernten Phosphatconcremente sind nicht abgebildet.

Die Heilung verlief ungestört, ausgenommen, dass einmal ein grosses Phosphatconcrement an die Oberfläche der Wunde kam, von wo es entfernt wurde, ohne dass weitere Stücke nachfolgten. Jetzt lässt der Knabe sein Wasser grösstentheils durch die Harnröhre ab, und nur eine geringe Menge fliesst durch die Wunde, welche gegenwärtig noch nicht ganz geheilt ist.

Es ist in der That ein bemerkenswerther Zufall, dass ein Stück Knochen in Folge einer Beckenfraktur seinen Weg in die Blase findet, den Kern eines Steines abgibt, und erst nach 4 Jahren durch den Steinschnitt entfernt wird. Aber wie ich vorhin bemerkte, dieser hier durch die Kräfte der Natur bewirkte Vorgang mag seine Erklärung durch einen andern ebenso bemerkenswerthen Fall finden, welchen ich kurz mittheilen will.

Während des Juni 1865 fand ich bei einer Visite in demselben

Saal hier einen Mann von 40 Jahren, der von dem verstorbenen Dr. R. Uvedale West in Alford in Lincolnsire hierher gewiesen war. Ich sondirte ihn und führte dann, was ich, um die genaue Grösse des Steins zu erkennen, gewöhnlich thue, einen Lithotriptor ein. Ich äusserte auch damals zu den Umstehenden, dass sich der Fremdkörper nicht wie ein Stein anfühle, und dass ich ein Stückchen zur Probe herausziehen würde. Dabei kam ein kleines Knochenstückchen zum Vorschein. Aber in diesem Falle war der Körper verhältnissmässig klein, so dass ich mich zur Lithotritie entschloss. Bei der Ausführung am 27. und 30. Juni zertrümmerte ich gleichzeitig Knochenmasse und Phosphatconcremente; am 3. Juli entfernte ich ein Knochenstück, welches sich in der Harnröhre eingekeilt hatte, mit der Zange, und am 15. Juli wurde der Patient völlig geheilt entlassen. Die entfernten Knochenstücke befinden sich in meinem Besitz, und die Zeichnung wurde nach den Originalstücken angefertigt (Fig. 57). Eins der klei-

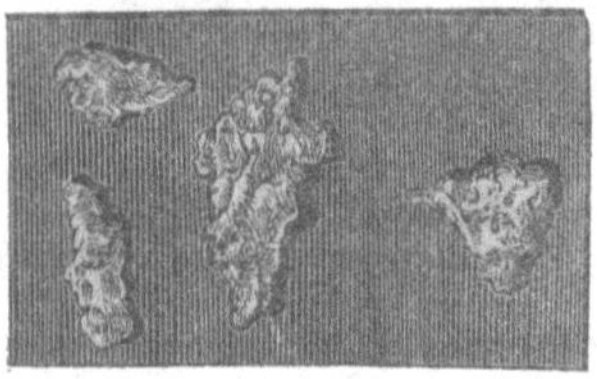

Figur 57.

nern Stückchen wurde mit dem Lithotriptor herausgezogen, das grösste keilte sich wie beschrieben ein. Die losen Phosphatconcremente sind hier ebenso wenig wie vorher mit abgebildet.

Wie verhält es sich nun mit der Geschichte dieses Falles? Sobald ich bei der ersten Untersuchung das Knochenstückchen auszog, forschte ich den Patienten natürlich aus und hörte, dass er während 17 Jahren verschiedene Schmerzanfälle in dem rechten Hüftgelenk, dreimal von Abscessen begleitet, gehabt habe; der letzte Anfall trat vor zwei Jahren auf, und bald darauf stellten sich Steinbeschwerden ein. Ich liess ihn sich ausziehen und fand Narben und ebenso eine Deformität in der rechten Seite. In dem Glauben, der Fall sei ein Unicum, stellte ich ihn der medicinisch-chirurgischen Gesellschaft vor und zeigte die entfernten Knochen- und Phosphatmassen*). Ich constatirte, dass der Knochen ohne Zweifel von dem os innominatum herrühre, welcher anstatt in der gewöhnlichen Weise nach aussen, durch langsame Verschwärung der Gewebe zwischen ihm und der Blase seinen Weg in die letztere gefunden habe. Der Knochen wurde hier bald von Phosphatmasse incrustirt und veranlasste die Symptome, welche zu seiner Entdeckung und Entfernung führten.

In dem vorliegenden Falle fand ohne Zweifel derselbe Process statt. Ich denke gar nicht daran, dass ein Knochenstück bei der Verletzung durch mechanische Gewalt in die Blase getrieben wurde. Letzterewurde im Augenblick der Fractur verletzt, wie aus dem Blutharnen und aus der Unfähigkeit, den Urin durch natürliche Anstrengung zu entleeren, hervorgeht, und wohl ganz sicher durch ein losgerissenes Knochenstück, das aber wahrscheinlich anfangs nur theilweise durch die Wände der Blase getrieben wurde. In der Folge gelangte es unzweifelhaft in die Blasenhöhle, incrustirte sich mit Phosphatmassen und erregte die Symptome eines fremden Körpers daselbst.

Ich werde kurz die mir bekannten Fälle, in denen Knochen den Kern eines Blasensteins abgegeben haben, erwähnen. Der erste findet sich in dem Museum der königlichen Anstalt für Wundärzte in London und betrifft einen grossen Phosphatstein, der aus einer weiblichen Blase entfernt wurde; im Mittelpunkt desselben steckt ein Knochenstück, aber es ist nichts darüber bekannt, wo es herrührt. Der zweite Fall findet sich in dem amerikanischen „Report of Surgical Cases in the Army“ Circular No. 3 Seite 259, in welchem 1865 wegen eines grossen Phosphatsteines der Steinschnitt gemacht wurde. Im Mittelpunkte wurde ein kleines Knochenstück gefunden, und da der Mann in der Schlacht von M'Dowell 1862 durch eine Kugel, welche durch das Becken ging und den horizontalen Ast des linken Schambeins zerschmetterte, verwundet worden war, so kann es keinem Zweifel unterliegen, dass der Kern des Steins von dem Gewehrschuss herrührte.

---

*) Siehe The Lancet vom 3. März 1866.

Zu den zwei interessanten und belehrenden Fällen, welche den Gegenstand der heutigen Bemerkungen bilden, habe ich nur noch eins hinzuzufügen. In Verbindung mit den Regeln, welche ich in meinen Vorlesungen über Blasensteine beständig gebe und nachdrücklichst betone, empfehle ich immer, in jedem Fall von Blasenstein eine sorgfältige und genaue Diagnose zu stellen, bevor man irgend einen operativen Eingriff unternimmt. Zu diesem Zweck ist ein ziemlich dünner Lithotriptor mit ziemlich flachen Blättern das zweckmässigste Instrument. Wenn es sich auch gar nicht um eine Lithotritie handelte, so würde der Lithotriptor hier doch ein unschätzbares Instrument sein. Es ist ersichtlich, wie leicht man damit die Grösse, Form und Zusammensetzung eines Fremdkörpers bestimmen kann, ehe man entscheidet — das ist oft augenblicklich nothwendig — auf welche Weise er zu entfernen ist. Für diesen Zweck ist das alte, schwere und schwerfällige Instrument ganz unbrauchbar, denn äusserst geringe Schwere und Handlichkeit sind wesentliche Anforderungen an ein solches Werkzeug. Je mehr Steinkranke ich untersuche, um so mehr überzeuge ich mich von dem Werthe eines solchen Instruments in allen Fällen, in denen es sich darum handelt, exacte Untersuchungen über den Körper, der zur Operation vorliegt, anzustellen, bevor man sich über die geeignete Operationsmethode entscheidet.

Neunzehnte Vorlesung.

Ueber die Zukunft der operativen Chirurgie bei Blasensteinen.

Diese Vorlesung wurde im Nov. 1873 in Birmingham vor der „Midland Medical Society“ gehalten.

Nach einigen Bemerkungen über die Veranlassung seines Besuches und die Wahl des Vortrages fuhr Sir Henry Thompson fort:

Wenn der Titel dieser Vorlesung beim ersten Anblick eher

auf eine speculative, als auf eine praktische Betrachtung hinweisen mag, so wünsche ich dagegen nur eine praktische zu geben, wovon man sich bald überzeugen wird. Ich gestehe zu, dass es ungewöhnlich ist, das Studium einer chirurgischen Operation mit Betrachtungen über ihre Zukunft zu beginnen. Im Allgemeinen gibt man zuerst einen Auszug aus den alten Autoren, ja die meisten Schriftsteller beginnen mit der Bemerkung, dass schon Galen und Hippokrates diesen Gegenstand angedeutet haben, oder erheben andernfalls die Thatsache, dass sie es nicht thaten, und so geht es weiter durch die Zeit der gelehrten Araber und weiter bis zur Wiedergeburt der Operation durch Ambrose Paré, Richard Wissemann u. s. w., bis man schliesslich bis zu unserem Zeitalter gelangt. Dieser so interessanten und belehrenden Methode will ich jedoch nicht folgen, sondern ich habe die ganz bestimmte Absicht, nur über die Zukunft und keineswegs über die ganze Vergangenheit des vorliegenden Gegenstandes zu sprechen, weil wir in der Geschichte der chirurgischen Operationen bei Blasensteinen auf einem Punkte angelangt sind, der uns dazu berechtigt. Vorausbetrachtungen oder Prophezeihungen — ein Wort, welches vielleicht zu stark ist — werden immer mehr oder weniger möglich, sobald wir wohlbekannt sind mit den Thatsachen, welche auf die Materie, über die eine Vorhersage zu machen ist, Bezug haben oder sie umfassen. Ich bezweifle, ob auf irgend eine chirurgische Frage dieser Grundsatz besser anzuwenden wäre, als auf die vorliegende.

Ich beginne also mit der kühnen Behauptung, dass Blasenstein, gleich vielen anderen Krankheiten, als solche verschwinden muss, und ich bin der Ansicht, dass dieses schwere Uebel, welches durch zwei Jahrtausende die Kunst der Chirurgen herausgefordert und eine gewaltige Literatur erzeugt hat, welches über Alles von der Menschheit gefürchtet und die Quelle unzähliger Leiden von Tausenden jeden Alters gewesen ist, aus der Welt verschwinden muss, wenigstens was seine Gefährlichkeit und Schmerzhaftigkeit betrifft.

Die grössten Erfolge der Heilkunst sind zu allen Zeiten nicht blos durch die Behandlung, sondern durch die Verhinderung oder Ausrottung der menschlichen Uebel begründet worden, und ich kann hier Krankheiten der schwersten Art nennen, die Dank der Wissenschaft zu existiren aufgehört haben: Die Pest ist in Europa fast ausnahmslos seit langer Zeit der Geschichte anheim gefallen, Kinderblattern sind gegenwärtig ein Anachronismus ohne Titel und Berechtigung zur Existenz und werden nur desshalb hie und dort getroffen, weil die Thorheit oder Unwissenheit mancher Leute es so will. Ich gehe weiter und sage, dass Typhus und andere acute Exantheme in dieselbe Kategorie fallen und ihr Verschwinden nur von der wachsenden Einsicht und dem Willen der Menschen abhängt, und ich hoffe auf Beistimmung, wenn ich sage, dass die Cholera ebenso unter unserem Einfluss weichen muss. Es kann in der That unmöglich anders sein! All diese ruhmreichen Erfolge gehören zwar der eigentlichen Medicin, aber ich lege Protest ein gegen diese unnatürliche Trennung der zwei Richtungen der Heilkunst, von denen keine für sich allein ausgeübt werden kann, wie ich beiläufig darthun werde. Die eigentliche Chirurgie hat natürlich ihren Zweck mehr darin gesucht, die Krankheiten zu heilen und zu heben, als sie zu verhindern und auszurotten, aber ich möchte bei dieser Gelegenheit speciell für sie und als Resultat gerade der chirurgischen Praxis den Erfolg des grossen Unternehmens in Anspruch nehmen, von dem ich hier zu reden im Begriff stehe.

Bevor ich indessen von der Zukunft spreche, ist es nothwendig, zuerst eine kurze Skizze der operativen Chirurgie bei Blasensteinen in unserem Jahrhundert zu geben.

Vor fünfzig Jahren konnte man einen Blasenstein nur durch Schnitt entfernen, eine Operation, welche allgemein als eine sehr ernste in dem mittleren Lebensalter und äusserst gefährliche in vorgerücktem Alter angesehen wurde. Um diese Zeit — 1824 — entfernte Civiale vor der Academie in Paris die Blasensteine zweier Patienten durch Zerreiben und Zermahlen derselben mit Instrumenten, welche durch die Harnröhre in die Blase eingeführt wurden. Seit dieser Zeit ist diese, unter dem Namen Lithotritie bekannte Operation, erst vervollkommt worden zu der heutigen weit verschiedenen und gewaltig verbesserten. Während der ersten zwanzig Jahre war sie wahrscheinlich die Ursache der zunehmenden Sterblichkeit der am Stein Operirten, natürlich ein unvermeidliches Resultat des Uebergangs von einem Operationssystem, welches während vieler Jahrhunderte von Meistern ausgebildet worden, zu einer Methode, die ganz verschieden und für Jedermann ganz neu war. Aber sie hatte Lebensfähigkeit, und man gewann Vertrauen in ihre Zukunft. Barbarisch, wie die früheren Instrumente und die frühere Operationsmethode nach unserer heutigen Anschauung gewesen sein mögen — es wäre in der That barbarisch, heut zu Tage diese Instrumente zu gebrauchen — dienten sie doch während der Uebergangs-Periode als Behelf und wurden an der Hand der Erfahrung verbessert. Aus den schwerfälligen, rohen und wenig handlichen Werkzeugen, welche theils durch Ueberredung, theils mit Gewalt in die Blase des Patienten eingeführt wurden, ist so in langsamem Fortschritt, und freilich erst nach jahrelangen Bemühungen und Versuchen, das fast vollendete Instrument von heute entstanden, das ebenso leicht von Gewicht und handlich, möchte ich sagen, wie gewaltig in seiner Wirkung ist. Und mit der Vervollkommnung des Instruments stehen die immer besser werdenden Erfolge in genauem Verhältniss. Inzwischen ersannen diejenigen, welche den Werth der neuen Methode nicht einsehen konnten oder wollten, neue Methoden des Steinschnitts, welche sicherer oder jedenfalls für kleinere Steine — diese werden übrigens wenigstens von einsichtigen Operateuren auch nur für die Lithotritie in Anspruch genommen — passender sein sollten, als die bisherigen. So wurde der Bilateral-, der gewöhnliche Median- oder der mit Raffinement erdachte sogenannte „Prärectalschnitt“ oder irgend eine andere unerhebliche Modification des gewöhnlichen Verfahrens herangezogen. Da jedoch die Anatomie dieselbe bleibt, so ist kaum eine grosse Verbesserung der Wege, auf welchen der Chirurg in die Blase dringen kann, zu erwarten, da ihm deren nur zwei frei stehen: entweder über- oder unterhalb der Symphyse. Wer hätte wohl nicht über dies grosse Problem im stillen Studirzimmer oder im Präparirsaal nachgedacht? Welch eine lange Reihe von Männern unserer Wissenschaft hat ihr Streben und ihre Energie darauf gerichtet, irgend eine, wenn auch noch so kleine Verbesserung der Lithotomie zu ergrübeln, entweder um einen bequemeren Weg in die Blase zu finden, den Bulbus zu vermeiden oder die Prostata möglichst wenig zu verletzen! Und welche Methode hat sich nun im Vergleich zu dem classischen Lateralschnitt als die beste bewährt? Ich kenne niemand, der besser Aufschluss darüber geben könnte, als mein Freund Cadge in Norwich, der gestützt auf eine sorgfältige und umfangreiche Untersuchung der Norwicher Resultate hinsichtlich des Medianschnittes sagt: „Meine gegenwärtige Erfahrung lehrt mich, dass der Medianschnitt nur bei kleinen Steinen vortheilhaft und passend ist ..... bei grössern wird er schwierig und gefahrfoll“ etc.*) .... Dasselbe habe ich früher hierüber gesagt, und es findet, wie ich glaube, die Zustimmung aller Chirurgen, welche vergleichende Studien über diesen Punkt machen, eingeschlossen einige erfahrene fremde Operateure, mit denen ich neulich über diesen Punkt zu sprechen Gelegenheit hatte.

Ich komme jetzt auf die Leistungsfähigkeit der Lithotritie, wie sie heute geübt wird, muss aber vorher ein Wort über die Statistik der Steinoperationen mit Bezug auf ihre Sterblichkeit sagen. Ich finde, dass Manche in ihren statistischen Tabellen noch immer Fälle von Kindern mit denen von Erwachsenen unterschiedlos durch einander mengen, was zu Irrthümern verleitet und nur folgenden beiden Ursachen zugeschrieben werden kann, falls nicht eine aussergewöhnliche Gedankenlosigkeit daran Schuld ist.

Entweder kommt es von einer gewaltigen Unkenntniss über den Unterschied der Gefahr in beiden Lebensaltern, oder es werden absichtlich möglichst viel Fälle von Kindern mit solchen von Erwachsenen zusammengestellt, um die Sterblichkeitsziffer recht klein zu machen. Nun ist es aber im Interesse der Wahrheit oder bei ehrlichem Verfahren ganz wesentlich, diese beiden Reihen streng aus einander zu halten**).

---

*) Median Lithotomy, ein Vortrag gehalten in der jährl. Versamml. der brit. med. Ges. London 1873.

**) Cheselden spricht von der Wichtigkeit immer das Alter anzugeben, was er in jedem der von ihm publicirten 213 Fälle thut. Von diesen waren 167 unter 20 Jahren. Er operirte nur 14 Personen über 50 Jahren, von denen 6 starben. (Cheselden's Anatomie. 5. Ausg. Seit. 322 u. 23. 1740.) Martineau's bekannte Zusammenstellung von 84 Fällen, worunter 2 Todesfälle,

Bekanntlich ist die Lithotomie in dem Alter vor der Pubertät eine derart sichere Operation, dass auf sechzehn Fälle höchstens ein Todesfall kommt, bei Erwachsenen dagegen ist sie immer gefährlich, so dass die besten Operateure, welche nur lithotomirten und nicht lithotritirten, was hier ganz wesentlich ist, im Durchschnitt auf sechs Fälle einen Todesfall haben, von der Pubertätszeit an bis zu 58 Jahren aufwärts *); von da an aufwärts bis zu 80 Jahren kommt ein Todesfall schon auf jede drei einhalb Fälle. **) Die Fälle von Erwachsenen bieten ganz andere Verhältnisse als diejenigen des Knabenalters, wo die Geschlechtsorgane noch unentwickelt sind und noch keine so verwickelten und feinen Beziehungen zwischen der Constitution im Allgemeinen und den reproductiven Organen bestehen. Gerade diese üben einen so grossen Einfluss bei Erwachsenen aus und veranlassen die zuweilen schweren Erscheinungen, welche wir mit „Urethralfieber" bezeichnen, und welche sich nur selten oder gar nicht bei Knaben und Frauen finden. Doch davon will ich heute nur vorübergehend sprechen. Es sind also alle Tabellen, auf denen diese beiden Klassen nicht klar auseinander gehalten sind, unbrauchbar.

Es ist heute meine Aufgabe, die Blasensteine bei Erwachsenen zu besprechen — der bedeutendste und wichtigste Theil unseres Gegenstandes, und bei der Betrachtung der Leistungsfähigkeit der Lithotritie, die ja gleichwohl bei Kindern nicht ohne Erfolg, aber nur bei sehr kleinen Steinen von Vortheil ist, bitte ich zu berücksichtigen, dass es sich nur um Steine bei Erwachsenen und nothwendigerweise bei solchen eines vorgerückten Alters handelt.

Ich habe hier vier Tabellen von fast 200 Fällen von Steinen, welche durch Lithotritie entfernt wurden, und meistens Patienten von über 60 Jahren betreffen; nur einige wenige sind unter 40, viele zwischen 70 und 80 Jahren alt. Um genau zu sein, enthält

---

enthielt 34 Fälle unter 15 Jahren und 6 Fälle von weiblichen Kranken; nur 12 hatten das 60. Lebensjahr überschritten. Siehe ebenso Seite 214.

*) Eine Zusammenstellung von 528 Fällen.

**) Ein dito von 271 Fällen. Siehe des Verfassers „Lithotomie und Lithotritie". 2. Ausg. Seite 142.

die eine Tabelle 63 ziemlich kleine, zwei Tabellen 99 mittelgrosse und die vierte 35 grössere Steine, im Ganzen 197. Ich verfüge über eine weit grössere Zahl, aber diese werden für meinen Zweck genügen, da sie einige bemerkenswerthe Eigenthümlichkeiten zeigen.

Auf die eine Frage nun, was trachten wir durch die Lithotritie zu erreichen? lautet die kurze Antwort: eine Zertrümmerung des Steins in so kleine Stückchen, dass sie leicht die Urethra passiren, und zwar durch ein Verfahren, welches möglichst wenig mechanischen Reiz erregt.

Wir müssen darnach streben, die Zertrümmerung des Steins ohne irgend eine Verletzung des zu passirenden zarten Kanals oder der Blase, in welcher der Stein liegt, zu bewirken, und auch darauf achten, dass der Reiz Seitens der Bruchstücke auf das geringste Maass vermindert wird. Zweierlei kann in der That bei der Lithotritie unheilvoll werden: eine Verletzung der zarten Gebilde erstens durch die Instrumente und zweitens durch die bei der Operation gesetzten scharfen und kantigen Bruchstücke. Hat man erst die Technik der Operation so weit ausgebildet und solche Bruchstücke zu machen gelernt, dass nur noch ein Minimum von Reiz gesetzt wird, dann steht die Lithotritie in ihrer Vollendung da. Daher habe ich mich immer bemüht, die Operation mit möglichst wenigen und den einfachsten Instrumenten auszuführen, mit möglicher Unterlassung aller vorbereitenden oder zur Ausspülung nachfolgenden Injectionen.

Wie weit ist das fragliche Problem gelöst? Vollkommen in Bezug auf Steine von gewisser Grösse. Bei Steinen von gewissem Gewicht und Durchmesser, beständen sie aus Harnsäure, Phosphaten oder oxalsaurem Kalk, wenn sie nur den Umfang einer gewöhnlichen Nuss nicht überschreiten, dürfte der Erfolg völlig sicher sein. Ich lenke die Aufmerksamkeit auf diese Tabelle mit 63 Steinen, mit einem durchgängigen Alter der Patienten, um es noch einmal zu wiederholen, von über 60 Jahren. Unter diesen Fällen ist kein einziger Todesfall. Die Steine waren nicht grösser, als wie ich eben angegeben, und ich füge hinzu, dass ich niemals einen Todesfall in Folge der Lithotritie hatte, wenn die Steine diese Grösse nicht überschritten. Und man wird auch selbst bei solchen Steinen einen guten Erfolg haben, die zwei oder höchstens drei Sitzungen erfordern, wenn man nur Sorge trägt, mit der grössten Zartheit zu operiren.

So weit ist also das Problem glänzend gelöst. Aber es ist ein ander Ding mit Steinen, die genannte Grösse überschreiten und nicht zwei, sondern fünf Sitzungen zu ihrer Entfernung erfordern, denn es wächst die Gefahr, wenn die Zahl der erforderlichen Sitzungen auf acht oder zehn steigt.

Die nächsten zwei Tabellen umfassen gegen hundert Steine von mittlerer Grösse. Auch bei diesen, etwa von dem Umfang einer Mandel in der Schale, ist das Resultat noch sehr brillant, weit besser wie bei Lithotomie, aber nicht so sicher wie vorher, denn hier läuft schon eine kleine Anzahl Todesfälle mit unter — ungefähr einer auf zwölf oder dreizehn Fälle.

Die letzte Tabelle, die grösseren Steine umfassend, weist eine beträchtliche Anzahl Todesfälle auf, vielleicht einen auf acht oder zehn Fälle. Einige dieser letzteren wären freilich geeigneter für die Lithotomie gewesen, aber Niemand ist stets unfehlbar, und Fehler in der Beurtheilung kommen vor: derjenige ist freilich der Tüchtigste, der am seltensten irrt und sich seine Irrthümer für die Zukunft zu Nutzen macht. Hinten nach, wenn der Verlauf des Falles Licht in das Dunkel geworfen, ist leichter zu beurtheilen, was zu thun gewesen wäre. Desshalb gibt es immer eine Anzahl Fälle, in denen die Wahl der Operationsmethode an einem Faden hängt. Hier ist ein weites Feld, welches den beiden Operationsmethoden gemeinsam ist. Niemand, wie gross auch seine Erfahrung sei, kann hier eine scharfe Grenze ziehen und sagen: Auf dieser Seite liegen die Umstände, welche die Lithotritie begrenzen, uud auf jener diejenigen, welche unbedingt zur Lithotomie nöthigen. Dies gemeinsame Feld ist grösser, als mir oft lieb ist, und es gibt ein gut Theil Fälle, in denen es unmöglich ist, zu bestimmen, welche von beiden Operationen die erfolgreichste sein wird: z. B. bei Steinen, welche eben noch zertrümmert werden können, welche sicher nicht die Grösse, bei welcher noch Lithotritie möglich ist, überschreiten, und bei Patienten einer gewissen Klasse, bei denen ein halb Dutzend Sitzungen nicht viel sagen will. Andererseits mag die Zertrümmerung eines derartigen Steines bei einem Patienten mit weniger Widerstandsfähigkeit die Frage nach der Ausdauer des Patienten sehr in den Vordergrund drängen. Das kann man eben nicht wissen und vermag nur, die Möglichkeit des Erfolgs festzustellen, denn ein gesunder und kräftiger Landjunker, „der nie einen Tag seines Lebens im Bett zubrachte“, und vor seinem Steinleiden nie krank war, erträgt Unpässlichkeit und irgend welche Reize oft viel weniger, als irgend ein Anderer. Es ist zuweilen wahrlich sehr schwierig, seine Entscheidung zu treffen. Manchmal unternimmt man aus purer Nothwendigkeit die Operation und sieht mit Angst und Beben den Zwischenfällen entgegen, und siehe, Alles geht auf's Beste, und man ist verwundert über die Widerstandsfähigkeit des Patienten. Daraus geht also hervor, dass ein sicherer Erfolg nur dann zu erwarten ist, wenn bei recht kleinem Stein operirt wird. Und wenn hier der Erfolg absolut fest steht, wie ich ganz zweifellos zu beweisen vermochte, dann folgt daraus mit Nothwendigkeit:

Das Auffinden des Steins und das Erkennen seiner Grösse ist von der grössten Wichtigkeit.

Ich behaupte, dass das Auffinden eines kleinen Steins und die Bestimmung seiner Grösse nicht weniger wichtig ist als die spätere Operation zu seiner Entfernung; ich gehe weiter und glaube, dass Jeder mit mir einverstanden ist, wenn ich sage, dass die Diagnose hier wichtiger ist als die Operation; ja ich würde im Interesse der Steinkranken im Allgemeinen und für die Zukunft der Lithotritie einen scharfen Diagnostiker einem erfahrenen Lithotriphisten vorziehen, wenn ich nicht beide haben könnte. Desshalb hängt, wie sich bald ergibt, aller Fortschritt von der frühzeitigen Diagnose des Steins ab; denn wenn der Stein wirklich klein ist, wird jeder Chirurg, der diesen Namen verdient und einige Uebung in der Einführung von Instrumenten in die Blase besitzt, ihn mit Sicherheit zertrümmern. Man sieht, dass lediglich die Lithotritie diese Frage der Diagnose hier hereingeworfen hat. Als es nur eine Methode zur Entfernung des Steins gab und bei jeglichem Stein noch nöthig war, durch einen Schnitt vom Perinäum aus die Blase zu eröffnen, handelte es sich nicht darum, wie gross oder klein er war, sondern nur um den Nachweis desselben ohne Rücksicht auf Grösse und Beschaffenheit. Was lag daran, ob es ein Maulbeer-Harnsäure- oder Phosphatstein war? Es war dem Lithotomisten gleich, ob der Stein leicht, schwer oder auch gar nicht zu zerbrechen war.

Auch eine reelle Schwierigkeit für die Diagnose, auf die ich so viel Gewicht lege, liegt nicht vor; nichts ist leichter, wie ich bald zu zeigen habe, wenn man nur der rechten Methode folgt. Daraus und aus dem bereits bewiesenen, unvergleichlichen Erfolg der Lithotritie bei kleinen Steinen, folgt logisch:

Dass die Lithotomie in Zukunft bei allen Steinen von mässiger Grösse in Wegfall kommen muss.

Das ist eine Thatsache von grosser Tragweite, welche von den Fachgenossen noch nicht gehörig gewürdigt worden ist, denn es beweist, dass alle Versuche, welche in den letzten 50 Jahren zur Verbesserung des Steinschnittes für kleine Steine gemacht worden sind und noch gemacht werden mögen, unnütz und überflüssig sind. Die Entfernung kleiner Steine erfordert keine blutige Operation, und ich bin überzeugt, dass die Resultate der vorliegenden Tabelle mit ihren 63 Fällen älterer Leute ohne einen einzigen Todesfall durch irgend welche Steinschnittmethode niemals erreicht worden sind oder erreicht werden können.

Aber man wird sagen, dass es doch Ausnahmefälle auch bei kleinen Steinen gibt, für welche die Lithotritie nicht passt, z. B. enge Stricturen, welche die Einführung eines Lithotriptors in die Blase unmöglich machen. Vielleicht gibt es solche, doch habe ich noch nicht lange genug gelebt, um eine zu finden. Gerade in den letzten Jahren habe ich mehrmals bei kleinen Steinen und engen Strikturen in folgender Weise lithotritirt. Nichts ist leichter, als eine Striktur zeitweilig zu dilatiren, indem man einen Gummikatheter eine genügende Anzahl Tage in der Urethra liegen lässt. Das habe ich im Universitäts College Hospital mit dem besten Erfolg gethan. Ich lasse einen sehr dünnen Katheter liegen, und geht nach einigen Tagen No. 9 durch, so wird der Patient chloroformirt und nach

Entfernung des Gummikatheters ein dünner Lithotriptor zwei- oder dreimal eingeführt, der Stein zermalmt, Trümmer entfernt und der Katheter wieder eingeschoben. Nach je drei Tagen etwa wird die Sitzung wiederholt, bis Alles entfernt ist. Es sind also keine besonderen Schwierigkeiten zu überwinden, wenn man mit einem kleinen Stein zu thun hat, wie gross auch die Tendenz der Striktur zur Wiederverengerung sein mag. Solche Fälle sind glücklicherweise selten, aber wenn sie aufstossen, ist dieses Verfahren der Lithotomie vorzuziehen, aber ich wiederhole es, nur bei kleinen Steinen.

Gilt es nun als bewiesen, dass die Lithotritie den Erfolg bei Steinen von mässiger Grösse garantirt, dann folgt daraus, dass sich an die völlige praktische Lösung der grossen Frage zwei, aber auch nur zwei Bedingungen knüpfen.

Die Erfindung 1. der besten Operationsmethode zur Entfernung grosser Blasensteine und 2. der besten Methode zur Erkennung kleiner.

Ich habe nun nicht die Absicht, die erste hier weiter zu besprechen, das würde unser Thema überschreiten. Ich bin der Ansicht, dass sich für die meisten Fälle der Lateralschnitt wahrscheinlich am besten eignet. Doch dies ist keine neue Frage, und es ist unnöthig, sie hier aufzuwerfen, aber jene zweite ist neu und (es ist freilich nachgerade schon überflüssig, aber praktisch nützlich, abermals zu wiederholen) trotz ihrer enormen Tragweite noch nicht entsprechend gewürdigt worden. Ich treffe wieder und wieder Patienten mit kleinen Steinen in der Blase, welche übersehen worden sind. Ich will Niemand dessbalb tadeln, dass er sie nicht gefunden hat, erstlich, weil die frühen Symptome eines Blasensteins, die untrüglichen Zeichen eines kleinen Steins, nicht genügend beobachtet und gelehrt werden, und weil zweitens die äusserste Wichtigkeit ihrer Auffindung erst mit der Ueberzeugung von der Macht und dem Werthe der Lithotritie zur Geltung kommen kann. Ich habe selbst zugehört, wie einem Patienten nach der Sondirung das Ergebniss folgendermaassen mitgetheilt wurde: „Ich bin froh, Ihnen sagen zu können, dass Sie nichts Beträchtliches in Ihrer Blase haben, vielleicht einen kleinen Stein, das wäre möglich, aber gross ist er nicht, es ist Alles in Ordnung.“

Der Patient wird also beglückwünscht, weil er keinen Stein von der Dicke eines Hühnereis in der Blase hat! Aber man nehme an, es fände sich einer von der Grösse einer Bohne darin, dann würde doch die Entdeckung dieses Steins in der That von grösserer Wichtigkeit für den Kranken sein, als die Entdeckung jenes dicken, denn wenn der Stein gross ist, kann man zwar auch die Entfernung desselben vornehmen, aber der Ausgang ist zweifelhaft, wogegen das Auffinden des Steins, wenn noch klein, seine Entfernung mit Sicherheit gewährleistet. Man kann die Tragweite dieser Sache nicht hoch genug anschlagen, und nur sie gibt den Leitfaden zu der Ausrottung der Blasensteine beim Erwachsenen an die Hand, die sicherlich, wie ich denke, eines Tages erreicht werden wird.

Dies führt zu der praktischen Frage, wie der Stein frühzeitig zu entdecken und seine Gegenwart, wenn noch klein, festzustellen ist. Wie ist das anzufangen?

Zuerst ist die Art und Weise des Sondirens zu berücksichtigen. Es ist absolut wesentlich, eine dünne Sonde anzuwenden, welche in Blase und Harnröhre leicht gedreht werden kann, deren nur eine rasche und zarte Bewegung wird an einem so kleinen, nur erbsendicken Körperchen in der Blase einen hörbaren Anschlag hervorbringen oder das Gefühl des Contacts erzeugen. Desshalb ist es besser, ein Instrument zu nehmen, welches sich leicht zwischen dem Finger und Daumen hin und her rollen lässt und nicht die Hülfe des Handgelenks oder Armes zu seiner Bewegung verlangt. Der Handgriff soll eine cylindrische Form haben und etwas schmäler sein, wie derjenige, welchen ich für meinen Lithotriptor angegeben habe, und welcher jetzt nicht nur hier sehr viel im Gebrauche ist, sondern auch fast überall auswärts angewendet wird, der Schnabel dagegen sehr kurz sein, um ihn mit der äussersten Leichtigkeit drehen zu können. Um einen kleinen Stein zu finden, muss die Blase leer oder fast leer sein; ich ziehe es vor, den Patienten einige Minuten vor der Untersuchung uriniren zu lassen, und bin durchaus gegen Injektionen oder sonstige vorbereitende Dinge, welche nur dazu dienen, die Untersuchung resultatlos zu machen. Der Kranke soll sich hinlegen, mit etwas höhtem Becken, und dann lässt man das Instrument zart in die

Harnröhre hinabgleiten, und es ist fünf gegen eins zu wetten, es wird an den Stein streifen, wie klein er auch immer sein mag, so wie der Schnabel den Blasenhals passirt. Man bemerkt das sofort, wenn die Sonde leicht geführt wird und äusserst zart zwischen Finger und Daumen spielt; wird sie dagegen mit dem Handgelenk und Arm dirigirt, so wird ein leichtes Anstreifen derselben an den Stein nicht bemerkt. Fühlt man nichts, so macht man zwei oder drei rasche Halbdrehungen nach rechts und links, und ergibt auch das nichts, so drückt man den Handgriff sanft abwärts, kehrt den Schnabel nahe am Blasenhals nach unten und macht zwei oder drei ähnliche Drehungen. Ist ein Stein da, dann wird er so gefunden werden. Die Blase muss aber, wie gesagt, fast leer sein. In derselben Weise wird das letzte kleine Bruchstück im Verlauf einer Lithotritie ermittelt werden.

Nun besehe man sich die Sonden, welche früher gebraucht wurden — schwer, gross mit beträchtlicher Biegung und langen Schenkeln, ganz oder fast wie ein gewöhnlicher Katheter, und man wird zugestehen, dass mit solchen Werkzeugen ein kleiner Stein niemals, es sei denn durch Zufall, zu finden sein wird. Ich habe wiederholt, nicht allein hier, sondern auch in Paris, die Gegenwart kleiner Steine oder Bruchstücke, kleiner als eine Erbse durch ein hörbares Anschlagen der dünnen Sonde mit cylindrischem Griff demonstrirt, unmittelbar darauf einen Lithotriptor eingeführt und das kleine Stückchen unzerbrochen als Beweis herausgezogen. Ich sage das nicht, um meine besondere Fertigkeit darin hervorzuheben, das liegt mir hier fern und würde meinen Zwecken offenbar widerstreiten, es soll blos eine Beleuchtung dessen sein, was für mich und für jeden möglich ist, wenn nur nach einem rationellen System und mit einem geeigneten Instrument bei dem Aufsuchen eines kleinen Steines vorgegangen wird. Wenn das nicht möglich wäre, würde ich meine Begeisterung für die Lithotritie aufgeben, denn wenn nicht das letzte Bruchstück eines Steins durch sie entfernt werden könnte, wäre sie eine werthlose Operation. Wenn die Lithotritie nur das Zerbrechen des Steins bezweckte, und keine Sicherheit für die Entfernung auch des letzten Stückchens gewährte, dann würden wir nur die Lithotomie und nichts anderes machen.

Die Lithotritie entspricht den an sie gestellten Anforderungen in 19 unter 20 Fällen, aber ich läugne nicht, dass hie und da das Auffinden des letzten Bruchstückchens Schwierigkeiten macht und Sorgen erregt, aber auch die vollkommensten Operationsmethoden pflegen ihre kleinen Mängel zu haben. Trotzdem wird das letzte Bruchstückchen sehr selten unentdeckt bleiben, zumal wenn man in einer leeren Blase mit dem jetzigen Lithotriptor untersucht: ich möchte wissen, was einem damit entgehen könnte. Es ist freilich nutzlos in einer Blase, welche vier oder mehr Unzen Wasser enthält, auf ein Steinfragmentchen zu fahnden, und ebenso thöricht, als eine Stecknadel in einem Bund Heu zu suchen; durch das Oeffnen des Instruments werden nämlich Strömungen und Gegenströmungen und Contractionen der Blase erzeugt, wodurch das Fragmentchen in steter Bewegung gehalten wird.

Ferner: Die ersten Symptome und die Entwicklung der Blasensteine sind sorgfältig zu beachten. Das führt zu der gewichtigen und anregenden Frage, wie es möglich ist, dass Blasensteine, als Produkt eines fast immer sehr langsamen Wachsthums und in Begleitung von deutlchen Symptomen, eine gewisse Grösse erreichen können, ohne entdeckt zu werden? Dass dies der Fall, ist nur zu wahr, es muss aber Erstaunen erregen, dass sie sogar bis zu einer beträchtlichen Grösse anwachsen können. Ich füge hinzu, dass in mehr als der Hälfte der von mir operirten Fälle kein Verdacht über das wirkliche Leiden aufstieg, bis die Blase sondirt wurde. Ich muss sagen, dass in mir die Ueberzeugung festgewurzelt ist — alle Achtung indessen vor der Ueberzeugung Anderer — dass im Allgemeinen die frühen Symptome des Blasensteins nicht genügend erkannt werden. Während meiner ganzen Praxis habe ich nur zwei oder drei Fälle gesehen, in denen die frühen Symptome fehlten. Mir scheint es, dass sie gar nicht zu übersehen sind. Dergleichen Symptome mögen sich auch ohne Steine finden, aber wo sie aufstossen, muss die Sonde angewandt werden. Man geht in der Feststellung über das Vorkommen von Blasensteinen soweit fehl, dass in unseren classischen Werken behauptet wird, im kindlichen Alter seien sie überwiegend häufig. Das ist durchaus nicht der Fall. Sie sind selten bei Kindern im Vergleich zu älteren Leuten. Ich weiss wohl, dass in den meisten Tabellen grosser Spitäler Kinder die Hälfte der Steinkranken ausmachen, eine Thatsache, die über die veröffentlichten überraschenden Erfolge des Lateralschnittes, worauf ich oben anspielte, aufklären kann. Wenn sich aber auch in der ärmeren Klasse steinkranke Kinder verhältnissmässig häufig finden, so sind sie dagegen in der besseren Klasse sehr selten, diese Klasse ist im höheren Alter zahlreich vertreten, und hier finden sich die meisten Fälle von Stein.

Was ist nun die gewöhnliche oder typische Geschichte eines Blasensteins? Vor Allem dreht es sich hier um die Steine aus Harnsäure und oxalsaurem Kalk, denn Phosphatsteine entstehen meistens in einer Blase, die nicht mehr im Stande ist, sich selbst zu entleeren, und fallen unter eine andere Kategorie. Man findet einen Mann von gesundem Aussehen, aus einer Familie, in der Langlebigkeit aber auch Gicht zu Hause ist: eins oder mehrere der jetzigen oder früheren Familienmitglieder waren davon heimgesucht, oder irgend ein Vorfahr hat an Gries oder Stein gelitten. In seinem mittleren Lebensalter erschien ein ziegelmehlartiger Niederschlag von Harnsäure im Urin, der mehr oder minder lange anhielt, und bald darnach ging ein kleines Stückchen Gries mit oder ohne deutliche Nierenkolik ab. In letzterem Fall tritt durch entsprechende Behandlung grosse Erleichterung ein, aber oft wird keine besondere Behandlung oder Diät bei diesem kritischen Wendepunkt seines Lebens zur Unterdrückung der jetzt entwickelten Anlage eingeschlagen, und so geht nach einer Pause wieder ein- oder zweimal ein Grieskorn ab, und dann ist für einige Monate Ruhe. Obgleich später einige verdächtige Symptome auftreten, werden sie doch sehr leicht genommen, besonders wenn in den letzten neun oder zwölf Monaten nichts Auffälliges mehr abgegangen ist. Nun ist der Kranke froh und wird beglückwünscht, was freilich nicht sehr klug ist, und die verdächtigen Symptome werden sehr oft auf „jene geringe Blasenschwäche, welche Jedermann mit dem vorschreitenden

Alter bekommt", bezogen. Ein trügerischer Grundsatz, denn was bedeuten diese verdächtigen Symptome? Nicht deutlich ausgesprochen, genügen sie doch für einen erfahrenen Beobachter, um in diesen freien Zwischenräumen, in denen nichts abgeht, lediglich Zeichen einer vorgeschrittenen Periode der Krankheit zu erblicken, und sie beweisen ihm, dass das Grieskorn, jetzt zu gross, um die Harnröhre passiren zu können, in der Blase steckt und durch Aufnahme der überschüssigen Harnsäure täglich wächst. Forscht man nämlich nach, so ergiebt sich, dass der Kranke während des Tages, besonders bei Bewegung, häufiger als während der Nacht urinirt, gerade das Gegentheil von den Erscheinungen, welche sich „bei der Schwäche des vorgerückten Alters", der Prostata-Hypertrophie, finden, wo die Häufigkeit des Urinirens bei Nacht fast immer grösser ist als bei Tag. Man findet meist einen feinen Schmerz, mehr ein vorübergehendes Stechen, gegen das Ende des Urinirens und in dem Ende des Penis, während bei der sogenannten „Schwäche" der Schmerz, wenn er überhaupt da ist, von der ausgedehnten Blase herrührt und vor dem Uriniren auftritt, während desselben aber nachlässt. Zunächst tritt einige Tage nach einem aussergewöhnlichen Spaziergang oder nach einem ein- oder zwei stündigen Ritt ein bischen Blut in dem Urin auf. Das wird bald vergessen, oder wenn davon die Rede ist, wird dem Kranken empfohlen, jede aussergewöhnliche Bewegung zu vermeiden, ohne dass unglücklicher Weise ein Verdacht über die wahre Ursache auftaucht, und wenn der Kranke folgsam ist, kehrt die Blutung nicht wieder, und Jedermann ist befriedigt. In der That, wenn man eine solche Geschichte hört, ist man immer überzeugt, dass man es mit ein oder zwei kleinen Steinen zu thun hat, und die sofort eingeführte Sonde bestätigt natürlich fast immer die Vermuthung. Diese Entdeckung braucht keinen Schrecken hervorzurufen, ja man kann dem Kranken jetzt mit Recht gratuliren, denn ein kleiner Stein ist gewiss die beste Lösung seiner Klagen. Wie ich schon gesagt habe, findet sich dieses Uebel meistens bei gesunden und kräftigen Leuten, und ich füge hinzu, meistens in dem Alter zwischen 55 und 75 Jahren, einem Lebensalter, das äusserst günstig für die Steinbildung ist, auf alle Fälle in unserem Lande.

Ich kann nicht verhehlen, dass es noch Leute gibt, welche die Entdeckung eines Steines so sehr fürchten, dass sie eine Zeit lang fast Alles ertragen, bevor sie mit ihren Klagen zum Arzt gehen. Das kommt von der im Volke verbreiteten Furcht vor der Operation, wie sie gewöhnlich ausgeübt wurde, und diese Furcht klebt der Lithotomie traditionell an. Bei der zunehmenden Kenntniss über das Wesen und den Werth der Lithotritie bei kleinen Steinen wird sie mit der Zeit verschwinden. Das sind die Ausnahmen der Regel, dass die Steine stets frühzeitig entdeckt werden können.

Ich komme jetzt zu einem delikaten Punkte, zu dessen Besprechung mich ein unabweisbares Pflichtgefühl drängt, und sollte ich Jemand dabei verletzen, so drücke ich mein tiefes Bedauern darüber aus; aber wem es Ernst mit seiner Arbeit ist, und wer von tiefer Ueberzeugung geleitet wird, muss zugeben, dass es nicht der Zweck des Lebens sein kann, sich jedem möglichst angenehm zu machen. Die ungemeine Wichtigkeit, die frühen Symptome des Steins zu erkennen, veranlasst mich zu dem Ausspruch, dass eine richtige Behandlung der Krankheiten der Harnorgane ohne Benutzung von Katheter und Sonde unmöglich ist. Gegenwärtig ist es bei uns nicht üblich, dass sich die „Medici" mit Sonde und Katheter befassen, aber sie sollten es thun, nicht behufs der Operation, sondern behufs der Untersuchung. Die Diagnose einer der genannten Krankheiten hängt oft von der Anwendung eines jener beiden Instrumente ab und ist ohne sie unmöglich, und jedenfalls ist die Fähigkeit, das Instrument erforderlichen Falles mit Geschick und Zartheit zu gebrauchen, wesentlich für Jeden, der zum richtigen Verständniss dieser Krankheiten gelangen will; so wesentlich wie die Kenntniss der chemischen und mikroskopischen Beschaffenheit des normalen und krankhaft veränderten Urins, ohne welche ein moderner Chirurg sich nicht befähigt erachten würde zur Ausübung seiner Kunst. Man wird zwar sagen, der Arzt kann beim Verdacht eines Blasensteines seinen Patienten zu einem Chirurgen schicken, um ihn sondiren zu lassen. Sicherlich, wenn es nur früh genug geschieht!

Wozu aber diese Theilung der Arbeit? Warum bedient sich denn der „Medicus“ des Stethoskops, das doch auch nur eine Vorrichtung zur Verlängerung des Ohrs, just ebenso wie die Sonde eine Verlängerung des Fingers ist. Wer lässt sich heute einfallen, die Brustkrankheiten ohne jenes Instrument zu diagnosticiren? und warum schicken die Medici nicht ihre Patienten zu den Chirurgen, um sie stethoskopiren zu lassen, sintemal das doch ein mechanischer Process ist, und dann nach dem mitgetheilten Ergebniss zu verfahren? Warum sollen die Medici den Symptomen und objectiven Zeichen einer Krankheit der Harnorgane nur in soweit Beachtung schenken, als sie durch Inspection, Palpation und Percussion erhellen, und vor der innern Untersuchung, welche am wichtigsten ist, zurückschrecken? Was werden unsere Kinder von uns und unserem gesunden Menschenverstande denken, wenn sie hören, dass man im 19. Jahrhundert zweier Aerzte bedurfte, um die Diagnose eines Blasenleidens festzustellen, eines zur Erforschung der Symptome und der Aussenseite, und eines zweiten zur Untersuchung des Inneren. Ich brauche natürlich nicht zu erwähnen, dass es mir ganz gleichgültig ist, ob man die Krankheiten, von denen hier die Rede ist, unter die „inneren“ oder „chirurgischen“ reiht, aber im Interesse des Fortschritts bin ich dafür, dass man sie in eine Hand legt, und zwar in jene, welche eine gründliche Gesammtbehandlung derselben übernimmt. Andernfalls, davon bin ich zu sehr überzeugt, werden die Blasensteine nicht immer entdeckt werden, so lange sie noch klein sind; denn setzt man den Kranken, um ein etwas gewöhnliches Sprichwort zu gebrauchen, zwischen zwei Stühle, so wird er nicht selten in den Dreck fallen.

Ich denke, ich habe deutlich bewiesen, dass die Zertrümmerung kleiner Blasensteine eine sichere und erfolgreiche Operation ist, und fast ebenso deutlich, dass die kleinen auch wohl immer zu diagnosticiren sind; dies zugestanden, ergibt sich die Schlussfolgerung: dass die Lithotritie die zukünftige Operation für Blasensteine bei Erwachsenen werden muss.

Zudem darf man den wachsenden Einfluss nicht übersehen, welchen die zunehmende Kenntniss der diätetischen und therapeutischen Mittel — welche ich hier nicht mehr betrachten kann — und unter diesen in erster Linie die zunehmende mässigere Lebensweise, auf die Verminderung der Harnsäure in dem Anfangsstadium ausübt, und ich glaube, dass durch eine geeignete Behandlung in dieser Periode mehr als bisher zur Verhütung der Steinbildung geschehen kann.

Das also ist, wie ich vertraue, die Zukunft der schrecklichen Krankheit, welche der Menschheit so viele Leiden verursacht und vielleicht mehr als irgend eine andere die Fertigkeit und den Muth einer grossen Schar — ich möchte fast sagen einer grossen erblichen Hierarchie — von Chirurgen, vom grauen Alterthum an bis heute, auf die Probe gestellt hat. Das Anbrechen dieser Zukunft ist nur nur eine Frage der Zeit und abhängig von dem Fortschritt der Menschheit, aber wenn wir nur ein kleines Scherflein beigetragen haben, um das Herannahen dieser Aera, von der ich spreche, zu beschleunigen, werden wir nicht umsonst gelebt haben. Ich meinestheils beneide keinen Menschen, welchen Berufes er sei, wenn er ein noch besseres oder edleres Lebensziel verfolgt.

Zwanzigste Vorlesung.

Operative Mittel zur Erleichterung von Patienten, welche an weit vorgeschrittener Prostataerkrankung leiden.

Ich möchte die Aufmerksamkeit auf eine äusserst traurige und schmerzvolle Krankheitsform lenken, für welche wir sehr geringe Linderungsmittel besitzen, nämlich auf das letzte Stadium weit vorgeschrittener Prostatahypertrophie, verbunden mit völliger und dauernder Verschliessung der Blase in der Gegend des Blasenhalses. Ich meine eine solche Verschliessung, bei welcher der Urin durch gar keine natürliche Anstrengung entleert werden kann. Wenn ich von dem Sitz der Krankheit „in der Gegend des Blasenhalses“ spreche, so schliesse ich natürlich Striktur der Harnröhre aus, welche nur ein theilweises oder vorübergehendes Hinderniss für den Abfluss des Urins setzt. Ein völliger und andauernder Verschluss der Blase lässt meist eine Krankheit der Prostata als Ursache erkennen.

Da wir schon die Krankheiten dieses Organs, besonders die gewöhnliche Form der Hypertrophie betrachtet, so will ich dieses Thema nicht abermals hier behandeln und nur daran erinnern, dass sehr viele Individuen zwischen 55 und 60 Jahren unfähig werden, ihre Blase ganz zu entleeren. Sie sind genöthigt, öfter und mit einiger Anstrengung zu uriniren; der Urinstrom wird schwach, und in Folge einer Erkältung oder durch Ausdehnung der Blase in Folge stärkerer Diurese oder dureh irgend eine andere Ursache tritt oft völlige oder nahezu völlige Harnverhaltung ein. In solchen Fällen wird die Blase gewöhnlich selbst unter den günstigsten Verhältnissen nicht ganz entleert, und wenn unmittelbar nach einem Entleerungsversuch der Katheter eingeführt wird, so entleert sich eine bemerkenswerthe Quantität (3, 4 sogar 20 Unzen) zurückgebliebenen Urins. In Folge davon wird der Patient angeleitet, den Katheter zwei, dreimal und öfter, je nachdem es nothwendig ist, in 24 Stunden einzuführen. Je älter der Patient wird, um so öfter muss er dies thun, vielleicht 6, 7 oder 8 mal im Tage, wie es nicht selten vorkommt.

Aber in einigen Fällen, welche glücklicher Weise nur Ausnahmen bilden, schreitet die Krankheit allmälig weiter vor, und die Blase fasst immer weniger, so dass der Gebrauch des Katheters 16 oder 24 mal oder noch öfter in 24 Stunden nothwendig wird — ein qualvoller Zustand für den Patienten, der seiner Ruhe beraubt und erschöpft wird, während die Schwierigkeiten, das Instrument einzuführen, in Folge des durch das häufige Katheterisiren gesetzten Reizzustandes der Harnröhre täglich zunehmen. Dann nimmt auch zuweilen die Vergrösserung der Prostata derart zu, dass die Einführung eines Instruments für den Patienten und Chirurgen gleich schwierig wird, und wenn in einer solchen kritischen Lage ein falscher Weg gemacht wird, entstehen nothwendiger Weise bald schlimmere Folgen.

Ein Patient in solcher Lage existirt eigentlich für nichts anderes mehr, als um sich zu katheterisiren. Kaum hat er sich eine halbe Stunde Ruhe verschafft, dann drängt es ihn wieder auf's Neue, und jedesmal wird er mindestens einige Minuten aushalten und dulden, um das Katheterisiren möglichst hinauszuschieben. Seine Kräfte werden auf's Aeusserste angestrengt, von einem längeren Schlaf ist keine Rede mehr und die Gesundheit wird rasch untergraben. Diese unablässigen Bemühungen und die kurzen Pausen von Ruhe, welche das Loos dieser Patienten sind, stellen die Geduld auf die härteste Probe. Es kommt mir oft in den Sinn, dass solche Kranken in einer ähnlichen Lage sich befinden, wie jene Helden, welche 1000 Meilen in 1000 auf einander folgenden Stunden ablaufen, gewiss eine starke Leistung, welche zuerst von dem berühmten Kapitain Barclay und nach ihm oft ausgeführt wurde; aber es ist doch ein grosser Unterschied zwischen beiden, denn in dem letzten Falle ist der Mann völlig gesund, wohl eingeübt, kennt die Anforderungen seiner Aufgabe und hat eine Belohnung zu erwarten, wogegen unser Patient in vorgerücktem Alter steht, schwach ist, und auf seine Anstrengung nur eine geringe Hoffnung für die Zukunft gründen kann. In der That, die Wage neigt sehr zu Ungunsten des letzteren, der ohne einen entscheidenden Wechsel seiner Lage den Kürzeren ziehen und nach unsäglichen Leiden in seinem „Wettrennen mit der Zeit“ elendiglich unterliegen muss.

Das Eintreten dieses Zustandes ist dann fast ein sicheres Anzeichen des nahenden Todes. Da mir nicht wenige dieser Fälle aufgestossen sind, habe ich mir die Frage vorgelegt, ob hier nicht durch irgend einen operativen Eingriff etwas zur dauernden Erleichterung der Kranken geschehen könnte. Ich denke, man gibt zu, dass die Schwere des Zustandes einen Versuch, der irgend wie schwer auszuführen oder selbst gefährlich wäre, rechtfertigt, wenn nur eine mässige Aussicht für eine Erleichterung vorhanden zu sein scheint. Ich spreche von einer dauernden Erleichterung, weil eine vorübergehende manchmal in dem Liegenlassen des Katheters gefunden wird. Das Liegenlassen eines eingeführten elastischen oder

Kautschukkatheters ist ein Verfahren, welches den tödtlichen Ausgang ein wenig zu verzögern vermag, aber es ist nur für eine kurze Zeit möglich und kann sogar die Krankheit verschlimmern und das Ende beschleunigen. Ich nehme ferner an, dass auch medicinische Mittel mit Einschluss von Opium in diesen Fällen ihre Wirkung versagt haben. Die Blase ist in der That so verdickt und ihr Fassungsvermögen derart vermindert, dass stündliche Erleichterung eine physische Nothwendigkeit geworden ist.

Unter diesen Umständen schlage ich ein Verfahren vor, ähnlich demjenigen, das wir unternehmen, wenn eine drohende Erstickung zum Luftröhrenschnitt nöthigt, nämlich die Einführung einer Kanüle über den Sitz der Verengerung hinaus, welche den Zweck hat, den Urin beständig aus der Blase zu leiten, gleich wie die Trachealkanüle in vielen Fällen Jahre lang als alleiniger Luftleiter zu den Lungen gedient hat. In anderen Worten, ich rathe, die Blase oberhalb oder besser gesagt hinter der Symphyse zu punktiren. Mein Verfahren unterscheidet sich von der gewöhnlichen Punktion und gleicht mehr dem hohen Steinschnitt, d. h. es ist eine Verbindung beider. Man muss sich erinnern, dass in den in's Auge gefassten Fällen die Blase keineswegs durch Flüssigkeit ausgedehnt sondern nahezu leer ist, oder vielmehr leer sein muss, so dass es sich, so weit es die Operation betrifft, um einen ganz verschiedenen Zustand wie bei gewöhnlicher Punktion handelt. Ueberdies ist die Blase gewöhnlich aus ihrer Lage verschoben und in ihrer Form völlig verändert durch die gewaltige prostatische Geschwulst, welche in ihre Höhle ragt und zuweilen das Becken nahezu ausfüllt. Ich glaube, dass eine Punktion der Blase noch nie gemacht oder empfohlen worden ist zu dem Zweck, das tödtliche Ende abzuwenden durch Etablirung eines beständigen Auswegs für den Urin, wenn die Harnröhre durch Prostata- und Blasenerkrankung unwegsam geworden ist. Ich weiss wohl, dass mein Freund Paget in Leicester in einigen interessanten Fällen, in denen Strikturen die Harnverhaltung verursachten, die Punktion über der Symphyse mit Erfolg machte, und dass hier die Kanüle jahrelang den Abfluss allen Urins vermittelte; diese Operationen wurden aber nicht in der obigen Absicht ausgeführt, und waren keineswegs gegen eine durch die Prostata bedingte Harnverhaltung gerichtet. Doch ich muss gestehen, dass mich der behagliche Zustand dieser

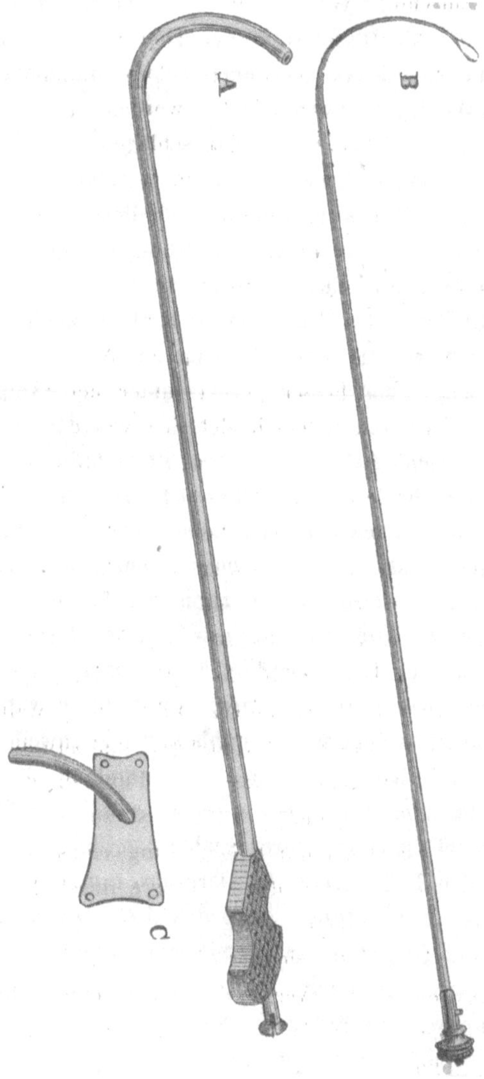

Figur 58. A. die hohle Sonde, in welche der mit einem Knöpfchen versehene Mandrin geschoben wird. Dieses etwas aus dem Ende hervorragende Knöpfchen dient als Führer beim Eröffnen der Blase. Grösse ungefähr 12 oder 13.

B. der mit einem Knöpfchen versehene federnde Mandrin.

C. Bauch-Blasenkanüle von Kautschuk, ungefähr $2^1/_2$ Zoll lang, mit Silberplatte versehen; nach Entfernung des Mandrins wird sie ganz in die Sonde eingeschoben. Beim Ausziehen letzterer bleibt sie in der Blase zurück.

Patienten zu einem ähnlichen Verfahren, welches ich jetzt zur Probe stelle, veranlasste.

Die Operation, welche ich nun 3 mal gemacht habe, besteht in der Einführung einer dicken, hohlen Sonde mit sehr starker Krümmung, — die in der nebenstehenden Zeichnung abgebildete (A) habe ich für den Zweck vorzüglich gefunden, sie kann jedoch je nach dem Fall modificirt und mit einem in einen Knopf endigenden Leitungsdraht versehen werden (B). Das Instrument wird soweit eingeführt, bis seine Spitze hinter der Symphyse zu fühlen ist, und dann durch einen Assistenten in seiner Lage gehalten. Der Operateur macht nun in der Mittellinie, gerade über dem Rand der Symphyse, eine Incision von nicht mehr als dreiviertel Zoll Länge (sie kann noch kleiner sein bei mageren Patienten), die Raum genug bietet, um den Zeigefinger gerade einführen zu können, denn eine grosse Oeffnung wird in der Folge hinderlich. Die Gewebe werden durch den Finger auseinander gezogen, die Linie alba mit der Spitze eines Messers ein wenig eingeschnitten, der Finger dicht hinter der Symphyse eingeführt, und dann, wenn das Ende der Sonde deutlich zu fühlen ist, eine kleine Oeffnung gemacht, um die Spitze der letzteren herauszuleiten. Der Operateur nimmt nun den Handgriff der Sonde in seine linke Hand, schiebt die Spitze in die Wunde vor, zieht den knopfförmigen Leitungsdraht heraus und steckt die Kanüle (C) in ihrer ganzen Länge in die hohle Sonde. Nun zieht er die Sonde ganz aus der Harnröhre und sichert so der elastischen Kanüle ihren Weg in die Blase.

Als ich zuerst diese Operation plante, wollte ich eine Sonde mit einem Leitungsdraht, der anstatt des Knopfes eine trokarförmige Spitze hatte, verwenden, in der Absicht, die Oeffnung für die Kanüle vermittelst Durchstossen des Trokars aus der Blase nach aussen durch die Haut anzulegen, worauf dann die Kanüle in der oben angegebenen Weise eingeführt, und die Sonde ausgezogen werden sollte. Etliche Experimente an der Leiche lehrten mich jedoch, dass dieses Verfahren, zwar leicht und sicher bei ausgedehnter Blase, doch gefährlich ist bei leerer Blase, weil dann gewöhnlich das Peritonäum verletzt wird. Daher gab ich es, obwohl es anscheinend so einfach und leicht auszuführen ist, auf. Wenn man sicher gehen will, macht man also eine kleine Oeffnung direkt über der Symphyse, um dicht hinter ihr das Ende der Sonde finden zu können, und nur so gross, um die Sonde zu Gesicht zu bekommen. Das Einführen der Kanüle in die Blase wird, wie schon bemerkt, dadurch bewerkstelligt, dass man sie in die hohle Sonde schiebt und dann letztere auszieht. Manchmal wird anfangs kein Urin ausfliessen, weil nach dem Ausziehen der Sonde die Kanüle vielleicht nicht nur in die Blase, sondern, wenn diese leer oder sehr zusammen gezogen ist, sogar bis in den prostatischen Theil der Harnröhre hineinragt. In diesem Falle ist sie ein wenig anzuziehen, worauf der Urin ausfliessen wird. Ich habe wirklich die Beobachtung gemacht, dass es besser ist, besonders in dem weiteren Verlauf des Falles, die Kanüle etwas zu verkürzen. Dann wird sie mit Binden und Heftpflaster befestigt und der Patient einige Tage im Bett gehalten, bis die Theile verklebt sind, worauf er ohne Anstand umhergehen kann. Wenn die Kanüle in den ersten zwei, drei Tagen herausgleitet, wird ihre Wiedereinführung schwierig sein, was nicht der Fall ist, wenn sich eine fistelförmige Oeffnung gebildet hat. Es ist sehr wichtig, die Wunde so klein als möglich zu machen, so dass die Kanüle eben hineingeht. Eine grosse Wunde ist schmerzhafter, und es läuft im Anfang beständig Urin aus derselben.

Ich will nun kurz die drei Fälle mit den bez. Resultaten beschreiben, in welchen ich diese Operation gemacht habe.

Der erste betraf einen Patienten von 63 Jahren, der im Januar 1869 hier im Spital aufgenommen wurde. Er hatte etliche Jahre lang all seinen Urin durch den Katheter entleert und zwar lange Zeit Tag und Nacht anderthalbstündlich, zuweilen noch öfter. Bei der Untersuchung durch den Mastdarm ergab sich, dass die Prostata gross und die Blasenwände verdickt waren, zudem enthielt der Urin Beimischungen, wie sie bei Entzündungen der Blase gefunden werden. Er blieb 3 Monate hier, aber trotz Ruhe und Behandlung wurde er nur wenig gebessert. Augenscheinlich rührten diese Störungen nicht von einem vorübergehenden Reizzustande her, sondern von organischen Veränderungen, die das Fassungsvermögen der Blase als Urinreservoir gewaltig verminderten. Ich brauche wohl kaum die Wichtigkeit einer sorgfältigen Aufklärung dieses Punktes hervorzuheben. Nachdem ich dem Patienten in der Klinik seinen Zustand auseinander gesetzt und ihn über die von mir beabsichtigte Operation aufgeklärt hatte, ging er freudig darauf ein und bat mich, mein Bestes zu thun zu seiner Linderung. Am 12. Mai wurde die Operation in der beschriebenen Weise mit Leichtigkeit ausgeführt und hatte eine unmittelbare Erleichterung des Patienten zur Folge. Unglücklicher Weise glitt am 3. oder 4. Tage die Kanüle heraus, und der Hauschirurg war nicht im Stande, sie wieder einzuführen. Der Urin floss ungehindert aus der Wunde. Bei meiner Visite am nächsten Tage fand ich Urininfiltration im Hodensack, was sehr natürlich war, da die Ränder des neuen Ganges noch nicht genügend verklebt waren, um die umgebenden Theile zu schützen. Ich machte sofort entleerende Einschnitte und legte einen Katheter in die Blase. Dieser Zwischenfall stellte den Patienten auf eine harte Probe, die er aber glücklich bestand; dennoch gingen 6 Wochen darauf, bis die Folgen desselben überwunden waren. Während dessen war es mir längst ohne Schwierigkeit gelungen, die Kanüle wieder einzuführen, welche ich nun mit Binden und Pflaster befestigte. Nach ein oder zwei Wochen hatte sich eine förmliche Fistel gebildet, so dass die Kanüle alle Tage entfernt, gereinigt, und mit der grössten Leichtigkeit wieder eingeführt wurde. Während des Sommers blieb die Gesundheit des Patienten angegriffen, der Katheter war zwar entbehrlich geworden, da der Urin aus der Kanüle abfloss, aber in Folge der ungenügenden Reinigung und Wechselung wurde letztere von Phosphatsedimenten inkrustirt, was viele Ungelegenheit verursachte. Ich verlor den Mann im Juli aus dem Gesicht und hörte, dass er allmälig schwächer wurde und im September starb.

Der zweite Fall betraf einen alten und wohlbekannten Collegen, welchen ich 1867 und 1869 mit Erfolg lithotritirt hatte. Lange Zeit hindurch hatte er seine Blase vermittelst Katheter entleert; da er über 75 Jahre alt geworden und viele Jahre gelitten hatte, näherte er sich der letzten Stufe seines Uebels und musste häufig und unter grossen Schmerzen katheterisiren. Im Januar 1870 wurde ich zu ihm beschieden und fand ihn so empfindlich, dass er sich fürchtete, den Katheter einzuführen, was 12mal während Tag und Nacht nothwendig war. Es war klar, der er seinem Ende entgegen ging, und ich unternahm die Operation nur, um ihm seine letzten Tage erträglicher zu machen. Ich operirte ihn am 7. Februar, nachdem er von Herrn Clover chloroformirt worden. Alles ging gut. Er hatte keinen Katheter mehr nothwendig, hütete sein Bett, litt verhältnissmässig wenig mehr und starb 3 Wochen nachher.

Der dritte Fall wurde wahrscheinlich von einigen meiner Zuhörer letztes Frühjahr gesehen. E. P., 50 Jahre alt, am 22. April 1874 hier aufgenommen, hatte 4 Jahre hindurch schwer gelitten und in den letzten $2^1/_2$ Jahren allen Urin durch den Katheter abgelassen. Zuletzt hatten sich seine Leiden so sehr verschlimmert, dass er während des Tages halbstündlich den Katheter einführen und ihn zuweilen während eines Theils der Nacht liegen lassen musste. Die Prostata war „hart, knotig und vergrössert" — ein Befund, der schlechte Aussichten versprach, da der Mann in einem Alter stand, in dem Hypertrophie der Prostata noch nicht gefunden wird. Am 7. Mai verrichtete ich die beschriebene Operation in der Absicht, seine Leiden zu vermindern und ihm Ruhe zu verschaffen. Er wurde in der That erleichtert, besonders nach den ersten Tagen, und erfreute sich wieder eines so guten Schlafs, wie er ihn Monate vorher nicht gehabt hatte. Neun oder zehn Tage nach der Operation wurde er aber zunehmend schwächer und starb am 24. desselben Monats. Die Section ergab scirrhösen Krebs der Prostata und des angrenzenden Blasentheils — der einzige Fall derart, welchen ich gesehen habe. Die Mesenterialdrüsen, ebenso die Lymphdrüsen an der Basis der Lunge und die Lungen selbst, zeigten dieselben Krebsknoten in beträchtlicher Ausdehnung. Der einzige andere authentische Fall dieser Art ist von Herrn John Adams beschrieben*). Das Wort Scirrhus ist, wie ich bemerken

*) The Lancet, 1853, vol. i. p. 394. Ich habe vor einigen Jahren hinsichtlich dieses Gegenstandes die sorgfältigsten Untersuchungen angestellt, welche das oben erwähnte Resultat ergaben. Markschwamm der Prostata ist weit häufiger.

will, oft irrthümlich gebraucht worden, besonders von alten Autoren, welche darunter Hypertrophie eines Organs verstanden.

Ich habe also nur die nackten Thatsachen bezüglich dieser drei Fälle gegeben. Es ist kaum etwas hinzuzufügen. In zweien, dem zweiten und dritten wurde die Operation lediglich als letztes Hülfsmittel ausgeführt, zur Milderung der Leiden von Patienten, deren Loos eigentlich schon entschieden war. Im ersten Falle operirte ich in einer etwas früheren Periode, in der Absicht, das Leben ein oder zwei Jahre zu verlängern und erträglicher zu machen. Der unglückliche Zwischenfall der Urininfiltration war eine zu starke Anforderung an die Kräfte des Patienten, und obgleich er sich davon erholte, war doch seine Widerstandsfähigkeit gewaltig erschöpft. Man muss bedenken, das waren die ersten Erfahrungen in dieser Sache, aber ich profitirte viel davon. Ich machte später die Oeffnung viel kleiner, und wachte mit verdoppeltem Eifer darüber, dass die Kanüle im Anfang liegen blieb, sodann würde ich sie in solchem Falle später täglich entfernen und reinigen. Die Operation selbst stellt, wenn sie ordentlich ausgeführt wird, wenig oder keine Anforderung an die Kräfte des Patienten. Ich werde unzweifelhaft weitere Versuche damit machen. Gestützt auf die gewonnenen Erfahrungen, habe ich Vertrauen auf ihren Nutzen in geeigneten Fällen.

Einundzwanzigste Vorlesung.

Cystitis und Prostatitis.

Es ist leicht möglich, dass ein Arzt sogar bei einer beträchtlichen Erfahrung und Praxis wenig oder gar nichts von jenen Krankheiten zu sehen bekommt, mit denen sich unsere letzten Vorlesungen beschäftigt haben. Mancher trifft während seines ganzen Lebens nie auf einen Blasenstein, und von denen, welche dazu kommen, unternehmen nur sehr wenige die Behandlung selbst. Gerade umgekehrt ist es mit unserem heutigen Gegenstande. Für einen Operateur viel weniger „interessant“, muss seine Anziehungskraft für den Anfänger in der Thatsache gefunden werden, dass Cystitis oder Blasenentzündung die gewöhnlichste Affection der Blase ist, und dass er ihr also sicher und wahrscheinlich nicht selten in der Praxis begegnet. Mag jemand eine Krankheit der Harnorgane haben, welche er will, eine erhebliche Striktur, ein Nieren- oder Prostataleiden, sicher hat er früher oder später Cystitis, akute oder chronische, und deren Symptome treten in allen diesen Krankheiten oft am meisten hervor.

Cystitis hat fast immer irgend eine bestimmbare Ursache und erscheint in der Form, welche wir idiopathische nennen, sehr selten. So wird sie durch Tripper, Striktur, Krankheit der Prostata, Harnverhaltung, in seiner Beschaffenheit verändertem Urin oder durch eine andere ähnliche Ursache hervorgerufen. Stellt man kurzer Hand die Diagnose auf „idiopathische“ Cystitis, so ist zu argwöhnen, dass die Ursache nicht entdeckt und wahrscheinlich nicht eindringlich und sorgfältig genug untersucht worden. Hier und da wird die wahre Ursache der Erkrankung selbst den sorgfältigsten Untersuchungen entgehen; man kann möglicherweise gezwungen sein, sie einer gichtischen Diathese zuzuschreiben. Gicht, besonders „unterdrückte“, ist für schwache Diagnostiker, wenn sie in Verlegenheit sind, ein Refugium zur rechten Zeit; desshalb warne ich davor. Während man, wie ich glaube, einräumen muss, dass Entzündungen sowohl der Harnröhre wie der Blase manchmal bloss lokale Folgezustände allgemeiner Ursachen sein können, so ist dies sicher doch ausserordentlich selten. Auch gewisse reizende Gifte, unter denen die Kanthariden die erste Stelle einnehmen, verursachen Cystitis, welche ich als Folge eines gewöhnlichen Blasenpflasters mit sehr heftigen Erscheinungen und von 10 bis 20stündiger Dauer gesehen habe *).

*) Es mag die Bemerkung am Orte sein, dass dies wohl nur dann möglich ist, wenn das Zugpflaster auf eine Hautoberfläche, die vorher verletzt oder ihres Epithels beraubt war, gelegt wird. Der einzige Fall, wo ich dies sah,

Zuerst will ich die Aufmerksamkeit auf die akute, zweitens und hauptsächlich auf die chronische Cystitis lenken.

Akute Cystitis tritt in zwei ganz bestimmten Formen auf: in einer heftigen und gefährlichen und in einer viel milderen.

Die gefährliche Form folgt auf sehr schwere Verletzungen, denen die Blase ausgesetzt ist. Das erste Zerbrechen eines grossen und harten Steins in grosse Stücke, geschehe es spontan, oder durch Lithotritie, verursacht sie manchmal; ebenso tritt sie nach Insulten der Blase bei Lithotomie und anderweitigen Traumen auf. Schüttelfröste, blutiger Urin, ausserordentlicher Schmerz und Reizbarkeit der Blase kündigen den Zustand an, und wenn nicht bald wirksame Hülfe zu schaffen ist, erliegt der Kranke wahrscheinlich in einigen Tagen. Bei der Autopsie zeigt sich die Schleimhaut fast überall dunkelroth gefärbt und vielfach brandig abgelöst, so dass die Muskelfasern blossliegen.

Die weniger heftige Form der akuten Cystitis ist sehr gewöhnlich. Man darf annehmen, dass der Blasenhals der am meisten afficirte Theil in diesen Fällen ist, denn was wir Cystitis nennen, ist oft nur Entzündung der Prostata oder des prostatischen Theils der Harnröhre, wenigstens vielleicht von Anfang an, und die Schleimhaut der Blase wird erst bei Ausbreitung der Affection ergriffen. Da ich nicht weiss, wie wir diese beiden Organe anatomisch genau von einander trennen können, so ist es oft richtig, von dieser Affection als einer „Entzündung des Blasenhalses" zu sprechen. Nach Tripper, durch Einwirkung von Kälte und Feuchtigkeit und manche andere Ursachen von unscheinbarer Wichtigkeit bekommt Jemand häufiges und schmerzhaftes Harnen und verspürt einen nagenden Schmerz über der Symphyse. Der Urin ist durch vermehrte Absonderung des gewöhnlichen Blasenschleimes trüb — jedoch ohne die zähe, klebrige Absonderung, von der ich bei chronischer Cystitis reden werde — und mit dem örtlichen Leiden sind gewöhnlich auch allgemeine Erscheinungen, Fieber und Appetitlosigkeit verbunden.

— im Text ist darauf Bezug genommen — betraf einen Patienten, dem man auf ein Kniegelenk, dessen Hautfläche durch Jod gerade stark angegriffen war, ein Zugpflaster gelegt hatte.

Die Behandlung besteht in mild laxirenden, diuretischen und auflösenden Mitteln, warmen Sitzbädern, Breiumschlägen auf den Bauch, und nöthigenfalls in der Darreichung von Narcoticis; daneben ruhiges Verhalten im Bett, so weit es irgend angeht. Ausserdem kann man gewisse innerliche Mittel und Dekocte anwenden, von denen ich später sprechen werde.

Was aber zumeist unsere Aufmerksamkeit in Anspruch nimmt, ist die chronische Form der Erkrankung. Chronische Cystitis beansprucht die grösste Sorgfalt und klarste Beurtheilung und eröffnet der Behandlung das weiteste Feld.

Auch sie tritt in zwei bestimmten Formen auf.

Die einfache besteht fast nur in geringer Vermehrung des gewöhnlichen Blasenschleims, der mit dem Urin abgeht. Gerade wie eine nach einer gewöhnlichen Erkältung auftretende Entzündung der Schleimhaut der Nase bis hinauf in die Stirnhöhlen durch Vermehrung der Absonderung markirt ist, so sondert auch die Blasenschleimhaut mehr Schleim ab, welcher sich mit dem Urin vermengt. Die entzündete Schleimhaut ist ferner empfindlicher, wesshalb die Blase gegen jede Ausdehnung reagirt und den angesammelten Urin sobald als möglich zu entleeren drängt, daher das häufige Harnen.

Daneben gibt es aber noch eine andere Form, in welcher der Schleim eine bestimmte Beschaffenheit hat. Man nennt sie oft und nicht sehr weise „Blasenkatarrh“, ein weiteres Beispiel eines unseligen Ausdrucks, der zu Irrthümern verleitet. Der Schleim ist sehr zäh, und wenn man ein Gefäss mit Urin von einem solchen Kranken ausleert, rinnt der Urin zuerst heraus, und dann folgt in Klumpen eine Quantität zähen Schleimes. Es kann täglich ein Schoppen oder noch mehr davon abgehen, und seinen zähen Charakter erhält er durch das Stehen. Manche Kranke sondern ihn Monate lang ab, und von solchen heisst es, besonders auf dem Continent, sie litten an „Blasenkatarrh“. Man hält diese Krankheit besonders dort für eine gefährliche und ganz unheilbare. Sagt man einem Ausländer, er habe Blasenkatarrh, so jagt man ihm einen ausserordentlichen Schreck ein. Es kommt dies daher, weil er anstatt für ein Symptom irgend einer Läsion, die meistens leicht zu heilen ist, für eine wirkliche Krankheit gehalten wird, aber Blasenkatarrh ist doch ebenso wie Wassersucht lediglich das Symptom einer Krankheit. Früher hielten wir bekanntlich die Wassersucht für eine furchtbare Krankheit, als welche sie im Volke noch gilt. Jetzt wird sie wohl kaum Jemand für etwas anderes als ein Krankheitssymptom erklären. Es fragt jetzt jeder: Was ist die Ursache derselben? Kommt sie von Herz-Nieren- oder Leberkrankheit her? Genau so verhält es sich mit diesem „Blasenkatarrh". Beim Ergründen der Ursache findet sich in 9 Fällen unter 10 eine ganz bestimmte, die meistens wegzuschaffen ist. Man muss sich daher nie mit der Diagnose „Blasenkatarrh" begnügen und nach den Mitteln suchen, die gegen Katarrh empfohlen werden, sondern die Diagnose durch genaue Feststellung der Grundursache vervollständigen. Die gewöhnlichste, die aber zu oft übersehen wird, ist, wie ich wiederholen will, die Unfähigkeit der Blase, sich zu entleeren, sei es durch Atonie oder durch prostatische Verstopfung. Doch muss jenes eigenthümliche, schleimigeitrige (sogenannte katarrhalische) Sekret nicht nothwendig unter diesen Umständen da sein. Ich kann jetzt nicht auseinandersetzen, wie es kommt, dass in einigen sonst augenscheinlich gleichen Fällen von partieller Harnverhaltung der Urin einmal nur leicht flockigen Eiter und ein andermal eine sehr grosse Menge jenes zähen Stoffes enthält.

Was die Behandlung betrifft, so ist dafür zu sorgen, dass die Blase 1, 2 oder 3 mal täglich durch den Katheter entleert wird, und zwar in der zartesten Weise (siehe siebente Vorlesung). Dies ist nothwendig, weil der sich zersetzende Urin die Schleimhaut ausserordentlich reizt. Der in dem Urin enthaltene Harnstoff, welcher unzersetzt durch die Harngänge in die Blase eintritt, wird nämlich bald in kohlensaures Ammoniak zersetzt, eine scharfe und reizende Substanz. Eine Blase, die vielleicht monatelang nicht gehörig entleert worden, ist in der That einem unreinen, schlecht gewaschenen Geschirr zu vergleichen, ein Vergleich, der für den verständigen Laien hinreichend genau ist und seine Zustimmung finden wird, sobald sich, wie es wahrscheinlich ist, der Schleim in Folge der Behandlung schon nach wenigen Tagen bedeutend vermindert.

Angenommen aber dies geschieht nicht oder doch nur in sehr geringem Maasse, was dann? Ich will sagen, was manchmal daran Schuld trägt, und ich weiss nicht, ob diese Thatsache schon beobachtet oder veröffentlicht worden ist. Es ist nämlich dies: „Man kann nicht jede Blase durch den Katheter vollständig entleeren“. Wenn die Prostata eine unregelmässige Gestalt hat und Auswüchse in die Blase treibt, entstehen Höhlungen zwischen diesen, welche 1, 2 oder noch mehr Drachmen Urin zurückhalten. Ferner gibt es nicht selten zahlreiche kleine sackförmige Ausbuchtungen in den Blasenwänden, welche dasselbe thun. Wenn ein Hinderniss der Urinentleerung am Blasenhals einige Zeit bestanden hat, so hat die tägliche, selbst unbedeutende Anstrengung, die nothwendig ist, den Urin zu entleeren, Hypertrophie der Blasenwandmuskeln zur Folge. Bekanntlich wirkt der hydraulische Druck gleichmässig nach jeder Richtung hin, und allmälig wird so durch den beim Uriniren nöthigen Druck, der stär-

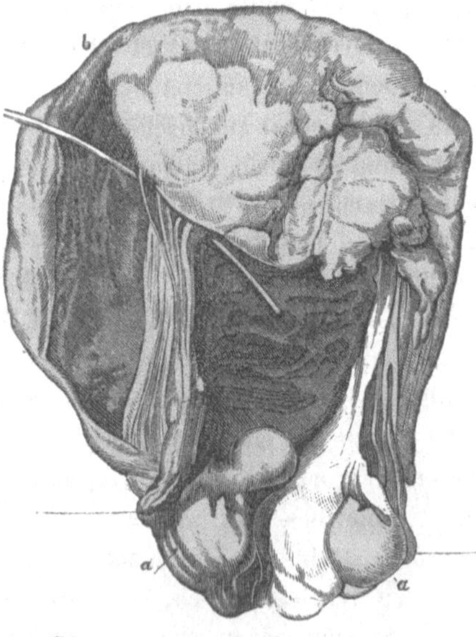

Figur 59. Eröffnete Blase mit Prostata. Ein grosser Sack der ersteren (*b*) entstanden durch lange und nicht gehobene Harnverhaltung; ein Bougie liegt in der kleinen Oeffnung, durch welche er mit der Blase in Verbindung steht.

ker ist als in normalem Zustand, die auskleidende Schleimhaut zwischen die Muskelfasern getrieben, wodurch sich kleine Taschen bilden. In diese verbergen sich nicht selten Steine und so entsteht ein eingesackter Stein. Jedenfalls geben diese Taschen, die gewöhnlich nicht selten eine bedeutende Grösse erreichen, hier und da Behälter für Urin ab, der dann 'schal und reizend wird (Figur). Das blosse Herausziehen des Urins durch den Katheter entleert das Reservoir in diesen Umständen nicht, und es bleibt genug schädliche Flüssigkeit in diesen Taschen oder Säckchen zurück, um die auskleidende Schleimhaut in ihrem krankhaften Zustand zu erhalten. Desshalb ist die Blase wenigstens einmal des Tages mit etwas warmem Wasser auszuwaschen, bevor der Katheter entfernt wird. Ich befolge darin ein ganz besonderes Verfahren. Das Auswaschen der Blase kann eine sehr werthvolle Behandlungsweise sein, oder aber nur eine heftige Reizung dieses Organs bewirken, je nach der Art der Ausführung. Vor einigen Jahren machte man es gewöhnlich so, dass man an den Katheter — meist wurde metallenes Instrument genommen, wogegen ich mich schon ausgesprochen — eine grosse Metallspritze setzte und 6 oder 8 Unzen Wasser ziemlich kräftig einspritzte. Abgesehen davon, dass diese Procedur, vor welcher ich eindringlich warnen möchte, in keinem Falle nothwendig ist, sie wirkt auch auf eine gesunde und noch mehr auf eine reizbare Blase nur störend und schmerzhaft. Dieses empfindliche Organ ist nur daran gewöhnt, durch das fortwährende Einsickern des Urins aus den Nieren allmälig ausgedehnt zu werden. Passe man doch das Ausspülen wenigstens einigermaassen diesem Vorgange an. Unter keinen Umständen spritze man mehr als zwei Unzen Wasser ein, und sogar diese Quantität ist für ein wirksames Ausspülen schon zu gross. Am besten verfährt man so: In einen elastischen Katheter, der in der Blase liegt, wird ein langes, konisch zulaufendes (so dass es in jeden Katheter von No. 5—10 passt) und mit einem Hahn versehenes Metallröhrchen eingeschoben, das an einem etwa 4 Unzen Wasser fassenden Gummiball befestigt ist. Der Gummiball ist mit (etwa 100 Grad Fahr.) warmem Wasser gefüllt. Nun spritzt man sanft $^1/_4$ des Inhaltes ein und lässt die injicirte Flüssigkeit wieder herausrinnen, die sicher dick und schmutzig sein wird. Das darauf injicirte zweite Viertel wird schon weniger, das dritte noch weniger schmutzig, und das letzte wahrscheinlich nahezu klar herauskommen. Diese 4 Waschungen von je einer Unze werden in der That wirksamer sein als 2 Waschungen von je 4 Unzen. Befolgt man mein Verfahren, so wird die instrumentelle Reizung auf ein Minimum reducirt. Zehn gegen eins wird der Kranke das Verfahren mit einem wohlthuenden Gefühl vergleichen. Es gibt zwar noch andere Methoden zur Auswaschung der Blase, doch ist die eben beschriebene eine der einfachsten, und es kommt ja auch nur darauf an, dass man das Princip kennt.

Genügen aber diese Auswaschungen nicht vollständig, so können oft sehr vortheilhaft arzneiliche Injectionen versucht werden. Vielleicht das beste mild adstringirende Mittel bei alkalischem Urin mit Phosphatsedimenten ist das essigsaure Blei (1 Gran auf 4 Unzen warmes Wasser, nicht stärker, täglich einmal anzuwenden). Dann können verdünnte Salpetersäure (1 oder 2 Gran auf die Unze Wasser), ferner schwache Höllensteinlösungen versucht werden (anfangs ein oder selbst $1/2$ Gran auf 4 Unzen, wenn nöthig allmälig steigend bis zu $1/2$ oder höchstens 1 Gran auf 1 Unze). Wenn der Urin ätzend ist, kann man auch Carbolsäure anwenden (1 oder 2 Gran auf 4 Unzen). Als mildernde Injection ist doppelt-borsaures Natron und Glycerin zu empfehlen. Es mag da gebraucht werden, wo ein adstringirendes Mittel nicht gut anzuwenden ist, oder kann mit einem solchen combinirt werden. Die Wirksamkeit desselben bei Mundkatarrh brachte mich darauf, es auch bei Reizzuständen der Blase anzuwenden, und die Erfahrung bestätigte meine Erwartung. Dies ist mein Recept: Eine Lösung von einer Unze doppeltborsaurem Natron in 2 Unzen Glycerin und 2 Unzen Wasser, von welcher 2 oder 3 Theelöffel voll zu 4 Unzen warmen Wassers zugesetzt werden. Ich richte alle diese Lösungen auf 4 Unzen ein, da die schon beschriebene 4 Unzen enthaltende Injectionsspritze ein bequemes und handliches Instrument ist. Neuerdings wird viel von dem Nutzen der Chinininjektionen bei schleimigem und scharfem Urin gesprochen (1—2 Gran Chinin mit 1—2 Tropfen Essigsäure auf die Unze Wasser). Ich habe sie häufig probirt und sah bisweilen einige Wirkung davon.

Bei grossem Schmerz finden Einige auch die Injectionen narkotischer Mittel am Platze, aber sie sind von geringem Werth. Man braucht dabei mit der Quantität nicht zu ängstlich zu sein, da die Schleimhaut der Blase anscheinend keine Resorptionskraft besitzt, sich also anders wie die benachbarte Schleimhaut des Rektums verhält*). Ein Stuhlzäpfchen von Ol. cacao mit $^1/_2$ bis 1 Gran Morphium ist oft vom grössten Nutzen, wenn Schmerz und Krampf den Patienten stark belästigen. Gegenreize helfen hier nur wenig. Der beste und sicherste ist vielleicht noch ein heisser Leinsamenumschlag auf den Bauch, gut bestreut mit starkem Senfmehl. Ueber Crotonöl, Höllenstein etc. ist hier nicht viel zu sagen. Heisse Bähmittel in Gestalt von Kleien- oder Sandsäckchen, heisser Flanell etc. lindern den Schmerz wesentlich, ebenso recht warme Sitzbäder und Bespülungen über einem Bidet.

Dann gibt es eine Anzahl Infuse und Dekocte, die bei Cystitis als sehr wirksam gelten. Ich will einige der Reihe nach nach ihrem Werthe nennen: Folia bucco, Rhizoma graminis, Herb. Alchemillae, Rad. Pareirae bravae, Fol. uvae ursi. Zur Dosirung ist der conventionelle „Esslöffel voll“ ein durchaus unzureichendes Maass. Von dem ersten, vierten und fünften soll täglich ein Infus oder Dekoct von $^1/_2$ Schoppen gegeben werden, von dem zweiten und dritten ein ganzer Schoppen.

---

*) In einem Journal griff Jemand diese Behauptung bezüglich der Wirkung narkotischer Injektionen in die Blase an und warnte sogar meine Leser davor, mir allzu unbedingt Glauben zu schenken. Es würde sonst überflüssig sein, hervorzuheben, dass diese Behauptung das Resultat sehr zahlreicher Versuche und Beobachtungen ist; ich verfolgte nur den Zweck zu zeigen, dass diese Injektionen von geringem Nutzen und desshalb nicht zu empfehlen seien. Meine einzige Antwort auf die Kritik bestand in der Injektion von 4 Drachmen Tinct. opii in die Blase eines an chronischer Cystitis leidenden Patienten auf meiner Klinik im Univ. Coll. Hospital und zwar bei vier verschiedenen Gelegenheiten in Anwesenheit der Studenten, welche selbst das Ausbleiben jeder Opiumwirkung bestätigten. Eine darauf per os gegebene Dosis von 20 Gran der Tinctur brachte eine sichtliche Wirkung hervor.

Rhizom. graminis, die gewöhnliche Queckenwurzel, wurde vor einigen Jahren von mir selbst eingeführt. Es hat sein Ansehen noch immer behauptet und ist unzweifelhaft in vielen Fällen sehr nützlich. Zum Gebrauch lässt man zwei bis vier Unzen in einem Quart Wasser bis zu einem Schoppen einkochen, die durchgeseihte Flüssigkeit ist von dem Kranken in 4 Dosen innerhalb 24 Stunden zu nehmen. Es war ein beliebtes Heilmittel in den alten Herbarien und bildete die Hauptmedicin gegen den sogenannten „Harnzwang", vor einigen Jahrhunderten eine Bezeichnung für allen Schmerz oder Beschwerde beim Harnen ohne Berücksichtigung der Ursache. Die Kunst der Diagnose war eben damals noch in der ersten Kindheit. Die Steinpetersilie („Parsley piert" abgeleitet von „percer la pierre") oder Herb. Alchemillae hat sich nach meiner Erfahrung als ausgezeichnetes Heilmittel in dunklen Fällen erwiesen. Man wendet sie als Infus an (1 Unze auf den Schoppen). Ausserdem haben die Harze eine gewisse Einwirkung auf die Schleimhaut der Blase, so z. B. Copaivabalsam, Sandelholzöl, Terpentinöl und andere. Dieselbe Dosis wie bei Tripper darf man jedoch nicht geben. Fünf Gran Copaivabalsam drei oder viermal täglich in Schleim gegeben, sind zuweilen von Nutzen; dasselbe ist mit Cubebenöl der Fall.

Alkalien helfen bei chronischer Cystitis in der Regel dadurch, dass sie die übermässig saure Beschaffenheit des Urins neutralisiren; das einfache Kal. carbonic. solutum bringe ich ebenso häufig wie die doppeltkohlensauren, weinstein- und zitronensauren Salze, welche mehr auf die Diurese zu wirken und die Quantität des Urins zu vermehren scheinen, zur Anwendung, zumal wenn ich letztere Wirkung vermeiden und das häufige Harnen verhindern will. Die alte Combination von kohlensauren Alkalien mit Bilsenkraut, die für eine durchaus unchemische Zusammenstellung gehalten wird, scheint mir trotzdem beinahe die schätzbarste Form in der Praxis zu sein. Ich halte es für vollständig richtig, dass Bilsenkraut und Tollkirsche in alkalischen Lösungen gewisse specifische Wirkungen verlieren. Chemisch ist es vielleicht so. Aber es ist mir vollständig genug, dass diese Combination schmerzhaftes und häufiges Harnen hier wesentlich beschränkt. Daher bin ich kürzlich darauf zurückgekommen.

Was die Säuren betrifft, so können diese bekanntlich durchaus nicht an die Stelle der Alkalien im Urin treten. Man glaube ja nicht, dass Mineralsäuren innerlich genommen eine saure Reaction des Urins bewirken. Durch Alkalien kann der Urin beliebig neutral oder alkalisch gemacht werden, aber man kann durch Säuren nicht das umgekehrte erreichen. Ich höre beständig sagen: Der Urin des Kranken ist sehr alkalisch, würden wir nicht besser Säuren verordnen? Meinetwegen gebe man täglich eine oder zwei Unzen, aber es wird sich die Reaction des Urins dadurch nicht verändern. Ich habe selbst schon diese Quantitäten, natürlich sehr verdünnt, gegeben, ohne die geringste Wirkung auf die Alkalescenz des Urins. Ohne Zweifel nützen die Mineralsäuren, indem sie den Tonus vermehren, aber es ist unnütz, dieselben in der Absicht, direkt auf den Urin zu wirken, zu verordnen. Die Säuren, welche auf den Urin wirken, sind Benzoe- oder Citronensäure, es sind aber solche Mengen davon erforderlich, dass ich zweifle, ob das Heilmittel nicht schlimmer ist als die Krankheit. Die Benzoesäure hat in etwa die Wirkung eines balsamischen Mittels und kann in einigen Fällen von chronischer Cystitis ohne Zweifel nützen. Am besten gibt man sie in Pillen, da sie in Wasser nicht löslich ist. Drei oder vier Gran mit einem Tropfen Glycerin ist eine passende Pillenform, und um eine Wirkung zu erzielen, muss man täglich 10 bis 12 Pillen geben. Auf alle Fälle ist es nutzlos, weniger als 6 zu geben, das würden auf den Tag etwa 24 Gran sein. Citronensaft vermag auch den Urin sauer zu machen und kann, wenn er dem Magen zuträglich ist, in grossen Quantitäten genommen werden. Aber hier ist etwas wichtiges zu erinnern: Säureüberschuss im Urin ist ein constitutioneller Fehler, die Säure dringt nämlich schon in den Nieren in die Harnwege. Er erfordert entsprechende Behandlung und zwar mehr der Verdauungs- als der Absonderungsorgane, denn eine Behandlung mit Alkalien verdeckt nur die Säure, aber beseitigt sie nicht. Die Gewohnheiten des Kranken sind umzuändern, seine Diät zu beschränken und dafür zu sorgen, dass Leber und Eingeweide regelmässig functioniren. Andererseits hat eine andauernde Alkalescenz des Urins in 19 unter 20 Fällen ihren Grund in der Blase selbst, und wenn man sich bemüht, eine Probe Urin direkt aus den Nieren zu erlangen, bevor er in der Blase verändert ist, so wird man ihn sauer genug finden. Dieser alkalische Urin erfordert lokale Behandlung durch Katheter und Injectionen, und keine andere. Zuweilen ist neutral oder alkalisch reagirender Urin von milchigem Aussehen, mit unregelmässigen Crystallen von phosphorsauren Salzen, durch einem constitutionellen Zustand bedingt, aber selten im Vergleich zu den eben beschriebenen Fällen.

Noch einige kurze Bemerkungen über akute und chronische Prostatitis.

Akute Prostatitis tritt in verschiedener Heftigkeit auf und kommt oft erst zur Kenntniss, wenn sie durch Verstopfung des Blasenhalses Harnretention verursacht (die Behandlung siehe 8. Vorlesung). Das Organ ist oft bedeutend geschwollen und sehr empfindlich; die Entzündung kann zu einem Abscess in der Drüse oder deren Umgebung führen, der sich in die Harnröhre, was am gewöhnlichsten ist, oder in das Rektum entleert.

Chronische Entzündung des prostatischen Theiles der Harnröhre, mit grösserer oder geringerer Mitleidenschaft der Prostata selbst, ist weniger allgemein bekannt oder untersucht. Nichts desto weniger ist sie eine gewöhnliche und wichtige Affection. Man sieht sie häufig in Folge eines hartnäckigen Trippers. Es ist schon davon die Rede gewesen, weil sie mehr als jede andere Krankheit Symptome erregt, die auf Blasenstein mit mässigen Beschwerden schliessen lassen. So gibt ein Kranker von 20 oder 30 Jahren folgende Symptome, die ganz allmällg erschienen sind, an: Uebermässig häufiges Harnen mit darauf folgendem Schmerz in der Spitze des Penis, gelegentlich etwas Blut bei den paar letzten Tropfen Urin, welcher etwas trüb ist und einen schleimigeitrigem Niederschlag zu haben pflegt; ein Gefühl von Hitze und Druck im Perinäum und Rektum, vielleicht auch etwas dünneitriger Ausfluss aus der Harnröhre; alle diese Symptome werden durch Anstrengung verschlimmert. Offenbar finden sich alle diese Symptome auch bei Stein, und es kommt jetzt auf die differentielle Diagnose an, welche sich aus der Anamnese und dem Befund der Sonde ergeben muss. Wir haben hier nicht das Hinabsteigen des Steines aus den Nieren noch eine vorhergehende Absonderung von Gries, wohl aber einen chronischen Tripper, der vielleicht Monate lang der Behandlung widerstand. Zeigt der Kranke keine Besserung, so muss er sondirt werden. Dabei ergibt sich aber nur grosse Empfindlichkeit des prostatischen Theils der Harnröhre, und das Uebel wird dadurch vielleicht für 1 oder 2 Tage verschlimmert.

Was ist zu thun? Von vornherein müssen, sobald die Frage erledigt ist, dass es sich nicht um die Anwesenheit eines Steins handelt, grundsätzlich alle Instrumente weggelassen werden, denn sie können meistens nur schaden. Der Fall muss wie etwa eine chronische Entzündung des Ohres oder Auges durch in der Umgebung aufgelegte Zugflaster behandelt werden. Man applicire jeden 4. oder 5. Tag ein kleines Vesicans, indem man z. B. rechts und links von der Raphe etwas Collodium cantharid. aufstreicht — freilich nicht so reichlich, dass dadurch sehr heftige Schmerzen erregt werden oder der Patient am Umhergehen verhindert wird — und setze diese Behandlung 4 oder 6 Wochen lang fort. Damit und mit einer roborirenden Medicin und Diät habe ich die besten Resultate erzielt. Der Kranke wird auch gern den dumpfen lästigen Druck im Perinäum gegen den Schmerz des Blasenpflasters vertauschen und freudig bemerken, wie der erstere allmälig unter dem Einfluss des letzteren abnimmt. In Ausnahmefällen, in denen chronischer Tripper ein hervorstechendes Symptom ist, kann die Anwendung einer Höllensteinlösung (nicht mehr als 5 oder 10 Gran auf die Unze Wasser) auf den prostatischen Theil der Harnröhre sehr nützlich sein.

In der nächsten Vorlesung werde ich mit der Besprechung der Blasenkrankheiten fortfahren.

Zweiundzwanzigste Vorlesung.

Blasenkrankheiten: Paralysis, Atonie, jugendliche Incontinenz, Geschwülste.

Zwei Kranke sind mir mit „Paralyse“ der Blase neulich zugeschickt worden, wenigstens kamen sie mit dieser Diagnose hierher. Das Examen des einen, eines nicht ungesund aussehenden älteren Arbeiters, ergab nach vielem Fragen folgendes: Alter fast 60 Jahre, seit 4 oder 5 Jahren häufiger Harndrang, zumal des Nachts; unwillkürlicher Urinabgang in der letzten Zeit, sowohl in der Nacht als auch während einer Anstrengung bei der Arbeit; schwacher, fast direkt von der Mündung des Glieds abwärts fallender Urinstrahl, keine „besonderen Klagen“ über Schmerzen, aber in der letzten Zeit zunehmender Kräfteverfall; während der letzten Monate trüber Urin von widerlichem Geruch; nichtsdestoweniger habe er sich sonst wohl gefühlt und sei bis vor drei Wochen arbeitsfähig gewesen.

Als der Mann seine Kleider aufmachte, kamen eine Anzahl mit Urin durchtränkter Tücher zum Vorschein, die den Dienst eines Kautschukbehälters (ein Luxus, den unserem Patienten seine Mittel nicht erlaubten) versahen und einen merklichen Harngeruch verbreiteten. Nur zweierlei konnte diesen unheilvollen Zustand verursacht haben. Entweder liess die Blase, unfähig ihren Dienst als Reservoir zu versehen, den Urin, sobald er aus den Harngängen kam, direkt abgehen, oder sie wurde, unfähig ihren Inhalt zu entleeren, durch den allmälig sich ansammelnden Urin überausgedehnt, so dass das überschüssige Quantum wegsickerte oder unter Anstrengung entleert wurde.

Was hier vorlag, fiel sofort in die Augen. Eine starke Erhöhung über der Symphyse, die in der Rückenlage des Kranken einen dumpfen Percussionsschall, mit hellem (tympanitischen) ringsherum ergab, liess keinen Zweifel mehr, wenn überhaupt noch einer vorhanden war, dass es sich um eine Ansammlung von Flüssigkeit handelte. Doch eines kam noch in Betracht.

Diese Anschwellung konnte eine feste Geschwulst sein, die das Cavum der Blase und mehr noch ausfüllte und deren Thätigkeit als Reservoir vernichtete. Der betastenden Hand erwies sich diese Hervorragung freilich als eine mit Flüssigkeit gefüllte Geschwulst, aber das genügt für einen absoluten Beweis nicht, denn die geübteste Hand verliert zuweilen ihr feines Tastgefühl oder kann sich manchmal arg täuschen. Schliesslich liess ich einen gut gekrümmten Gummikatheter in die Blase gleiten und entleerte über 40 Unzen etwas schalen Urins; die Untersuchung der Prostata darauf ergab keine sehr beträchtliche Vergrösserung.

War dies nun ein Fall von Paralyse der Blase? Gewiss nicht. Die Anamnese ergab, dass kein plötzlicher Anfall irgend welcher Art vorhergegangen war, und ohne irgend eine Veränderung in einem Nervencentrum gibt es keine Paralyse der Blase. (Vergleiche 7. Vorlesung). Fortwährend hört man in solchen Fällen von Paralyse der Blase sprechen, womit doch nicht nur der wahre pathologische Zustand, der wenn möglich immer mit einem nosologigischen Ausdruck benannt werden soll, verdeckt, sondern auch der Arzt irre geführt wird, weil damit ein Zustand bezeichnet wird, der gar nicht da ist.

Welcher Defekt oder welche Krankheit verursachte nun die Symptome in diesem Falle? Vermuthlich Atonie der Blase. Genauer geredet, so vermag die Blase in folgenden 2 Zuständen ihren Inhalt nicht mehr zu entleeren. Entweder setzt eine selbst unmerklich vergrösserte Prostata ein mechanisches Hinderniss im Blasenhals, so dass die natürliche Kraft einer gesunden Blase — wiewohl in Folge der Anstrengung, die Schwierigkeit zu überwinden, der Muskelapparat hypertrophirt und seine Kraft also verstärkt sein mag — nicht ausreicht, den Urin durch oder über das Hinderniss hinaus in die Harnröhre zu treiben; oder die Muskel sind derart geschwächt oder sogar atrophirt, dass ihre Austreibungsfähigkeit gänzlich oder doch zum grössten Theil verloren gegangen ist und die Blase sich wie ein schlaffer dünner Sack verhält, der nicht mehr austreibend auf den Inhalt wirken kann.

Diese beiden Zustände treffen manchmal zusammen. In Folge

einer Striktur der Harnröhre kann es zu Hypertrophie der Blase kommen, oder ihre Wände dehnen sich in Folge einer prostatischen Verengerung aus und werden dünn. Aber Atonie kann auch ohne jegliche Krankheit der Prostata entstehen, hauptsächlich bei einem Kranken, der genöthigt war, den Urin eine zu lange Zeit zurückzuhalten, so dass die Blase übermässig ausgedehnt wurde und in der Folge ihre Spannkraft nicht wieder gewann. Unglücklicher Weise kann ein einziges derartiges Versehen eine unheilbare Atonie verursachen, wenn sie zu spät entdeckt wird.

Beim weiteren Ausforschen des Patienten ergab sich nun nicht, dass dergleichen vorhergegangen war, oder dass er die Gewohnheit gehabt hätte, den Urin übermässig lange zurückzuhalten. Es trat die Affection auch nicht plötzlich auf, im Gegentheil, die Symptome zeigten sich allmälig. Bedeutungsvoller war das Auftreten in einem Alter, in dem meistens Hypertrophie der Prostata, wenn sie überhaupt auftritt, vorkommt. Doch war bei der Untersuchung per Rectum die Prostata nicht auffallend gross zu finden. Wir kommen desshalb zu folgenden Schlüssen: Dieser Mann hat irgend eine Vergrösserung der Prostata, welche durch das Rectum nicht merklich zu fühlen ist, und somit in einer kleinen warzenähnlichen Hervorragung des mittleren Theils besteht, die den Blasenhals verschliesst. Die durch Percussion und den Inhalt erwiesene Ausdehnung der Blase beweist ferner, dass die Wände derselben dünn und nicht mehr contractionsfähig sind, kurz, dass Atonie der Blase vorliegt.

Ich denke, das ist klar, hier kann von einer Paralyse nicht die Rede sein; überhaupt ist eine so unbestimmte und unpassende Anwendung dieses Wortes zu verwerfen. Wirkliche Paralyse der Blase hat man bei Beschädigungen des Rückenmarks oder im Zusammenhang mit jenen Symptomen, welche aus einer Erkrankung der cerebralen oder cerebrospinalen Centren resultiren. Man findet sie bei schwankendem und unsicherm Gang, stotternder Sprache, oder in Verbindung mit den leichtern Symptomen eines solchen centralen Uebels ebensowohl wie in Begleitung der schwersten, und ich habe sogar gefunden, dass sie noch fortdauert, nachdem schon alle andern nahezu, wenn auch nicht ganz, verschwunden waren.

In allen Fällen wie in dem unseres Kranken ist es nöthig, die Blase durch den elastischen Katheter 3 oder 4 mal täglich gänzlich zu entleeren, um möglicherweise wenigstens den Tonus der Blasenmuskeln wiederherzustellen, was so lange nicht geschieht, als sie beständig durch den zurückgehaltenen Urin ausgedehnt bleiben.

Bei reiner Atonie und unvollständiger Paralyse ohne Vergrösserung der Prostata kann zuweilen dem Kranken etwas geholfen werden durch Elektricität, kalte Douchen und Injectionen und durch tonisirende Mittel; wenn diese Mittel auch weniger nützen als Manche glauben, so will ich doch ihren zeitweiligen Nutzen keineswegs bestreiten. Ich habe gesehen, wie die Spannkraft der Blase durch die tägliche Anwendung eines elektromagnetischen Stroms rasch zunahm. Die Art der Anwendung des Stromes ist folgende: Die eine mit einem nassen Schwamm bedeckte Elektrode wird auf die Lendenwirbelsäule gesetzt und die andere in Form eines elastischen Bougies mit metallner Spitze, die in Verbindung mit einem durchgehenden Leitungsdraht ist, in die Blase gebracht. Es dürfen nur schwache Ströme von 8 bis 10 Minuten Dauer, die nur eine geringe Empfindung hervorbringen, angewandt werden, und das Bougie soll leicht an den Blasenwänden hin und her streifen, nachdem der Urin unmittelbar vorher entleert worden ist; zuletzt lässt man es ein wenig in dem Blasenhals, was grösseres Missbehagen erregt.

Ein ganz anderer Zustand wie der eben beschriebene entsteht manchmal nach schwerer Verletzung und auch nach örtlicher Beschädigung, nämlich die Unfähigkeit von Seiten der Blase, irgendwie als Reservoir thätig zu sein. In diesem unglücklichen Zustand läuft der Urin direct aus den Harngängen durch die Harnröhre nach aussen. Das ist vollständige Incontinenz im wahren Sinne des Wortes. Hier sind nur mechanische Kunstgriffe von Nutzen. Sie bestehen darin, dass man statt des innern ein äusseres Urinreservoir anbringt, welches beliebig von dem Kranken geleert werden kann. Zum Glück sind diese Fälle sehr selten.

Aber es gibt eine unvollständige Incontinenz, welche sehr häufig und überdies der Behandlung zugänglich ist. Man wird von einer ängstlichen Mutter wegen eines Knaben oder Mädchen, die gewöhnlich unter, zuweilen auch über der Pubertät stehen, consultirt, weil diese Kleinen beinahe jede Nacht ihr Bett durchnässen. Beispiele hiervon erscheinen häufig in meiner Poliklinik. Bekanntlich finden sich bei unruhigen, erregbaren Kindern häufiger unwillkürliche Muskelactionen während des Schlafs, als bei Erwachsenen oder Kindern mit ziemlich ruhigem Temperament. Bei Kindern von schwacher Constitution, deren Geist rast- und ruhelos thätig ist, bei denen es sogar bis zum Somnambulismus kommen kann, findet nächtliches Bettnässen oft statt; freilich trifft man es nicht nur in solchen Fällen, sondern auch bei trägen, stupiden Kindern, deren geistige Fähigkeiten unter dem Durchschnitt bleiben, und ebenso kann es unabhängig von diesen beiden Bedingungen vorkommen. Bei solchen unglücklichen Patienten werden alle Arten Heilmittel und allerlei Behandlungsmethoden angewandt, sogar zeitweilige Prügelkuren, von denen ich jedoch abrathen möchte. Eine Bestrafung für diese Art jugendlicher Schwachheit wird nichts nützen. Welchen moralischen Einfluss man der alten Vorschrift, die Ruthe nicht zu sparen, auch immer zuschreiben mag — ich habe hier nicht darüber zu discutiren — für uns, die wir die Heilkunst ausüben, kann sie nicht als bindend betrachtet werden. Die Umgebung verliert oft die Geduld bei der beständigen Wiederkehr dieser unangenehmen Schwäche und schiebt sie auf den Eigensinn und die Unachtsamkeit des Kindes. Ich habe als Folge davon manche rohe Behandlung gesehen, sogar von Seiten der nächsten Verwandten solcher armer Missethäter. Man leiste derselben nie und auf keine Weise Vorschub.

Nun über die Behandlung nur wenig und so viel wie möglich nach allgemeinen Grundsätzen. Bei der ersten Klasse ist die physische Seite des Lebens auszubilden. Man beseitigt jede Anregung zu übermässiger geistiger Thätigkeit und wirkt auf die Constitution durch Diät, Landluft oder Seebäder, Stahlwein und Leberthran. Bei der zweiten Klasse — Kinder mit träger und mangelhafter Intelligenz — ist den Angehörigen die Wichtigkeit der geistigen Ausbildung an's Herz zu legen. Man sucht auf die Willenskraft einzuwirken, um mit dieser Hülfe das Uebel zu bekämpfen. Das sind die Kinder, die gewöhnlich schlecht behandelt werden, aber man muss statt dessen das Ehrgefühl derselben anregen, um ihnen fühlbar zu machen, wie herabwürdigend die Gewohnheit des Bettnässens ist. Hier sind Heilmittel, welche specifisch auf die Organe wirken, sehr angemessen; sie sind übrigens in beiden Klassen nutzbringend. Hauptsächlich Belladonna, welche offenbar die austreibenden Blasenmuskeln lähmt und zugleich die Empfindlichkeit dieses Organs herabsetzt. So bewirkt eine Dosis davon bei älteren Leuten, welche den Urin nicht völlig entleeren können, eine Zeit lang vollständige Retention, ohne dass dadurch merkliche Beschwerden entstehen. Man gibt den kleinen Patienten Nachmittags und Abends kleine Dosen Tinct. Belladonnae, allmälig mit der Gabe, erforderlichen Falles selbst bis zu starken Dosen steigend, bis zur sichtbaren Wirkung. Aber erst wenn der Urin eine Zeit lang während jeder Nacht in der Blase zurückgehalten worden ist, kann man annehmen, dass sich der Organismus anders gewöhnt hat und diese Umstimmung von Dauer sein wird auch ohne Medicin, welche man jedoch nicht plötzlich aussetzt, sondern in immer geringeren Dosen noch eine Zeit lang nehmen lässt. Dieses ausgezeichnete Mittel ersetzt Zugpflaster auf's Kreuz und sonstige Gegenreize; fast ebenso empfehlenswerth sind die Präparate der Nux vomica. Eine Combination von Belladonna und Strychnin: $^1/_{48}$ bis $^1/_{36}$ Gran Strychnin mit 1 Gran Belladonna hat mir schon genützt, nachdem letztere allein ohne Wirkung geblieben war. In veralteten Fällen, in denen eine andere Behandlung fehl schlug, besonders bei bereits mannbaren oder älteren Patienten hat eine Kauterisation des prostatischen Theils der Harnröhre mit Höllensteinlösung (10 Gran auf die Unze) öfters Nutzen gebracht; sie kann nöthigenfalls mit einer stärkeren Lösung wiederholt werden. Dies gilt für das eine Geschlecht. Bei Knaben habe ich indessen gefunden, dass das häufige Einführen eines weichen Bougies, welches 2 oder 3 Minuten lang in der Harnröhre zurückbleibt, genügt, um jene Gewohnheit zu hemmen. Ist die Vorhaut sehr lang und kann nicht leicht zurückgezogen werden, so ist die Circumcision mit Vortheil zu machen.

In allen Fällen ist sorgfältig auf Verdauungstörungen jeden Grades zu achten, von den ersten Magensymptomen angefangen bis zu den Eingeweidewürmern in der unteren Parthie des Darmkanals, die oft die Enuresis unterhalten. Dann darf man solchen kleinen Patienten von Nachmittags an bis zum Schlafengehen nur geringe Mengen von Flüssigkeiten oder fester Nahrung, die viel Wasser enthält, geben und muss darauf halten, dass sie beim Schlafengehen der Eltern oder Wärter noch einmal uriniren.

Schliesslich sind noch die Geschwülste der Blase und Prostata zu betrachten. Vorerst ist jedoch zu berücksichtigen, dass alle unter dem Namen Hypertrophie zusammengefassten Geschwülste der Prostata, weil sie dieselbe oder ähnliche Striktur wie die normale Drüse haben, mögen sie nun so weit sie wollen in die Höhle hineinragen, hier nicht hergehören, obwohl sie nicht selten fälschlich hier mit aufgezählt werden.

Geschwülste der Blase sind selten, aber man muss sie zu erkennen verstehen, wenn man ihnen aufstösst. Je nach den lokalen oder allgemeinen Störungen, welche sie verursachen, theilt man sie, ebenso wie die Geschwülste an anderen Körpertheilen, ein in:

1. Einfache Fasergeschwülste, die polypenartig aus den Blasenwänden hervorwuchern und ohne Verbindung zur Prostata stehen; ihr Vorkommen ist äusserst selten, ich kenne sie nur aus pathologischen Museen.

2. Zotten- oder Gefässgeschwülste, fälschlich „Zottenkrebs“ genannt, denn sie beschränken sich auf den Ort ihrer Entstehung und treten nicht secundär in anderen Organen auf.

3. Epitheliome, die gutartigsten unter den malignen Neubildungen, deren Entwicklung sehr langsam vorschreitet.

4. Echter Scirrhus und Markschwamm, letzterer ist selten.

Nimmt man bei der Prostata die Hypertrophie aus, so sind die Geschwülste, von denen sie hauptsächlich heimgesucht wird, maligner Art und gehören zu der Form des Markschwamms. Scirrhus ist sehr selten; ich habe nur einen in meinem Leben gesehen und weiss ausserdem nur noch von einem; in keinem Museum gibt es Beispiele davon. Gewöhnliche Hypertrophie ist fälschlich oft „Krebs“ genannt worden.

Lässt man die erste Form der Polypen ausser Betracht, so ist von den übrigen im allgemeinen zu sagen, dass das einzige und sicherste Kennzeichen einer vorhandenen Geschwulst anhaltende Blasenblutung ist, wofern diese nicht von einem Stein oder einer anderen erkennbaren Ursache abhängt.

Aber man darf nicht zu hastig im Diagnosticiren einer Blasengeschwulst sein, noch selbst allzu schnell dem Verdacht darauf Spielraum geben, denn sie ist selten im Vergleich zu andern Erkrankungen, die dieselben Symptome aufweisen, und es gibt kaum frühe, positive Zeichen für ihre Existenz. Nur auf lange und sorgfältige Beobachtung eines Falles hin, und wenn die Krankheit schon in einem vorgerückten Stadium ist, kann man mit einigem Grund, hauptsächlich per exlusionem, auf eine Blasengeschwulst schliessen.

Die Symptome sind fast identisch mit denen von Stein, und der Kranke wird sicher mehr als 1 oder 2 mal sondirt, bevor man eine Geschwulst nur vermuthet. Falls man nun Striktur, prostatische Vergrösserung, chronische Harnverhaltung, Stein, beginnendes Nierenleiden ausschliessen kann und keinen Grund auffindet, wessalb der Kranke so häufig und unter Schmerzen harnt, der Urin mehr oder weniger schleimigen Eiter enthält und oft oder stets Blut darin ist, dessen Menge nach einer Anstrengung zunimmt, so ist die Untersuchung auf eine Blasengeschwulst angezeigt. Man führt eine kurzschnablige Sonde in die Blase und prüft nun mit einem in's Rectum eingeführten Finger sorgfältig die Dicke der Gewebe zwischen ihm und der Sonde. Sodann, während die Sonde noch in der Blase ist, erforscht man durch Palpation des Bauches über und hinter der Symphyse die Partie zwischen Bauchwand und Sonde, was bei mageren Kranken nicht schwierig ist. Durch Drehung der Sonde nach rechts oder links ist ferner selbst eine seitlich liegende harte Geschwulst in der Blase zu entdecken, denn eine Drehung nach der Seite der Geschwulst stösst auf Widerstand. Eine Zottengeschwulst kann jedoch auf diese Weise nicht entdeckt werden, denn sie ist viel zu weich und wird auch beim genauesten Durchsuchen der Höhle entgehen. Sogar epitheliale Neubildungen, die gewöhnlich mit breiter Basis aufsitzen und flockig, wenn auch nicht sehr üppig, in das Cavum der Blase hineinwuchern, sind so wenig fest, dass sie nicht leicht zu entdecken sind; sie vernichten kaum die Elasticität der Blasenwände, deren Starrheit gerade zu constatiren wäre.

Ist der Fall schon vorgeschritten, so wird man meistens bei einer Untersuchung per Rektum eine Masse in dem Darm finden, die nicht wie gewöhnlich bei Hypertrophie der Prostata, rundlich und gleichmässig fest, sondern hart, unregelmässig in der Form und keineswegs symmetrisch gelagert ist, sich weit nach hinten ausdehnt und oft nicht durch den Finger begränzt werden kann. Die Oberfläche der Geschwulst ist uneben, die Textur ungleichmässig, beim Befühlen meist hart und wenig nachgiebig, ein Befund, welcher einen zuverlässigen Schluss auf die Beschaffenheit des Gewächses erlaubt. Sehr selten sitzt die Geschwulst so hoch in der Blase, dass sie der Untersuchung nicht zugänglich ist; fast immer ist der Theil der Blase ergriffen, welcher durch den Finger erreicht werden kann. Kürzlich fand ich einen Ausnahmefall, wesshalb ich ihn erwähne.

Weiter ist auf geschwollene Lymphdrüsen in der Bauchhöhle und in deren Nähe zu fahnden; sie sind freilich nur in vorgeschrittenen Fällen des Leidens zu finden und haben dieselbe Bedeutung wie gleichzeitige Krebsknoten in anderen Körperregionen. So konnte ich vor noch nicht langem meine Diagnose von Krebs in der Blase eines ältlichen Mannes durch das Auftreten secundärer krebsiger Wucherungen am Schädel erhärten.

Ebenso ist der Urin wiederholt mikroskopisch auf organische Formbestandtheile zu untersuchen. Mir ist es gelungen, die Zotten einer Zottengeschwulst mikroskopisch zu demonstriren. Ob es aber möglich ist, die Zellen der Epitheliome und echten Krebse zu identificiren, muss ich der Entscheidung Anderer überlassen. Ich weiss, dass Manche über den Werth der mikroskopischen Untersuchung enthusiasmirt und, wenn man ihnen glauben darf, so glücklich sind, jeden Blasenkrebs mikroskopisch zu bestimmen.

Ja wohl, mancher schaut seine „Krebszellen", aber ob er ihre Identität beschwören könnte? Ich will annehmen, Sie, meine Zuhörer, hätten einige Hundert Urinproben, was nicht viel ist, aber auf alle Fälle für meinen Zweck genügt, untersucht — und Sie wären nicht in Verwirrung gerathen, als Ihnen bei der Untersuchung alle diese fruchtbaren Zellengenerationen, Epithelzellen aus verschiedenen Theilen und aus verschiedenen Perioden des Wachsthums aufstiessen, welche sich in gesundem Zustand, aber ganz besonders unter dem Einfluss einer Erkrankung abstossen und folglich im Urin erscheinen? Die schönsten angeblichen Krebszellen, welche ich je sah, wurden in dem Urin eines Kranken von einem bedeutenden Mikroskopiker constatirt bei Gelegenheit einer sehr wichtigen Consultation, zu der ich zugezogen war. Nach einer sorgfältigen lokalen und allgemeinen Untersuchung des Kranken gestand ich die Schönheit und Vollendung der mikroskopischen Untersuchung zu, bestritt aber aus wichtigeren Gründen die Anwesenheit von Krebs in der Blase; das schliessliche Resultat bestätigte zum Glück für den Kranken diese Ansicht und widerlegte den angeblichen Krebs. So schätzenswerth auch das Mikroskop in dieser grossen Klasse von Krankheiten ist — nach der Sonde ist es das wichtigste Untersuchungsmittel — so darf man doch all die deutlichen Merkzeichen, die durch Auge und Hand zu erkennen sind, nicht übersehen, diejenigen nämlich, die sich ergeben bei der Untersuchung des Körpers und bei der Prüfung des Urins vermittelst der bekannten Reagentien. Aber wenn man, wie es zuweilen der Fall ist, mikroskopische Gebilde von zarter, fast durchscheinender Struktur und beträchtlicher Grösse im Urin findet, welche sich als rasch entstandene Zellenmassen erweisen, wenn die einzelnen Zellen gross sind und 2 oder 3 Kerne enthalten, dann wird diese Beobachtung den aus andern Symptomen entstandenen Verdacht einer Krebsgeschwulst bestärken.

Schliesslich gibt über die Art des Gewächses die Blutung und der Charakter des Schmerzes einigen Aufschluss. Bei bösartigen Geschwülsten tritt die Blutung unregelmässig und manchmal in langen Zwischenräumen auf, dann ist sie aber oft bedeutend und kann einige Zeit anhalten; überdies ist das Blut von einer frischen Farbe. Bei Zottengeschwulst ist der Urin fast andauernd gefärbt und zeigt die röthliche Färbung des Saftes von rohem Fleisch — aber keine dunkle oder rauchige; gelegentlich findet jedoch auch plötzliche und bedeutende Blutung statt. Der Schmerz ist constanter und heftiger bei Krebs als bei den Zottengeschwülsten, indem er hier nur dann heftig auftritt, wenn durch die Geschwulst der Ausfluss des Urins behindert wird.

Die Behandlung der Blasengeschwülste ist rein symptomatisch und beschränkt sich auf drei Dinge: die Beseitigung der Blutung, des schmerzhaften und häufigen Harnens und der Harnverhaltung.

Eine Behandlung der Blutung durch innere adstringirende Mittel, wie Gallus- und Gerbsäure und essigsaures Blei, hat keinen besonderen Nutzen. Was mir noch am meisten genützt hat, sind Alaun, eisenhaltiger Alaun und ein Infus von Matiko. Die Alaunpräparate wirkten am vorzüglichsten, von allen kann man 10 bis 15 Gran mit 10, 15 oder 20 Tropfen Schwefelsäure mit etwas Syrup, um den Geschmack zu verbessern, 3 mal des Tages geben; gewöhnlich greifen sie den Magen nicht an, was man von Gallussäure oder Blei nicht sagen kann. Ist die Blutung bedeutend, so muss man von dem Matikoinfus nicht weniger als 2 Unzen alle 3 oder 4 Stunden geben.

Ist die Blasenblutung chronisch und anhaltend, so kenne ich für eine örtliche Behandlung nichts besseres als Höllensteininjectionen, anfangs 1 Gran auf 4 Unzen destillirtes Wasser, wobei man aber sehr zart und sorgfältig vorgehen muss, denn durch eine unzarte Behandlung wird in solchen Fällen leicht eine bedeutendere Blutung hervorgerufen. Man injicirt täglich einmal in der früher beschriebenen Weise (S. 277) und lässt beim Entfernen des Katheters eine Unze zurück; allmälig steigt man bis zu 1 Gran auf die Unze, vorausgesetzt, dass kein allzugrosser Schmerz verursacht wird. Nur selten wird eine Lösung von dieser Stärke ohne bedeutende Unbehaglichkeit ertragen, und nach meiner Meinung sollte man bis zum Eintritt dieser Schmerzempfindung mit der Dosirung steigen, so lange die Blutung noch nicht gestillt ist. Ist letztere bedeutend, so muss man hauptsächlich auf absolute Ruhe im Bett sehen, kalte Umschläge machen und von einem Eingreifen durch Instrumente absehen, bis vollständige Retention dazu zwingt. Sind die Instrumente einmal zur Entfernung von Blut und Urin wirklich nöthig, so mag eine langsame Injection von Eiswasser oder noch besser eines eiskalten Infuses von Matiko nützlich sein. In einem Falle half eine schwache Lösung von Eisenchlorid (1 Drachme auf 4 Unzen Wasser), als alles andere ohne Erfolg geblieben war.

Zur Linderung des Schmerzes oder häufigen Harndrangs dienen Narkotika in entsprechend starken Dosen, die man der Reihe nach alle probiren kann, bis das gefunden wird, welches am meisten beruhigt und die Verdauungsorgane am wenigsten belästigt. Man gibt sie entweder per os oder vermittelst subcutaner Einspritzungen oder Stuhlzäpfchen. Man sei dabei nur nicht ängstlich wegen der Quantität, denn es handelt sich hier nicht darum, ein Leben zu retten, sondern um die Linderung des schrecklichsten der menschlichen Leiden — eines unaufhörlich quälenden, heftigen Schmerzes — und zwar bei einem Kranken, dessen Tod gewiss und für den das Leben ein jammervolles Unglück geworden ist. Wenn einerseits der Arzt dazu verpflichtet ist, das Leben mit allen Kräften zu erhalten, so ist er andererseits auch dafür verantwortlich, es erträglich zu machen. Ich gestehe, dass ich manchmal fast unwillig wurde, wenn ich sah, wie einem armen Menschen, der von Qualen verzehrt um den Tod bat, Dank einer wohlgemeinten, aber hier nicht angebrachten Aengstlichkeit nur eine unzureichende Erleichterung gewährt wurde durch 15 oder 20 Tropfen Tinctur. Opii oder eine oder zwei Dosen Morphium während eines Tages.

Zur Hebung der chronischen Harnverhaltung muss entweder zeitweilig oder beständig katheterisirt werden, je nachdem es die Linderung und die Bedürfnisse des Kranken wünschenswerth machen.

Dreiundzwanzigste Vorlesung.

Hämaturie und Nierenstein.

Ich gedenke heute mein ursprüngliches Programm für diese Vorlesungen mit der Betrachtung einer nicht selten vorkommenden und als Hämaturie bekannten Erscheinung zu beendigen.

Definiren wir das Wort. Was ist Hämaturie? Die Ausscheidung eines Urins, dem Blut beigemischt ist. Blutung aus dem Penis zu anderer Zeit als beim Uriniren ist natürlich keine Hämaturie. Ebenso kann eine gleichzeitig mit dem Harnen auftretende Blutung in Folge von Ischurie oder einer Operation oder irgend einer Beschädigung der Harnröhre nicht mit eingeschlossen werden. Das Blut läuft dann gewöhnlich neben dem Harnstrahl aus und ist nur an seiner Berührungslinie theilweise mit ihm vermischt, oder folgt dem Urin mehr, als es ihn begleitet.

Hämaturie ist ein Symptom, und nach diesem Symptome ist bei allen Harnkrankheiten zu fahnden. Hier ist daher eine — die dritte — der nothwendigen vier Fragen zu stellen, die nach meiner Anleitung immer zur Diagnose zu erheben sind. Hier ist ein Glas mit Urin, der offenbar eine Beimischung von Blut enthält. Woher kommt nun dieses? Es ist oft nicht leicht, manchmal sogar ausserordentlich schwierig, gleich zu bestimmen, wo in diesem langen und complicirten Apparate, der in den Malpighischen Körperchen beginnt und in der Spitze des Penis mündet, die Quelle der fraglichen Blutung sitzt. So erhält in der Medicin oft ein Symptom, dessen pathologische Ursache nicht sehr klar ist, einen specifischen Namen, so dass es zuletzt fälschlich für eine bestimmte Krankheit angesehen wird. Ebenso landläufig wie die Frage: Was hilft gegen Wassersucht, worüber ich mich früher aussprach, mag diese sein: Was ist gut bei Hämaturie?

Eine Erörterung über Hämaturie wird abgesehen davon, dass sie manches neue bietet, uns nöthigen, auch auf manches vorhergegangene zurückzugreifen, so dass diese jetzt folgende Erörterung zu dem früheren in demselben Verhältniss steht, wie der arithmetische

Beweis zu einem ausgeführten Rechenexempel. Gewissermaassen ist sie eine synthetische Operation, die einer analytischen folgt. Sieht man Urin, dem Blut beigemischt ist, so sucht man aus der Farbe die Quantität des letztern annähernd zu bestimmen. Da man nun an den Fingern herzählen wird, woher das Blut kommen kann, so lassen sich die Ursachen rasch übersehen, und ich will sie hier nach der Reihe aufzählen.

1) Aus den Nieren, verursacht durch eine mehr oder weniger vorübergehende krankhafte Veränderung derselben, wie bei Entzündung, oder eine mehr oder weniger andauernde, wie bei destruktiven Processen, ferner durch mechanische Reize, wie bei Nierenstein oder in Folge einer Anstrengung oder eines Schlags auf den Rücken. Hämaturie durch Entzündung wird von Fieber begleitet sein; rührt sie von einer sich langsam entwickelnden organischen Veränderung her, so ergibt die Anamnese einen zunehmenden Kräfteverfall, und der Urin wird eine Beschaffenheit zeigen, die nicht ausschliesslich durch Beimischung von Blut erklärt werden kann. Ist, was natürlich zuweilen vorkommt, die Beimischung sehr gering, so merke man sich, ob das specifische Gewicht des Urins vermindert, ob seine Farbe blass und eine grössere Menge Eiweiss darin ist, als durch das beigemischte Blut oder den Eiter erklärt werden kann; vielleicht finden sich auch Formbestandtheile aus den Nieren und hydropische Anschwellungen. In den beiden genannten Formen wird das beigemengte Blut dem Sekret die rauchige Farbe geben, ein Umstand, der in Verbindung mit irgend einem lokalen Schmerz wahrscheinlicher auf eine Nierenblutung als auf sonst etwas hinweist. Bei malignen Nierengeschwülsten kann die Blutung zuweilen sehr stark sein, rasche Entwickelung und beträchtliche Ausdehnung der Geschwulst sind hier charakteristische Merkmale. Rührt Hämaturie von mechanischer Einwirkung her, so werden die Spuren einer äusserer Gewalt da sein, oder Anzeigen und Symptome von Nierenstein, wovon gleich näher die Rede sein wird.

2) Die Ursache der Blutung kann abgesehen von den Harnleitern in der Blase selbst liegen, so bei heftiger Cystitis, Stein oder einer Geschwulst. Die erste ist deutlich genug zu erkennen

aus der schleimig-eitrigen Beschaffenheit des Urins und anderen Anzeichen, während Blasenstein, abgesehen von seinen bekannten Symptomen, durch die Sonde constatirt werden kann. Hier ist das Blut gewöhnlich hochroth und seine Menge steht im Verhältniss zu den Bewegungen des Kranken. Aber der dritte Zustand, Blutung in Folge von Geschwülsten, ist nicht immer so leicht zu erhärten; in der Regel ist die Blutung reichlicher als bei Stein, und der Urin nicht so schleimig-eitrig. Eine maligne Geschwulst kann vielleicht bei der Untersuchung gefühlt werden, oft treten auch heftige Schmerzen auf; eine Zottengeschwulst verursacht sogar Tage lang eine blassrothe Farbe des Urins. In beiden Fällen ist das Blut roth, nimmt jedoch bei längerem Verweilen in der Blase die braune Färbung des Kaffeesatzes an.

3) Hämaturie kann ihre Quelle auch in der Prostata haben, wobei dieselben zuletzt genannten Erscheinungen auftreten, wenn das Organ derart hypertrophirt ist, dass das Blut in der Blase zurückgehalten wird. Hier helfen zur Diagnose das Alter des Kranken, die allmählig anwachsenden Beschwerden und der per Rektum bestimmte Befund des Organs. Etwas Blut, mit den letzten Tropfen Urin vermischt, kommt bei chronischer Prostatitis nicht selten vor.

4) Ob Blutung mit Striktur der Harnröhre in Zusammenhang steht, ergibt sich aus der Anamnese; bekanntlich wird sie hier meistens durch Instrumente verursacht, ebenso wie zuweilen eine Blasenblutung.

Schliesslich ist nicht zu vergessen, dass gelegentlich Blut im Urin erscheint nach dem Gebrauch heftiger harntreibender Mittel, ferner bei Purpura, bei fieberhaften Krankheiten und hämorrhagischer Diathese.

Was die Behandlung betrifft, so ist, wenn die Ursache der Hämaturie jenseits der Blase liegt, d. h. in den Nieren oder Nierenbecken, als wirksamstes Mittel ruhiges Verhalten im Bett anzurathen. Mag sie von einer destruktiven Veränderung oder von dem mechanischen Reiz eines Steins herrühren, möglichst ruhiges und kühles Verhalten und Fernhalten jeder Aufregung ist die erste wesentlichste Bedingung der Behandlung.

Innere blutstillende oder adstringirende Mittel wirken besonders bei Nierenblutungen. Die gebräuchlichsten sind Alaun, Gallussäure und Tannin, Blei und Terpentin; ebenso Infuse von Matiko in Dosen von 2 Unzen, alle 2 oder 3 Stunden; manchmal sind auch Eisentropfen und Schwefelsäure von Nutzen. (Vergl. vorhergehende Vorlesung Seite 294.)

Bei heftiger Hämorrhagie der Blase oder zumal der vergrösserten Prostata ist jedoch eine aktive und wohlüberlegte Behandlung nothwendig. Manchmal wird man zu einem Kranken gerufen, dessen Blase durch geronnenes Blut ausgedehnt ist, oder der häufig eine vorwiegend bluthaltige Flüssigkeit absondert. Gewöhnlich rührt dies von einer Verletzung durch Instrumente her, obgleich auch eine Blasengeschwulst die Schuld tragen kann. Man hält den Kranken in der Rückenlage, untersagt ihm so viel es geht, das Harnen in aufrechter Stellung und jede Anstrengung dabei und gibt tüchtig Opium, um die fortwährende schmerzhafte Thätigkeit der Blase zu unterdrücken. Es empfiehlt sich, Eisbeutel auf das Perinäum oder auf den Bauch zu legen, oder besser noch kleine Eisstückchen in den Mastdarm zu bringen. Wenn möglich sind alle Instrumente bei Seite zu lassen. Bei vielen Leuten herrscht eine grosse Furcht vor Anhäufung von Blutgerinnseln in der Blase. Ich habe sogar eine Blase von einem Chirurgen über der Symphyse öffnen sehen, nur zu dem Zweck, eine Masse geronnenen Bluts wegzuschaffen. Das ist ganz unnöthig: es wird allmälig verflüssigt und durch die andauernde Einwirkung des Urins entfernt werden, während nach der erfolgreichen Entfernung vermittelst eines eiligen und kühnen Eingriffs meistens die Blutung wiederkehrt. Die blutenden Gefässe können sich weit besser schliessen, wenn jeder mechanische Eingriff unterbleibt. Inzwischen ist der Kranke durch kräftige Brühen etc. bei Kräften zu halten.

Manchmal tritt aber Hämorrhagie bei einem Kranken auf, der längst die Fähigkeit, ohne Katheter zu uriniren, verloren hat. Das ist etwas ganz anderes. Hier muss die geronnene Masse, welche die Blase anfüllt, manchmal entfernt werden, sonst lässt sich der Urin nicht entleeren. Führt man unter diesen Umständen den Katheter ein, so fliesst nichts heraus, weil das Ende desselben in einer Menge Gerinnsel steckt. Manchmal gelingt die Entfernung derselben genügend dadurch, dass man an einen starken Metallkatheter eine 6 Unzen haltende Spritze oder Magenpumpe befestigt. Clover's Apparat für Lithotritie hat mir in 2 oder 3 Fällen vortrefflich geholfen. Grundsätzlich darf man unter diesen Umständen nie blutstillende Mittel in die Blase injiciren, denn der Reiz schadet mehr als er nützt. Ausnahmsweise, jedoch sehr selten erregt die Injection eines starken blutstillenden Mittels keinen schmerzhaften Blasenkrampf; thut sie es, dann wird die Blutung eher vermehrt als vermindert. (Siehe Seite 294.)

Ich gehe nun zu einem anderen Gegenstande über. Hier ist ein Glas, das einen Urin von dunkler und etwas unnatürlicher Farbe enthält. Untersuchen wir zuerst den Fall des Patienten, von dem er herrührt. Diese Probe ist nach vorhergehender Ausspülung der Harnröhre erlangt, eine Vorsicht, die zur Vermeidung von Irrthümern absolut nothwendig ist. (Siehe Vorles. 1.) Er ist weniger durchsichtig, als der gesunde Urin im Durchschnitt, und hat eine dunklere Färbung, er ist nicht roth, sondern leicht orangefarben mit einer schmutzigen, grau bräunlichen Färbung, die gewöhnlich und recht bezeichnend mit dem Wort „rauchig" bezeichnet wird. Diese Färbung zeigt schon dem etwas geübten Auge Blutgehalt an. Wesshalb ist sie nicht roth? Weil Blut in Berührung mit Urin nach einer bestimmten Zeit seine rothe Farbe verliert und braun wird und dann diese Farbe hier oder je nach der Quantität des Blutes eine noch dunklere bis zum Aussehen von Londoner Porter zeigt. Bringt man einen Tropfen davon unter das Mikroskop, so findet man eine Menge Blutkörperchen. Daraus lässt sich der Grundsatz ableiten: Blutung aus den oberen Theilen des uropoetischen Systems (Nieren, Nierenbecken) macht, falls sie nicht sehr beträchtlich ist, den Urin fast sicher braun, während hellrothe Färbung des Urins fast mit Sicherheit auf eine frische Blasenblutung hinweist, deren Quelle wahrscheinlich in der Nähe des Blasenhalses zu suchen ist, da hier der gewöhnliche Sitz der Blasenhämaturie ist.

In unserem Falle können wir durch die physikalische Untersuchung und auf die Empfindungen des Kranken hin leicht und mit Sicherheit viele Ursachen der Hämaturie ausschliessen. Der Kranke, der 45 Jahre alt ist, urinirt ohne Anstrengung und auch in einem ordentlichen Strahl, sobald sich gehörig Urin in der Blase angesammelt hat, was aber nicht oft geschieht, weil er alle zwei Stunden oder noch öfter am Tage, wenn auch nicht so häufig des Nachts, uriniren muss. Ausserdem ergab sich noch folgendes: Leichter Schmerz in der Harnröhre während und nach dem Harnen; unbehagliches Gefühl in der Gegend des Beckens und der Lenden bei Bewegung, auf die reichlichere Blutung folgt. Der Kranke ist etwas abgemagert, daher lässt sich eine Untersuchung durch Palpation leicht ausführen. Die Symptome treten verschieden heftig auf und werden zuweilen durch Tage lang anhaltende Anfälle verstärkt, besonders die Schmerzen in der linken Nierengegend. Ihr erstes Auftreten datirt der Kranke von einem Anfall vor 7 Jahren her, der von Erbrechen begleitet war; dieses oder ein Uebelsein wiederholte sich seitdem gelegentlich bei diesen Anfällen; Harnsand wurde nie abgesondert, Patient ist nicht mehr so kräftig wie früher, seine Verdauung ist schlecht. Ein dickes Bougie dringt leicht in die Blase. Striktur ist also nicht vorhanden, Hypertrophie der Prostata in seinem Alter nicht möglich. Beim Sondiren ist er etwas empfindlicher als gewöhnlich; bei der gleichzeitig vorgenommenen Untersuchung per Rektum ist nichts zu ermitteln, auch nicht die geringste Abweichung vom normalen Zustand. Palpation des unteren Theils des Unterleibs ergibt auch nichts. Legt man aber die eine Hand dicht unter die letzten Rippen der linken Seite und drückt die andere fest in die linke Nierengegend, so zuckt er deutlich; er sagt, das sei die Stelle, wo er zuweilen und besonders bei Bewegung Schmerz fühle; auf der rechten Seite ist nichts Abnormes. Die Untersuchung des Urins ergibt ein spec. Gewicht von 1018 und saure Reaktion; beim Stehen bildet sich geringer bräunlicher Niederschlag. Unter dem Mikroskop zeigen sich Blut- und einige Eiterkörperchen und Epithelzellen, aber weder Krystalle noch Harncylinder, jedoch etwas Eiweiss, entsprechend den beigemengten organischen Stoffen.

Wo ist hier der Sitz der Verletzung? Man räth vielleicht auf die Blase, weil sie beim Sondiren empfindlich ist und häufiger Harndrang besteht. Das ist aber keineswegs ein Beweis für eine primäre kranke Veränderung daselbst, denn solche Symptome begleiten beständig Krankheiten, welche primär die Nieren oder den oberen Theil der Uretheren afficiren, während die Blase gesund ist. Viel wahrscheinlicher ist die Niere der Sitz der Affektion. Die Anamnese, die erwiesene lokale Empfindlichkeit, die wiederholten Anfälle, die geschwächte Gesundheit, das Fehlen aller der gewöhnlicheren Anhaltspunkte für Cystitis in irgend einer Form weisen auf die Niere der linken Seite als den Sitz des Uebels hin. Das Fehlen von Eiweiss und Formbestandtheilen aus den Nieren — eine Thatsache von geringer Bedeutung, obwohl ihr Vorhandensein äusserst wichtig ist — lässt schliessen, dass der Kranke frei von einem organischen Nierenleiden ist. Ich schliesse, dass die Niere auf der linken Seite der Sitz eines Steines ist, obgleich der Kranke nie einen abgesondert und auch gegenwärtig keinen krystallinischen Niederschlag im Urin hat — zur Diagnose ist das keineswegs wesentlich — und dass dieser Stein die Ursache des Blutes und Eiters im Urin ist.

Es ist manchmal nicht leicht zu bestimmen, welche Art von Stein in solchen Fällen vorliegt, und der vorliegende ist ein guter Beweis dafür. Wenn irgend wie Harnsand oder Steinchen abgesondert worden sind, welche untersucht werden können, oder wenn ein krystallinischer Niederschlag im Urin beständig da ist, so ist die Sache klar. Die Wahrscheinlichkeit spricht freilich jedesmal stark für Harnsäurestein, weil er wie bekannt sehr oft vorkommt (wenigstens 15 mal häufiger als oxalsaurer Stein).

Die Behandlung besteht für eine gewisse Zeit in den früher aufgezählten harntreibenden Alkalien und vegetabilischen Infusen, in Regulirung der Verdauung und der Funktion der Haut, denn die Nieren übernehmen wahrscheinlich stellvertretend die Arbeit irgend welcher anderen schlecht funktionirenden Organe. Milde Gegenreize über der Nierengegend, weniger stark stickstoffhaltige, mehr vegetabilische Nahrung und von alkoholischen Getränken vielleicht nur ein leichter milder Bordeaux sind hier am Platz.

Von allen medicinischen Heilmitteln sind vielleicht keine so schätzenswerth als Mineralwässer, besonders solche, welche als Hauptbestandtheil eine schwache Menge schwefelsauren Natrons enthalten. Für zwei wohlbekannte und sehr populäre Heilmittel habe ich sehr wenig übrig. Hier in London räth, wie es scheint, bei jeder Gelegenheit der eine dem andern Vichywasser an, ein billiger Rath, dessen Werth meistens seine Kosten nicht übertrifft. Auf dem Lande, wo vielleicht häufiger das schöne Geschlecht den Doktor spielt bei den leidenden Nachbarn, lautet die Verordnung meistens auf Schnaps mit Wasser. Das erste, oder natürliche Produkt, eine starke Lösung von kohlensaurem Natron steht, wenn es auch nicht absolut schädlich ist, jedenfalls dem Kali sehr nach, das zweite, künstlich bereitete Mittel, ist den Nieren vielleicht so erspriesslich wie die Sporen einem abgehetzten Pferde — sie setzen es vielleicht eine Zeit lang in Trab, richten es aber in dem langen Rennen zu Grunde (vergl. 16. Vorlesung).

Für die heftigen Schmerzanfälle, welche das Passiren eines Nierensteines kennzeichnen, wird man wiederholte heisse Sitzbäder von langer Dauer sehr nützlich finden; ihre Temperatur mag so weit sie der Kranke ertragen kann gesteigert werden. Statt dessen kann aber auch ein heisser Leinsamenumschlag mit Senfmehl bestreut applicirt werden, jederzeit ein ausgezeichnetes Rubefaciens für diesen Körpertheil. Auch Narkotica in starken Dosen zur Linderung des Schmerzes und reichliches Trinken von Gerstenwasser und Brausemischungen mit kohlensaurem Kali und dergleichen sind hier passend.

Ich will beiläufig eine zuweilen sehr nützliche Methode, die wahre Beschaffenheit des Urins zu bestimmen, angeben, die ganz meine eigene und so viel ich weiss nie empfohlen oder geübt ist. Ich habe schon auseinandergesetzt, wie wichtig es ist, jede Beimischung aus der Harnröhre zu vermeiden, wenn man eine Probe reinen Urins haben will, und wie dies durch gesondertes Auffangen des Urins in 2 Gläsern zu erreichen ist. Zuweilen ist es ebenso wesentlich, einen Urin ohne jegliche Beimischung aus der Blase zu haben. Ich behaupte, dass eine absolute Diagnose — d. h. wie sie zu einem bündigen Beweis gehört, und mit weniger sollte man sich womöglich nie begnügen — in gewissen Ausnahmefällen nicht möglich ist, ohne sich der folgenden Methode zu bedienen. Wenn es also zu meinem Zweck nothwendig ist, eine absolut reine Probe des Nierensekrets zu erlangen, so führe ich, während der Kranke steht, einen weichen elastischen Katheter von mittlerer Grösse in die Blase, ziehe allen Urin heraus, wasche dieselbe durch wiederholte kleine Injectionen von warmem Wasser (welche wie vorhergezeigt, eher mildernd als reizend wirken) sorgfältig aus, und lasse dann den Urin zur Untersuchung tropfenweise, wie er es thun wird, in ein Reagensglas oder ein kleines Glasgefäss laufen. Die Blase hört eine Zeit lang auf, Reservoir zu sein; sie dehnt sich nicht aus, sondern ist um den Katheter zusammengezogen, und der Urin sickert aus den Harnleitern direkt durch den Katheter. Auf diese Weise hat man gleichsam die Harnleiter bis zu dem Glas verlängert. Das ergibt eine sehr werthvolle Probe zur Bestimmung der Reaktion und des Eiweissgehaltes des Nierensecretes; sie ist frei von Eiter, Blut und Zellen aus der Blase und hat mir oft zu einer genauen Diagnose, die sonst nicht möglich gewesen wäre, verholfen *). Man muss sich nie mit Vermuthungen zufrieden geben; zu einer vorläufigen Meinung darf man kommen in einem zweifelhaften Falle (der Geist ergeht sich in der That ganz unwillkürlich in vorläufigen Theorien) aber nie zum Handeln schreiten, bis durch Thatsachen eine sichere Grundlage gewonnen ist.

Noch wenige Worte habe ich mir bis zuletzt aufgespart, weil

*) Die Anwesenheit eines Gummikatheters in der Blase verursacht hier und da, obwohl selten, bei gewissen Zuständen der letzteren, eine spärliche Exsudation von Blut aus der Blasenschleimhaut. Dies kann begreiflicher Weise zu Irrthümern führen, denn man darf nicht vergessen, dass eine sehr kleine Beimischung von Blut zum Urin bei Anwendung der gebräuchlichen Reagentien einen starken Eiweissniederschlag ergibt. Der Werth des Experiments liegt indessen nicht darin, dass man in einem zweifelhaften Fall Aufschluss über den Eiweissgehalt des Urins erhält, sondern in dem Nachweis, dass ein auf gewöhnliche Weise gelassener Urin stark eiweisshaltig, und nichts destoweniger der direkt aus der Niere erhaltene eventuell ganz frei davon sein kann, gewiss eine wichtige Constatirung.

sie von der grössten Wichtigkeit sind. Wenn ich in den einleitenden Worten dieser Vorlesungen meine Ueberzeugung von der Wichtigkeit, welche das Erlernen einer genauen und schnellen Diagnose hat, betonen wollte, so sollen die letzten Worte dazu dienen, nur noch einmal dieselbe Ueberzeugung auszusprechen; nicht, weil ich die Behandlung unterschätze, sondern im Gegentheil, weil ich ihr einen enormen Werth beilege. In der ängstlichen Besorgniss, den Patienten, welche die Heilung ihrer Uebel vertrauensvoll in unsre Hand legen, auch wesentlich Hülfe zu bieten, beschwöre ich jeden Arzt, dem Kranken keine Schmerzen zu ersparen, um zu einer vollständigen Kenntniss der Krankheit zu gelangen, denn nur diese befähigt zu einer guten und wirksamen Behandlung.

Schliesslich spreche ich meinen Zuhörern meinen Dank aus für die ausserordentliche Aufmerksamkeit und den Fleiss, womit sie diesen Vorlesungen gefolgt sind, und ich versichere, dass mir durch solche Theilnahme diese Stunden die angenehmste Erholung in meiner sorgenvollen und angestrengten Berufsthätigkeit gewährten.

Die nächste Vorlesung, welche unter diesem Titel angeführt ist, war nicht geeignet zu einem mündlichen Vortrag, sie ist der Abdruck von Vorschriften zur Urinprüfung, die ich vor einigen Jahren verfasste und speciell zum Gebrauch auf meiner Klinik drucken liess.

Vierundzwanzigste Vorlesung.

Die Untersuchung des Urins für klinische Zwecke, hauptsächlich in Beziehung zu den Störungen der Urinausscheidung.

Der normale Urin.

Die gewöhnlichen oder im Allgemeinen vorwiegenden Kennzeichen des normalen Urins mögen zuerst genannt werden, weil sie den Massstab für die Beurtheilung der Abweichungen, die ein zu prüfender Urin zeigt, abgeben. —

Der normale, frisch gelassene Urin ist durchsichtig und hat die Farbe des Bernsteins, in den verschiedenen Abstufungen von ganz hell, blass, gesättigt, dunkel oder mit einem Stich ins orangefarbige, je nachdem die färbenden Stoffe mehr oder minder diluirt sind. So lange er frisch und warm ist, hat er einen charakteristischen Geruch. Hat er einige Stunden gestanden, so zeigt sich eine leichte Wolke in der Flüssigkeit, welche das unterste Viertel oder Drittel des Gefässes einnimmt. Das specifische Gewicht desselben schwankt bei 60 Grad Fahr. zwischen 1010 und 1030, und beträgt im Mittel 1015 bis 1020.

Die Reaktion des Urins ist schwach sauer und verändert sich erst mit der Zersetzung der organischen Bestandtheile desselben. Zum Kochen erhitzt bleibt er durchsichtig, Zusatz von Mineralsäuren bewirkt keinen Niederschlag.

Die Quantität variirt bei verschiedenen Leuten und ist auch bei demselben Individuum abhängig von der Tages- und Jahreszeit, von der Nahrung, Bewegung u. s. w. 25—40 Unzen mögen für den Sommer und 30—50 Unzen für den Winter als Durchschnittsquantität gelten, indessen schwankt die Quantität auch beim gesundesten Menschen beträchtlich. Die festen Bestandtheile haben in jedem Falle ein Gewicht von im Allgemeinen 700—900 Gran.

Regeln zur Urinuntersuchung für chirurgische Zwecke.

I. Die zu prüfende Urinmenge soll nicht weniger als 2—3 Unzen betragen und durchgängig von dem Urin, der gleich nach dem Aufstehen des Morgens gelassen wird, entnommen werden (urina sanguinis). Oder man lässt auch eine Probe von dem am Abend gelassenen (urina chyli) aufheben.

Kein Urin ist einer Untersuchung werth, insofern als keine zuverlässigen Ermittelungen daraus gewonnen werden können, wenn er nicht schon beim Uriniren selbst in zwei Portionen gesondert aufgefangen wurde. Die erste Portion kann aus der einen oder den zwei zuerst gelassenen Unzen bestehen, welche genügen, die Urethra von der Absonderung, die in dem Kanal etwa Statt findet, zu reinigen; die zweite aus der ganzen zurückgebliebenen Menge, die nach Ausspülung der Urethra durch die erste Portion noch gelassen werden mag; sie wird das wahre Product der Nieren und nur vermischt mit den aus der Blase selbst herrührenden Stoffen sein. Diese letzte Portion ist der Prüfung zu unterziehen, von welcher gleich die Rede sein wird. Den zur Prüfung gelangten Urinproben ist oft Eiter, der aus der Harnröhre stammt, beigemischt, was bei der chemischen Untersuchung den Verdacht auf Eiweiss erregen oder bei der mikroskopischen zu der Annahme verleiten kann, als habe man es mit Eiter aus den tiefer gelegenen Wegen zu thun.

II. Ist der Urin in einer Glasflasche enthalten, so stelle man die Flasche, den Kork nach unten, auf den Kopf und lasse sie wenigstens eine oder je nachdem zwei Stunden stehen, damit die in der Flasche suspendirte Masse nach unten sinkt und sich auf das Korkende setzt. Besser noch, man giesst den Urin in ein hohes Spitzglas, aus dem der Bodensatz vermittelst einer Pipette leicht zu entnehmen ist. Bevor sich die Flüssigkeit trübt, merke man sich folgende Einzelheiten, die mit blossem Auge constatirt werden können:

Die Farbe der Flüssigkeit, welche strohgelb, gelb, orangefarben, roth oder braun sein kann.

Den Grad der Durchsichtigkeit.

Den Charakter des Niederschlags, ob er in der Flüssigkeit schwimmt, ob er flockig und spärlich, zäh oder klebrig ist und am Gefässe haftet, ob er dicht, schwer und massenhaft und ob seine Farbe dunkel oder hell ist.

Nach den weiterhin zu gebenden Regeln kann die Zusammensetzung desselben häufig durch diese Inspection allein vorausbestimmt werden.

III. Zunächst entferne man sorgfältig den Kork, an dessen Oberfläche ein Theil der Flüssigkeit und des Niederschlags, genügend für eine mikroskopische Untersuchung, hängen bleibt. Man tupfe den nassen Kork auf einem Glasstückchen ab, bedecke dieses sofort mit einem dünnen Glasscheibchen und nehme die Untersuchung unter einem Objectiv von $^1/_2$ oder $^1/_4$ Zoll *) vor. Im Allgemeinen ziehe ich Objective letzterer Stärke vor, welche auch bei Anfertigung der beigegebenen Zeichnungen benutzt wurden.

IV. Nun handelt es sich um die Untersuchung der Hauptmenge des Urins in folgender Weise: Man giesst sie ab in ein gewöhnliches graduirtes Glas und merkt auf den Geruch der Flüssigkeit, welcher frisch und normal oder ammoniakalisch, fischartig oder faulig sein kann.

Die Reaktion wird durch Lakmuspapier bestimmt, welches, wenn der Urin sauer ist, roth gefärbt wird; die Intensität der Färbung entspricht der Menge der freien darin enthaltenen Säure. Nimmt geröthetes Lakmuspapier wieder seine natürliche Farbe an, oder wird Curcumapapier braun gefärbt, dann ist der Urin alkalisch. Der Urin jedoch, welcher frisch gelassen sauer reagirt, kann beim Stehen alkalisch werden in Folge der Zersetzung des Harnstoffes und der daraus hervorgehenden Bildung von kohlensaurem Ammoniak. Bei Gegenwart von Schleim tritt diese Veränderung sehr rasch ein. Zuweilen jedoch wird die saure Beschaffenheit des Urins beim Stehen zunehmen. Der bald nach dem Genuss einer reichlichen Menge von Thee und Kaffee gelassene Urin wird oft neutral oder schwach alkalisch reagiren.

Bei der Bestimmung des specifischen Gewichts berücksichtigt man den Einfluss der Temperatur, wenn eine genaue Untersuchung verlangt wird. So findet eine Differenz von 6 Grad bei demselben Urin statt bei einer Temperatur von 40 resp. 70 Grad Fahrenheit, welche die Winter- resp. Sommer-Temperatur repräsentiren mögen. Bei allen Angaben über Urinuntersuchungen setzt man voraus, dass letztere bei einer Temperatur von 60 Grad gemacht sind. Das specifische Gewicht des normalen Urins schwankt gewöhnlich zwischen 1010 bis 1030. Bei einem specifischen Gewicht unter 1010 sind die festen Bestandtheile durch eine grosse Menge Wasser diluirt, was im gesunden Zustand oft der Fall ist.

*) Mit einem Objectiv von $^1/_2$, $^1/_4$ Zoll etc. bezeichnen die englischen Optiker eine Linsencombination, die hinsichtlich des Effectes einer einfachen Linse mit $^1/_2$, $^1/_4$ Zoll Brennweite entspricht. Anm. d. Uebers.

Zunächst ist der Urin auf gelöstes Eiweiss zu untersuchen, welches durch Zusatz von Salpetersäure oder durch Erhitzen auf eine Temperatur nicht unter 160 oder 170 Grad Fahrenheit nachgewiesen werden kann. In jedem Fall wird das Eiweiss in unlöslicher Form gefällt. Am Besten verfährt man hierbei so, dass man eine geringe Menge des Urins in einem Reagensgläschen über einer Lampe bis zum Siedepunkt erhitzt; fällt ein weisser flockiger Niederschlag zu Boden, so kann dies entweder coagulirtes Eiweiss oder ein Ueberschuss von Erdphosphaten sein. Ein Zusatz einer geringen Menge Salpetersäure wird das Eiweiss ungelöst lassen, dagegen die Phosphate augenblicklich auflösen; doch ist zu beachten, dass, wenn eine sehr kleine Quantität Eiweiss vorhanden ist, der Zusatz einer zu grossen Menge Salpetersäure den Niederschlag wieder auflöst. Eiweiss wird jedoch nicht beim Kochen gefällt, wenn der Urin alkalisch ist; hier muss erst ein Tröpfchen Salpetersäure, das gerade genügt, die Flüssigkeit schwach anzusäuren, hinzugefügt werden. Im Allgemeinen wird bei der gewöhnlichen Angabe dieser Reaktion nicht genügend hervorgehoben, dass die Gegenwart freier Salpetersäure in einem eiweisshaltigen Urin, wenn sie im Verhältniss von 1 oder 2 Procent demselben beigemischt ist, die Gerinnung des Eiweisses bei der Siedehitze verhindert. Wird die nothwendige Ansäurung des Urins mit Essigsäure gemacht, so entsteht keine Schwierigkeit, weil diese Säure die Gerinnung des Eiweisses nicht verhindert. In allen Fällen, in denen man Eiweiss im Urin vermuthet, ist sowohl durch Kochen als durch Zusatz von Salpetersäure zu prüfen, weil eine Reaktion allein nicht genügt, um einen Gehalt an Eiweiss unzweifelhaft nachzuweisen. Die Quantität des Eiweisses kann annähernd bestimmt werden aus dem Verhältnisse des Niederschlages zu der darüber befindlichen Flüssigkeit, nachdem das Reagensgläschen eine zeitlang ruhig gestanden hat. Um gleiche Resultate zu erlangen, ist es nothwendig, den Urin immer eine bestimmte Zeit z. B. 15 Minuten stehen zu lassen.

Ist das specifische Gewicht hoch, 1030 oder noch höher, so kann Zucker oder ein Ueberschuss an Harnstoff vermuthet werden, oder der Urin kann einfach nur concentrirt sein, indem die festen Bestandtheile gegenüber dem Wasser überwiegen.

Der Urin der Diabetiker hat gewöhnlich ein specifisches Gewicht von 1030 bis 1045 und 1050. Die Zuckerprobe Moore's ist einfach und wirksam. Man setzt dem Urin etwa die Hälfte seiner Menge reinen Liquor Kali carbonici zu und kocht ihn zwei Minuten lang, worauf die Flüssigkeit bei der Gegenwart von Zucker eine braune Färbung von grösserer oder geringerer Intensität annimmt. Die Trommer'sche und die Gährungsprobe können zur Controlle der vorigen dienen. Die Erstere besteht darin, dass man dem Urin ungefähr $^1/_3$ seiner Menge Kupfervitriollösung (10 Gran auf eine Unze destillirtes Wasser) zusetzt und dann so viel Liquor Kali carbonici hinzufügt, bis das schwefelsaure Kupferoxyd gefällt und wiederum aufgelöst wird. Wird nun die Flüssigkeit, welche eine stark grünblaue Färbung hat, bis zum Kochen erhitzt, so wird, wenn Traubenzucker darin ist, ein röthlicher Niederschlag von schwefelsaurem Kupferoxydul entstehen. Eine detaillirte Beschreibung der Gährungsprobe ist unnöthig, weil die vorbenannten Proben für praktische Zwecke gewöhnlich genügen. Sie besteht natürlich in der Bildung des Bierpilzes (Torula cerevisiae).

Die Gegenwart von Harnstoff wird folgender Massen bestimmt. Zu einer kleinen Quantität Urin in einem Reagensgläschen wird die Hälfte der Menge reine Salpetersäure zugesetzt und das Gläschen in kaltes Wasser gestellt, worauf sich alsbald rhombenförmige oder hexagonale Krystalle von salpetersaurem Harnstoff in der Flüssigkeit abscheiden, wenn Harnstoff in Ueberfluss vorhanden ist. In einem Urin von normaler Beschaffenheit giebt ein Zusatz von Säure keine derartige Reaction.

Wenn der Urin ungewöhnlich hochfarbig ist, so mag das von einer Beimischung von Blut herrühren, im Falle die Farbe roth oder braun ist, oder von einer Beimischung von Galle, wenn die Färbung orangegelb oder wie gebrannte Terra Siena aussieht.

Ist Blut dem Urin beigemischt, so verschwindet die Farbe, welche wie Porter aussehen oder ganz schwach roth sein kann, nach einfachem Kochen der Flüssigkeit in einem Reagensgläschen, die

Flüssigkeit wird gleichzeitig opak, und es bilden sich dunkle Gerinnsel je nach der grösseren oder geringeren Menge der eiweisshaltigen Stoffe. Die Blutkörperchen sind immer unter dem Mikroskop zu erkennen.

Ist kein Blut in dem Urin enthalten, dann benetze man ein Stückchen Porcellan mit einigen Tropfen des zu untersuchenden Urins und tröpfle ein bischen Salpetersäure dazu, worauf sich, wenn die färbenden Stoffe von beigemengter Galle herrühren, augenblicklich ein prächtiges Farbenspiel (grün, violett, roth) rund um die Säure herum zeigt, welches allmälig verschwindet. Bei einer geringen Beimischung von Galle wird diese Reaction jedoch nicht sehr deutlich sein, wenn der Urin nicht zuvor entsprechend eingedampft wurde.

V. Untersuchung der Urinsedimente mit blossem Auge. — Ein dichter Niederschlag von weisser, gelblicher oder blassrother Farbe, welcher beim Erhitzen verschwindet, besteht fast immer aus harnsaurem Natron; stellenweise hat der Niederschlag eine dunkelrothe oder braune Farbe. Hierbei reagirt der Urin fast beständig sauer. Harnsaures Natron verschwindet vollständig beim Erhitzen des Urins.

Ein dichter weisser Niederschlag, welcher beim Erhitzen nicht verschwindet, besteht fast immer aus Tripelphosphaten, welche sowohl durch Essig- als auch Salpetersäure aufgelöst werden, aber bei einem Zusatz von Ammoniak oder Liquor Kali carbonici unverändert bleiben. Der Urin ist hier gewöhnlich neutral oder alkalisch.

Ein orangefarbener oder rother Niederschlag von körnigem, sandigem oder krystallinischem Aussehen besteht aus Harnsäure.

Die oxalsauren Verbindungen bilden keinen sichtlichen Niederschlag, obgleich man, wenn sie in Masse vorhanden sind, oft mit blossem Auge unzählige schwach glitzernde Punkte, die in der Flüssigkeit hin- und herschwimmen, entdecken wird. Sie unterscheiden sich von den Tripelphosphaten, deren kleine Krystalle manchmal damit verwechselt werden, dadurch, dass sie in Essigsäure unlöslich sind, obgleich sie durch Salpeter- und Salzsäure gelöst werden.

Ein leichter und flockiger Niederschlag, der sich beim Zusatz von Salpetersäure nicht verändert, besteht hauptsächlich aus normalem Schleim und Epithel.

Eine blasse, opake und gleichartige Schicht, welche sich leicht mit dem Urin vermischt und auf dem Boden des Gefässes sitzt, während der Urin sauer oder neutral reagirt, besteht fast immer aus Eiter. Beim Erhitzen des Urins und bei Zusatz von Salpetersäure wird sich dann in dem Niederschlag Eiweiss zeigen und ebenso in der darüber schwimmenden Flüssigkeitsschicht, in dieser jedoch in spärlicher Menge. Schüttelt man eine Quantität Liquor Kali carbonici mit einer gleichen Menge des Niederschlags, so bildet sich eine dichte gelatinöse Masse, wenn der Niederschlag aus Eiter besteht, wogegen der Niederschlag weniger dicht wird als vorher, wenn nur Schleim vorhanden ist. Ein mehr oder weniger durchscheinender, gelatinöser, klebriger, eiweissartiger und zäher Niederschlag, der vieleicht kleine Luftbläschen enthält und sich nicht mit dem Urin mischt, besteht wahrscheinlich nur aus Schleim oder schleimigem Eiter, wobei der Urin gewöhnlich alkalisch ist. Dieser Niederschlag ist sicher nur Schleim, falls der Urin sauer reagirt. In einem alkalischen Urin bildet Eiter jedoch einen opaken und eiweissartigen Niederschlag. Bei der Gegenwart von Phosphaten kann ein eiweissartiger Niederschlag ein opakes Aussehen haben, die Phosphate verschwinden aber auf einen Zusatz von einem oder zwei Tropfen Salpetersäure, und der Niederschlag wird verhältnissmässig hell erscheinen. Durch die mikroskopische Untersuchung wird man darüber leicht Aufschluss gewinnen, besonders wenn der Niederschlag sehr spärlich ist.

Eiterhaltige Flüssigkeit enthält Eiweiss, schleimhaltige jedoch nicht.

Essigsäure hat keinen sichtlichen Effect auf eiterhaltigen Urin. Fügt man sie einem schleimhaltigen hinzu, so sieht man eine faltige, membranartige Masse in der Flüssigkeit entstehen, welche einen sehr charakteristischen Anblick gewährt.

VI. Die mikroskopische Prüfung der Sedimente wird jeden Zweifel über die Elemente derselben aufheben. Unter einem Objectiv von $^1/_4$ Zoll zeigen sie sich durchgängig in folgender Weise:

Harnsäure. (Tafel. I) (Figur 1). Hauptsächliche Form: Rhomben, wovon zahlreiche Modificationen zu sehen sind (a a). Die meisten und häufigsten haben abgestutzte Winkel oder sind stumpfwinklig; sehr häufig sieht man rautenförmige Krystalle und rhomboide Prismen von verschiedner Grösse und Dicke. Die Farbe, gewöhnlich blass bernsteingelb wie Gerstenzucker, variirt jedoch zwischen blassgelb und tief orangeroth; zuweilen sieht man formlose Massen zusammenhängender prismatischer oder rautenförmiger Krystalle (b b). Diese Niederschläge sind die sogenannten rothsandigen, cayennepfefferartigen, welche mit blossem Auge gesehen werden können.

Harnsaures Natron erscheint gewöhnlich als ein dunkler, amorpher Niederschlag, welcher sich bei starker Vergrösserung in mehr oder weniger aneinandergereihten kleinen Partikelchen, in Streifen oder dichten Massen zeigt. (Tafel I) Figur 2 (a a). Dies ist vielleicht der häufigste Niederschlag, den man im Urin sieht; selten nimmt er die Form kleiner opaker Kügelchen von röthlicher oder röthlichgelber Farbe an mit oder ohne kleine vorstehende Spitzen, die aus Harnsäure zu bestehen scheinen (b).

Kleine kugelförmige Massen mit unregelmässigen gekrümmten Spitzen wurden als harnsaures Natron erkennt; sie sind selten (Figur 2 c).

Die Ammoniak- uud Magnesiaphosphate oder die neutralen Tripelphosphate. (Tafel I Figur 3). Sie erscheinen als farblose, durchsichtige, dreiseitige Prismen von gewöhnlich stattlicher Grösse und sind nicht leicht zu verkennen. Diese Krystalle zeigen grosse Verschiedenheit in der Form und Zahl ihrer Facetten. Gelegentlich sieht man sie sternförmig (in Folge von aneinanderhängenden kleinen Prismen) oder rosettenförmig, mit nadelförmigen und zahlreichen Krystallen. Sehr selten erscheinen die neutralen Tripelphosphate in doppeltfederförmigen Krystallen.

Die basischen Tripelphosphate erscheinen in blätter- und sternförmigen Krystallen und finden sich in altem, stark alkalischem Urin und niemals in saurem. Es scheinen Sekundärformen zu sein, die sich bilden, wenn der Urin gestanden hat, und welche sich sehr häufig aus schon vorhandenen prismatischen Krystallen der neutralen Phosphate allmälig entwickeln. Die prismatischen Krystalle spalten sich zuerst an jedem Ende, dann sieht man leichte Spuren einer Blattbildung, die nahe vom Centrum aus divergirend nach jedem Winkel hin geht, so dass allmälig vier Arme entstehen und sich die Form eines Kreuzes bildet, während der winklige Umriss der ursprünglichen Krystalle verschwindet. Häufig kommen später zwei neue Arme dazu, wodurch die sechsstrahlige Form derselben entsteht; a, a, a, a, zeigen diese Krystalle in verschiedenen Perioden ihrer Entwickelung; sie sind von mir selbst nach zwei zu verschiedenen Zeiten im Laufe von drei Tagen entnommenen Proben gezeichnet worden.

Kalkphosphate erscheinen zuweilen als ein Häutchen auf der Oberfläche von alkalischem Urin, gewöhnlich jedoch in der Form kleiner Körnchen; sie werden oft niedergeschlagen mit neutralen Tripelphosphaten und haften theilweise an diesen oder liegen frei in dem Gesichtsfeld (Figur 3 b).

Die oxalsauren Verbindungen. Gewöhnlich erscheinen sie in scharf ausgeprägten, oktaëdrischen Formen, farblos, aber durchsichtig. Sie kommen in allen Grössen vor, zuweilen aber sind sie ausnehmend klein (Tafel II. Fig. d). Sehr selten finden sie sich in dodekaëdrischen Formen (e). Dieser Niederschlag wird zuweilen ersetzt und zuweilen begleitet von kleinen krystallinischen Körperchen, die als taucherglockenförmige Krystalle beschrieben werden (f). Im Vergleich zu den oktaëdrischen sind sie selten. Wahrscheinlich bestehen sie nicht aus oxalsaurem, sondern aus oxalursaurem Kalk, einem nahe verwandten Salz.

Die rothen Blutkörperchen (Tafel II. Figur 2, a). Es sind kleine, kreisförmige platte Scheibchen von schwach gelblicher Färbung; sie sind glatt, halb durchsichtig und nicht körnig, schwach concav auf jeder Fläche, aber aufgebläht und fast kugelförmig in einem Urin von geringem specifischen Gewicht in Folge der Endosmose; zuweilen geschrumpft, mit gezackten Rändern oder geplatzt (b, b). Ihr Durchmesser ist ungefähr $^1/_{3500}$ Zoll in ihrem natürlichen abgeflachten Zustand, jedoch etwas kleiner, wenn sie im Urin aufgebläht sind. Die rothen Blutkörperchen haben keinen Kern. Die weissen Blutkörperchen sind grösser und haben einen Durchmesser von $^1/_{3000}$ bis $^1/_{2000}$ Zoll; bei Zusatz von Essigsäure zeigen sie einen dreitheiligen Kern.

Eiterkörperchen (Tafel II. Fig. 1, a, a.). Sie sind verschieden gross und im Allgemeinen grösser als die Blutkörperchen und haben einen Durchmesser von ungefähr $^1/_{3000}$ bis $^1/_{2000}$ Zoll; sie sind weiss und etwas opak, von granulirtem Aussehen mit zwei oder drei, zuweilen vier Kernen, die oft kaum zu sehen sind, jedoch auf Zusatz von Essigsäure deutlich hervortreten (b, b).

Der Schleim zeigt keine spec. Körperchen. Finden sich welche darin, so rühren sie wahrscheinlich von Eiter her, mit dem er oft vermengt ist.

Zusammengesetzte granulirte Körperchen aus plastischen Exsudaten. Ihre Gegenwart deutet auf eine Entzündung irgend eines Theiles der Harnwege hin. Es sind grosse Zellen von $^1/_{1500}$ bis $^1/_{1000}$ Zoll Durchmesser, dicht mit Körnchen besetzt, mit oder ohne deutlichen grossen Kern. Sie finden sich im Urin, wenn irgend ein Grad von Cystitis besteht, und bei chronischen organischen Veränderungen der Nieren (Tafel II. Fig. 2, c, c).

Epithel. Es kann aus den verschiedenen Parthien der Harnwege stammen. Das aus der Harnröhre ist platt und sphäroid (Tafel II Fig. 2, d), das aus der Blase (e) säulenförmig.

Harncylinder, aus den Harnkanälchen der Nieren herrührend (Tafel II. Figur 3). Bei akuter Nephritis werden Epithelcylinder immer in Massen ausgestossen, und oft finden sich Blutkörperchen darin. Bei chronischer Nephritis sind diese Cylinder mehr „granulirt" und zeigen weniger Epithel. Bei fettiger Nierendegeneration enthalten die Cylinder Fetttröpfchen. Die halbdurchsichtigen, wenig oder gar keine organischen Körperchen enthaltenden sogenannten „hyalinen" oder „wachsartigen" Cylinder finden sich bei chronischen Erkrankungen der Nieren. Ohne Zweifel finden sich hie und da Harncylinder ohne Nierenleiden, aber wenn sie constant im Urin erscheinen, liegt sicherlich entweder eine akute oder chronische organische Veränderung vor.

Spermatozoen finden sich häufig im Urin von gesunden Leuten. Nur ein beständiges Vorkommen derselben weist auf einen krankhaften Zustand hin.

Pflanzliche Pilze erscheinen unter gewisser Bedingung im Urin, schon bald nachdem er gelassen ist. So finden sich „Penicillium glaucum“ in saurem Urin, „Torula cerevisiae“ im Urin der Diabetiker.

Vibrionen erscheinen sehr rasch im Urin, bald nachdem er gelassen ist, besonders bei heissem Wetter. Unter dieser Bezeichnung versteht man sowohl pflanzliche wie thierische Organismen mit selbständiger Bewegungsfähigkeit. Zuweilen sind sie im Urin vorhanden, bevor er die Blase verlässt.

Als zufällige Beimengungen finden sich bei der mikroskopischen Untersuchung hauptsächlich Haare, Baumwollen- und Leinenfasern, Federhärchen, Wollen-, Seiden- und Holzfasern, die als Stäubchen in die Uringeschirre hineingerathen. Wer sie einmal gesehen und kennen gelernt hat, verwechselt sie nicht mehr, und da sie in sehr grosser Menge vorkommen, lassen sich ihre besonderen Eigenschaften genau studiren. —

Register.

Die Ziffern bedeuten die Seitenzahlen.

Druckfehler.

Seite 38 Zeile 13 von oben lies: es lasse sich dadurch die Resorption etc.
Seite 77 Zeile 13 von unten lies: Nachbehandlung anstatt: folgende Behandl.
Seite 121 Zeile 13 von oben lies: welches — da ist, anstatt: welche ... sind.
Seite 238 Zeile 8 von unten lies: (s. S. 157 u. 168) statt: (s. S. 193 u. 206).
Seite 255 Zeile 18 von oben lies: denn anstatt: deren.

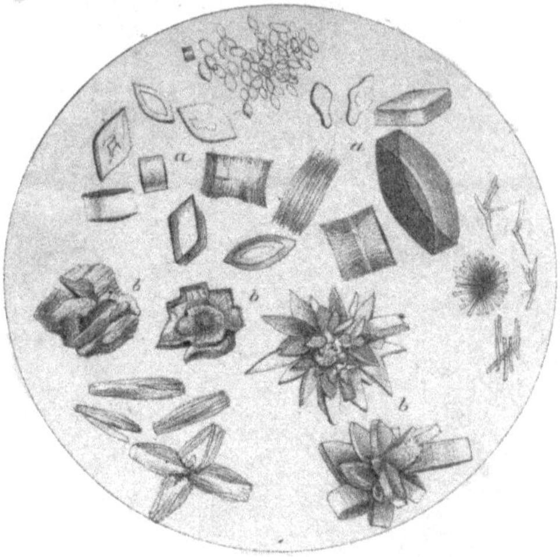

1.

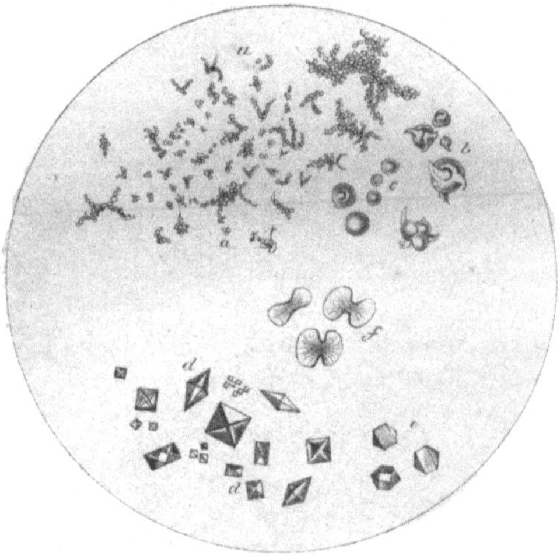

2.

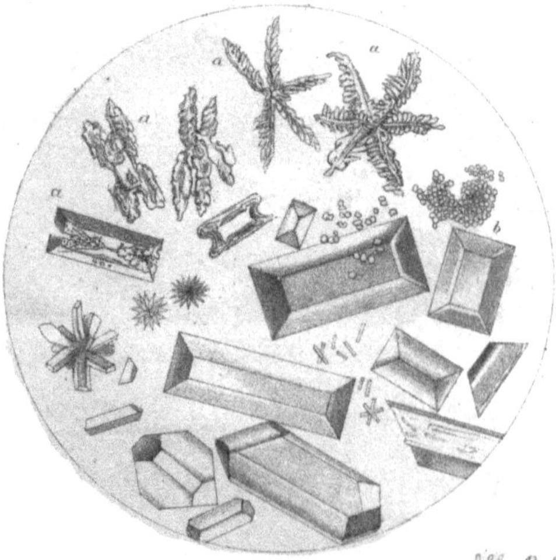

3.

Alb. Schütze Lith. Inst. Berlin

Erklärung der Tafeln.

Tafel I.

Mikroskopische Ansicht von Urinsedimenten.

Fig. 1. Harnsäure, ihre hauptsächlichsten Formen, unter denen sie im Urin erscheint.

Fig. 2. Harnsaures Natron und harnsaures Ammoniak
Oxalsaurer Kalk.

Fig. 3. Phosphorsaure Ammoniak-Magnesia.
Phosphorsaurer Kalk.

Tafel II.

Fig. 1. Eiterkörperchen.

Dito, nach dem Zusatz von Essigsaure.

Fig. 2. Blutkörperchen in natürl. Zustand; dieselben nach Einwirkung des Urins.

Epithel. Zellen aus Exsudaten.

Fig 3. Harncylinder

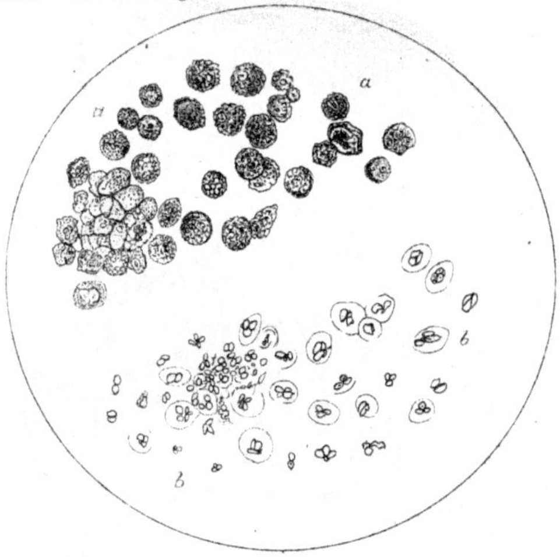

1.

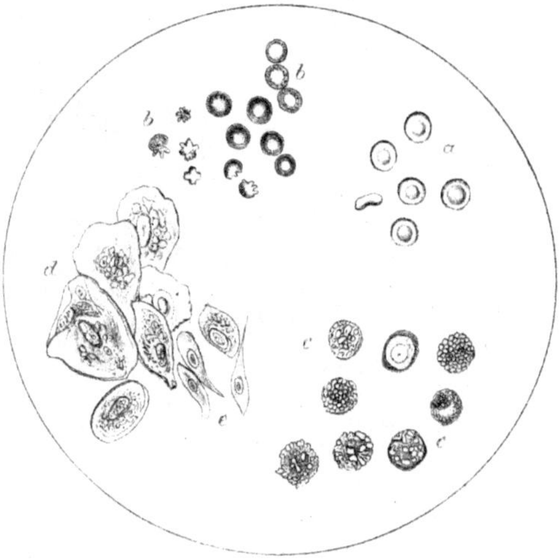

2.

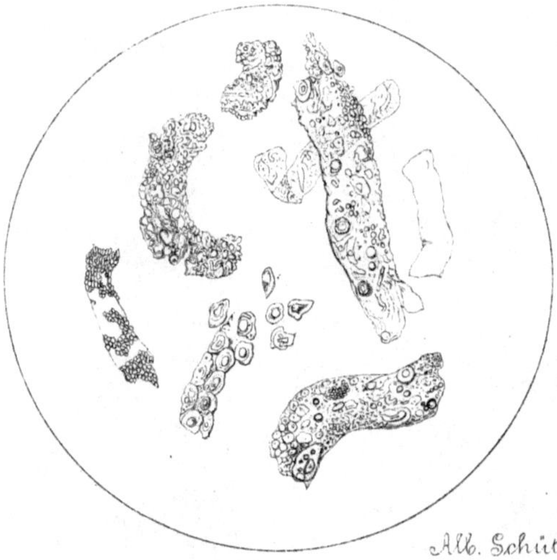

3.

Alb. Schütze Lith. Inst. Berlin.

FSC
www.fsc.org
MIX
Papier | Fördert gute Waldnutzung
FSC® C083411

Kolibri 360 GmbH
Ferdinand-Jühlke-Straße 7
99095 Erfurt, Deutschland
produktsicherheit@kolibri360.de